临床常见疾病护理操作指导

主编 ◎ 杨绍艳　胡　晶　宋　娟
　　　邓　倩　张　稳　郎晓川

天津出版传媒集团

天津科技翻译出版有限公司

图书在版编目(CIP)数据

临床常见疾病护理操作指导 / 杨绍艳等主编. — 天津：天津科技翻译出版有限公司，2024.1
ISBN 978-7-5433-4359-7

Ⅰ.①临… Ⅱ.①杨… Ⅲ.①常见病-护理 Ⅳ.
①R47

中国国家版本馆CIP数据核字(2023)第093332号

临床常见疾病护理操作指导

LINCHUANG CHANGJIAN JIBING HULI CAOZUO ZHIDAO

出　　　版：天津科技翻译出版有限公司
出 版 人：刘子媛
地　　　址：天津市南开区白堤路244号
邮政编码：300192
电　　　话：(022)87894896
传　　　真：(022)87893237
网　　　址：www.tsttpc.com
印　　　刷：北京虎彩文化传播有限公司
发　　　行：全国新华书店
版本记录：787mm×1092mm 16开本 14.5印张 418千字
　　　　　　2024年1月第1版 2024年1月第1次印刷
　　　　　　定价：88.00元

（如发现印装问题，可与出版社调换）

编 者 名 单

主　编

　　杨绍艳　　临沂市人民医院
　　胡　晶　　枣庄市立医院
　　宋　娟　　鱼台县妇幼保健计划生育服务中心
　　邓　倩　　山东省泰安荣军医院
　　张　稳　　鄄城县人民医院
　　郎晓川　　中国人民解放军陆军第八十集团军医院

副主编

　　燕乐平　　山东中医药大学第二附属医院
　　王海凤　　菏泽市曹县普连集卫生院
　　贾俊飞　　大同市第三人民医院
　　于诗萌　　天津医科大学第二医院
　　孙树峰　　日照市东港区南湖中心卫生院
　　郑晓丽　　潍坊市第二人民医院
　　冀秀兰　　国药同煤总医院
　　高贵秀　　枣庄市立医院
　　术洪华　　济南市章丘区人民医院
　　孟爱春　　济南市章丘区人民医院
　　潘庆青　　山东中医药大学第二附属医院

编　者

　　黄成静　　济南市第四人民医院
　　杨绍艳　　临沂市人民医院
　　胡　晶　　枣庄市立医院
　　宋　娟　　鱼台县妇幼保健计划生育服务中心

邓　倩　　山东省泰安荣军医院
张　稳　　鄄城县人民医院
郎晓川　　中国人民解放军陆军第八十集团军医院
燕乐平　　山东中医药大学第二附属医院
王海凤　　菏泽市曹县普连集卫生院
贾俊飞　　大同市第三人民医院
于诗萌　　天津医科大学第二医院
孙树峰　　日照市东港区南湖中心卫生院
郑晓丽　　潍坊市第二人民医院
冀秀兰　　国药同煤总医院
高贵秀　　枣庄市立医院
术洪华　　济南市章丘区人民医院
孟爱春　　济南市章丘区人民医院
潘庆青　　山东中医药大学第二附属医院

前　言

　　护理工作在我国医疗卫生事业的发展中发挥着重要作用,广大护理工作者在协助临床诊疗、救治生命、促进康复、减轻病痛、增进医患和谐等方面担负着重要责任。现代临床医学的发展对护理人员的知识结构和临床技能提出了更高要求。为适应医学科学理论和临床研究迅速发展的形势,护理教育进行了相应的改革。为了更好地适应现代护理学科的发展,作为一线护理工作者我们编写了本书。

　　本书重点讲述了呼吸内科疾病、消化内科疾病、心血管内科疾病、内分泌代谢性疾病、神经外科疾病、泌尿外科疾病、肝胆外科疾病等的护理。本书内容丰富,极具先进性、实用性、科学性。本书贯彻实用性的宗旨,在内容取舍与编写方式上力求实用、新颖。本书的出版有助于各级医院的护理人员、护士专业学生的学习,也可作为实习医生和低年住院医生的参考书。

　　由于护理学科的发展日新月异,加之书中涉及内容广泛,难免有疏漏和不足,敬请各位专家及同仁批评指正,以求改进和完善。

编　者

目　　录

第一章　呼吸内科疾病

第一节　呼吸系统的常见症状

一、发热

发热是指致热原直接作用于体温调节中枢,体温中枢功能紊乱或各种原因引起的产热过多、散热减少,导致体温超过正常范围。正常成年人清晨在安静状态下的口腔温度为 36.3～37.2℃;肛门内温度 36.5～37.7℃;腋窝温度 36～37℃。

按体温状况,发热分为:低热,37.4～38℃;中等度热,38.1～39℃;高热,39.1～41℃;超高热,41℃以上。

(一)常见原因

发热本身不是疾病,而是一种症状。其实,它是体内抵抗感染的机制之一。当机体受到外来病原微生物(外致热原)的侵袭,或体内某些物质(内致热原)释放的增加,从而产生发热效应。

(二)护理

1.应注意对高热患者体温的监测。每 4 小时测量 1 次体温,待体温恢复正常 3 天后可减至每日测 2 次体温;同时密切观察其他生命体征,如有异常情况,应立即前往医院就诊。

2.可用冰袋冷敷头部,当体温≥39.5℃时进行酒精擦浴或药物降温,降温半小时后测量体温并记录。

3.补充营养和水分。一方面,当发生高热时,降低迷走神经的兴奋,从而降低了胃肠活动及消化吸收的功能;另一面,机体分解代谢增加,大量的消耗营养物质,可引起消瘦、身体衰弱和营养不良。因此,应供给高热量、高蛋白质的流质或半流质食物,并鼓励患者进食;对不能进食者,必要时可用鼻饲补充营养。高热可使其机体丧失大量水分,应鼓励患者多喝水。如患者不能自主进食和喝水,可通过静脉注射补充液体、营养物质和电解质等。

4.加强口腔护理。长期发热患者,唾液分泌减少,口腔内食物残渣易于发酵,促进细菌繁殖,同时由于机体抵抗力低下及维生素缺乏,易于引起口腔溃疡,应加强口腔护理,减少并发症的发生。

5.高热患者由于新陈代谢率增快,消耗大而进食少,体质虚弱,应卧床休息减少活动。在退热过程中往往大量出汗,应加强皮肤护理,及时擦干汗液并更换衣物及床单以防感冒。

6.高热患者体温骤降时,常伴有大量出汗,以致造成体液大量丢失,年老体弱及心血管患者极易出现血压下降、脉搏细速、四肢冰冷等虚脱或休克表现,应密切观察。一旦出现上述情况,应立即配合医生及时处理,不恰当地使用退热药,可出现类似情况,应谨慎使用。

7.饮食护理

(1)发热期间选用营养高、易消化的流质食物,如豆浆、藕粉、果泥和菜汤等。

(2)体温下降,病情有所好转,可改为半流质食物,如面条、粥,配以高蛋白质、高热量菜肴,如豆制品、蛋黄等,以及各种新鲜蔬菜。

8.药物降温护理

(1)根据医嘱使用降温药物,了解降温药物作用和不良反应及注意事项等,并避免不良反应及过敏反应的发生。

(2)患者使用药物降温后,要密切观察降温的效果及其他不良反应,如体温、脉搏、血压的变化,出汗的情况以及有无不适,有无脱水症状,有无皮疹等。防止体温突然下降,出汗过多而导致虚脱,尤其要注意年老体弱、婴幼儿患者。

(3)药物降温后,应在30分钟后复测体温,若体温逐渐下降,说明降温效果好,同时应注意观察有无体温骤降、大量出汗、体弱无力等现象。如有以上表现,应及时通知医生并给予保持体温,饮热开水,严重者遵医嘱给予静脉输液。

(4)药物降温后应鼓励患者多饮水,如出汗较多者应及时更换衣物及床单,并保持皮肤清洁干燥,同时注意保暖。

二、咳嗽

咳嗽是呼吸系统疾病最常见的症状,是一种保护性反射动作,呈突然、暴发性的呼气运动,以清除呼吸道分泌物及气道内异物。

(一)常见原因

1.呼吸系统的感染

其多见于呼吸道及肺内感染性疾病,如急、慢性支气管炎,气管炎、支气管扩张、肺结核等。

2.物理和环境因素

其如吸入刺激性气体,过热或过冷的空气,吸烟或呼吸道有异物等,工作环境中有灰尘。

3.过敏因素

呼吸道黏膜接触变应原后可引起咳嗽。

4.其他

支气管肺癌、气胸、二尖瓣狭窄所致肺瘀血或肺水肿、膈下脓肿、胸膜炎或胸膜受刺激等。

(二)临床表现

1.干性咳嗽

其为刺激性咳嗽,是指咳嗽而无痰或痰量甚少。

2.湿性咳嗽

其常由肺部炎症、过敏、肺水肿、肿瘤、理化刺激等引起,咳嗽伴有较多痰液。痰量常提示病变程度,痰的不同性状可提示被不同的病原体感染。

(三)护理

1.注意咳嗽的性质、出现时间及音色,因为其与疾病有密切关系。急性发作的刺激性干咳多是由上呼吸道炎症引起;长期晨间咳嗽多见于慢性咽炎或吸烟者;带金属音的咳嗽,常见于支气管的管腔狭窄或受压所致,应警惕肺癌的可能;变换体位时的咳嗽,常见于支气管扩张、肺脓肿等,故应注意咳嗽的细节,并准确地向医生表达,可以使医师对疾病进行准确的判断。

2.注意有无伴随症状:有无发热、胸痛、呼吸困难、烦躁不安等表现。

3.保持室内空气新鲜,温湿度适宜,避免灰尘和烟雾刺激。

4.咳嗽伴有脓痰者,应注意勤漱口,随时清除口腔异味,保持口腔清洁。

5.当痰液黏稠不易咳出时,要多饮水,并遵从医嘱进行雾化或口服化痰药。

6.患者应注意休息,当频繁咳嗽时往往会消耗体力,感到疲乏。

7.患者应注意饮食,避免进食辛辣食物,以免刺激引起咳嗽。应给予高营养、高维生素的食物。

三、咳痰

咳痰是气管、支气管的分泌物或肺泡内的渗出液,借助咳嗽将痰液排出的过程。

(一)常见原因

1.呼吸道疾病

其包括上呼吸道感染、慢性支气管炎、肺炎、肺结核、支气管肺癌、支气管扩张、肺脓肿、职业性肺疾病、肺过敏性疾病等。

2.心脏疾病

其主要由左心功能不全引起的肺瘀血、肺水肿所致。

(二)临床表现

咳痰的临床表现多种多样,应注意痰液的颜色、气味、黏稠度及有无分层。铁锈色痰多见于大叶性肺炎;白色泡沫痰或黏液样痰多见于慢性支气管炎;黄脓性痰多见于呼吸道细菌感染性疾病;脓痰量多且臭,静止后呈分层状,多见于支气管扩张、肺脓肿;粉红色泡沫状痰多见于肺水肿。

(三)护理

1.深呼吸和有效咳嗽

其适用于神志清醒,一般状况良好、能够配合的患者,有利于气道远端分泌物的排除。应指导患者掌握有效咳嗽的正确方法。

(1)患者尽可能采用坐位,先进行深而慢的呼吸5～6次,其后深吸气至膈肌完全下降,屏气3～5秒,继而缩唇,缓慢地通过口腔将肺内气体呼出,再深吸一口气后屏气3～5秒,身体前倾,从胸腔进行2～3次短促有力的咳嗽,同时收缩腹肌,或用手按压上腹部,帮助痰液排出。也可让患者取俯卧屈膝位,借助膈肌、腹肌收缩,增加腹压,咳出痰液。

(2)经常变换体位,有利于痰液的咳出。

(3)对胸痛不敢咳嗽的患者,应避免因咳嗽加重疼痛。如胸部有伤口可用双手或枕头轻压伤口两侧,可避免咳嗽时因胸廓扩展牵拉伤口而引起疼痛。

2.吸入疗法

其适用于痰液黏稠和排痰困难者。通常是在湿化的同时加入药物以雾化方式吸入,可在雾化液中加入痰溶解剂、抗生素、平喘药等,起到祛痰、止咳、平喘的作用。

3.胸部叩击

其适用于久病体弱,长期卧床,排痰无力者。禁用于未经引流的气胸、肋骨骨折、有病理性骨折史、咯血、低血压及肺水肿的患者。方法:患者取侧卧位或在他人协助下取坐位;叩击者双手手指弯曲并拢,使掌侧成杯状,以手腕力量从肺底自下而上、由外向内,迅速而有规律地叩击胸壁,120～180 次/分钟,或运用振肺排痰仪进行排痰治疗。

4.机械吸痰

其适用于无力咳出黏稠痰液、意识不清或排痰困难者。其可经患者的口、鼻、气管插管或气管切开处进行负压吸痰。注意事项:①每次吸引时间小于 15 秒,两次吸痰间隔大于 3 分钟;②吸痰动作要迅速、轻柔,将不适感降至最低;③在吸痰过程的前中后应适当提高吸入氧气的浓度,避免吸痰引起低氧血症;④严格无菌操作,避免呼吸道交叉感染。

四、咯血

咯血是指喉部以下的呼吸器官出血经咳嗽动作从口腔排出。咯血可分痰中带血、少量咯血(每日咯血量≥100mL)、中等量咯血(每日咯血量 100～300 毫升)和大咯血(>300mL/次或>600mL/24h)。

(一)常见原因及临床表现

1.情绪方面

情绪急剧变化可加快心脏搏动和血液循环,血压和肺内压升高,致使受损伤的血管破裂而出现咯血。

2.运动方面

大量运动或剧烈咳嗽,可造成肺活量及肺内压上升,使血管破裂,从而引起咯血。

3.气候方面

当气候出现过冷、过热,忽冷、忽热时,咯血的患者也相应增多。这可能与血管张力的变化以及血管脆性的增加有关。

4.疾病方面

(1)呼吸系统疾病:肺结核、支气管扩张、肺癌、肺脓肿、慢性支气管炎肺炎、肺真菌病、尘肺等,其临床表现主要有胸痛、呼吸困难、咳嗽、咳痰偶有血痰或咯血。

(2)心血管系统疾病:风湿性心脏病、二尖瓣狭窄、肺栓塞、肺动静脉瘘。

(3)全身性疾病及其他原因:血液病和其他急性传染病。

(二)护理

咯血当时应积极采取有效措施配合抢救,保持呼吸道通畅,嘱患者采用患侧卧位,有利于健侧通气;向患者说明屏气对止血没有帮助,且对机体不利,应尽量将血咳出,以防窒息;充分做好吸痰、气管插管、气管切开等抢救工作;同时遵医嘱给予止血药。

1.一般护理

咯血患者的居室应保持安静、清洁、舒适,空气新鲜,阳光充足。咯血尤以初春居多。生活中如果想要预防,可以把诱发咯血的因素降低到最低。其注意的要点是:①注意气候与咯血的关系;②注意生活规律;③注意稳定情绪;④饮食。

2.对症护理

注意咯血的先兆观察,约 60％肺结核咯血患者都有咯血先兆。咯血先兆常表现为胸闷、气急、咽痒、咳嗽、心窝部灼热、口感甜或咸等,其中大咯血好发的时间多在夜间或清晨。根据咯血发生的规律,严格交接班制度,密切观察患者的病情变化,加强夜班巡视,尤其是在咯血高发时间,特别注意倾听患者的主诉及观察情绪变化,同时及时报告医生,对其给予有效的处理。

3.心理护理

多数患者都对大咯血有明显的恐惧心理,医护人员应耐心解释,以解除顾虑。在大咯血的抢救过程中,患者容易产生埋怨心理,应耐心地做好解释工作,告诉患者止血是有一定过程的,而且还取决于原发病的治疗情况。绝望心理常见于大咯血和多次咯血治疗无效,及少量咯血并伴有全身器官衰竭的重症患者,对这类患者的心理护理仍是难题,给他们讲述严重大咯血抢救成功的病例是有一定的积极作用。当大咯血时,患者显得紧张并求救心切,有时因咯血不能说话,常用手势向医护人员表示求救,要多进行鼓励,同时也要告诉患者不必过于担忧,只有放松自己,消除紧张情绪,多休息,对疾病的恢复才会更有利。

五、胸痛
胸痛主要由胸部疾病,少数由其他部位的病变累及壁层胸膜时所致。

(一)常见原因
1.肺及胸膜病变

其包括如胸膜炎、脓胸、气胸、血胸或胸膜肿瘤;或累及胸膜的肺部疾病,如肺炎、肺栓塞、晚期肺癌等。

2.胸壁疾病

其包括如皮下蜂窝织炎、带状疱疹、肋间神经炎、流行性胸痛、肌炎和皮肌炎、肋骨骨折、强直性脊柱炎等这些疾病,累及或刺激肋间神经和脊髓后根传入神经引起疼痛。

3.胸腔脏器疾病

其主要通过刺激支配心脏和血管的感觉神经、支配气管、支气管和食管迷走神经感觉纤维引起胸痛,累及胸膜的病变,则主要通过壁层胸膜的痛觉神经。

(1)心血管疾病:如心绞痛、急性心肌梗死、心肌炎、急性心包炎、夹层动脉瘤、肺栓塞、肺梗死。

(2)呼吸系统疾病:如胸膜炎、气胸、肺炎、肺癌等。

(3)纵隔疾病:如纵隔炎、纵隔气肿、纵隔肿瘤、反流性气管炎、食管裂孔疝、食管癌等。

4.其他相邻部位疾病

肝脓肿、膈下脓肿、脾梗死等可引起牵涉性胸痛。

(二)临床表现
胸痛的表现多种多样,如带状疱疹呈刀割样或灼热样剧痛;食管炎多呈烧灼痛;肋间神经痛为阵发性灼痛或刺痛;心绞痛呈绞榨样痛并有重压窒息感,心肌梗死则疼痛更为剧烈并有恐惧、濒死感;气胸在发病初期有撕裂样疼痛;胸膜炎呈隐痛、钝痛和刺痛;夹层动脉瘤常突然发生胸背部撕裂样剧痛或锥痛;肺梗死亦可突然发生胸部剧痛或绞痛,常伴有呼吸困难与发绀。

(三)护理
1.休息与体位

一般胸痛患者可适当活动;如有发热、咯血、气胸,则应卧床休息并采用舒适的半坐卧位或坐位;胸膜炎、肺炎患者可取患侧卧位,以减轻疼痛。

2.缓解疼痛

(1)适当使用镇痛药或镇静药。

(2)疼痛局部肋间神经封闭治疗。

(3)用分散注意力的方法减轻疼痛,如听音乐、看杂志。

(4)胸膜炎、肺炎患者可在呼气末用1.5cm的胶布粘贴患侧胸部,使患侧胸部固定,以降低呼吸幅度,从而减轻疼痛。

六、呼吸困难

呼吸困难是一种感觉空气不足,呼吸费力和胸部窒息的主观感觉,或者患者主观感觉需要增加呼吸活动,客观表现为呼吸频率、深度及呼吸节律的改变。

(一)常见原因及临床表现

1.呼吸系统疾病引起的肺源性呼吸困难

(1)吸气性呼吸困难:特点为吸气困难,伴有干咳,重者可出现吸气时胸骨上窝、锁骨上窝和肋间隙明显凹陷,即"三凹征"。其主要见于急性喉炎、喉头水肿、喉癌、喉与气管异物、气管肿瘤、气管外压性狭窄等。

(2)呼气性呼吸困难:主要见于慢性阻塞性肺疾病(COPD)、支气管哮喘等。其特点为呼气费力,呼气时间延长,常伴有干啰音或哮鸣音。

(3)混合性呼吸困难:吸气、呼气都有困难。其主要见于重症肺炎、肺结核、肺不张、急性呼吸窘迫综合征;肺栓塞、肺动脉高压;各种类型的肺间质疾病;气胸、大量胸腔积液等。

2.心血管系统疾病引起的心源性呼吸困难

(1)左侧心力衰竭:冠状动脉粥样硬化性心脏病、高血压性心脏病、风湿性心脏病、心肌炎、心肌病等。患者活动或仰卧位明显,休息或坐位时减轻,严重者可咳出粉红色泡沫痰,出汗量大。

(2)右侧心力衰竭:肺源性心脏病、心包积液和缩窄性心包炎等。

(3)先天性发绀型心脏病:法洛四联症等。

3.中毒性呼吸困难

(1)各种原因引起的酸中毒多为深大呼吸,如急、慢性肾衰竭、糖尿病酮症酸中毒。

(2)药物和化学物质中毒,表现为呼吸浅表、缓慢、可有节律异常,如吗啡类、巴比妥类药物、有机磷中毒、一氧化碳、亚硝酸盐中毒等。

(3)血液病性呼吸困难:重度贫血、高铁血红蛋白症等。

4.神经精神性呼吸困难

(1)器质性颅脑疾病:表现为呼吸浅慢或呼吸过快和过慢交替,呼吸暂停,如潮式呼吸、间歇呼吸等。其主要见于颅脑外伤、脑血管病、颅内感染和肿瘤等。

(2)精神或心理疾病:焦虑症、癔症等。其常表现为呼吸浅表,常因过度通气而出现呼吸性碱中毒的表现。

(二)护理

(1)应提供安静舒适、空气洁净的环境、适宜的温、湿度。当患者重度呼吸困难时,宜取半坐卧位或端坐卧位,尽量减少活动,避免不必要的谈话,以减少耗氧量。动态观察患者的呼吸状况,判断呼吸困难的类型,必要时监测患者的血氧饱和度、动脉血气的变化,及时发现和解决患者的病情变化。

（2）应保持有利的换气姿势，改善患者呼吸困难。①借助坐姿，向前倾伏于桌上，半坐卧位等；②指导患者利用放置枕头或靠背架等方法，帮助患者用力呼吸，保持舒适，减少疲劳。

（3）应教会患者有效的呼吸技巧，改善呼吸困难，如缩唇呼吸运动。呼吸困难使患者消耗体能，同时增加耗氧量。有效的呼吸技巧可帮助减慢呼气的速度，改善呼吸的深度，有效防止呼吸道发生凹陷。腹式呼吸和缩唇呼气训练患者均能增加呼吸运动的力量和效率，调动通气的潜力。

（4）应指导患者活动时勿屏住呼吸。患者在活动过程中不可屏住呼吸，而应继续维持呼吸状态。在开始活动时应正常吸气（不是深吸气），然后在开始执行某一动作时开始呼气，以免发生气喘，甚至气胸。

（5）保持呼吸道通畅。

（6）氧疗和机械通气的护理。根据呼吸困难类型、严重程度，进行合理氧疗和机械通气，以缓解症状。

（7）应指导患者弯腰时呼气。肺气肿患者应在弯腰之前正常吸气，当弯腰系鞋带或捡东西时则进行呼气，以免发生气喘。

（8）指导患者进行全身锻炼，合理安排休息和活动量，调整日常生活方式，在病情许可的情况下，有计划地逐渐增加运动量和改变运动方式，待病情好转后，患者可下床活动。

第二节　急性上呼吸道感染

急性上呼吸道感染是指鼻腔、咽或喉部的急性炎症，是呼吸道最常见的传染病。本病全年均可发病，多为散发，以冬、春季多见。本病大多数由病毒引起，常见的有流感病毒（甲型、乙型、丙型），副流感病毒，鼻病毒，腺病毒，呼吸道合胞病毒等；细菌可继发于病毒感染或直接感染，常见溶血性链球菌，其次为流感嗜血杆菌、肺炎链球菌和葡萄球菌等。病原体常通过飞沫或被污染的用具传播。

（一）病因与诱因

1.病因

急性上呼吸道感染 70%～80% 由病毒引起。其中主要包括流感病毒，副流感病毒，呼吸道合胞病毒，腺病毒，鼻病毒，埃克病毒，柯萨奇病毒，麻疹病毒，风疹病毒等。细菌感染占20%～30%，可直接或继发于病毒感染之后发生，以溶血性链球菌最为多见，其次为流感嗜血杆菌、肺炎链球菌和葡萄球菌等，偶见革兰阴性杆菌。

2.诱因

各种可导致全身或呼吸道局部防御功能降低的原因，如受凉、淋雨、过度紧张或疲劳等均可诱发本病。

（二）发病机制

当机体或呼吸道局部防御功能降低时，原本存在于上呼吸道或外界侵入的病毒和细菌迅速繁殖，从而引起本病。年老体弱者、儿童和有慢性呼吸道疾病者易患本病。

（三）临床表现

1.症状与体征

根据病因和临床表现不同，分为不同的类型。

（1）普通感冒：又称上呼吸道卡他，俗称伤风或上感。以鼻咽部卡他症状为主。起病急，初期出现咽痒、咽干或咽痛，或伴有鼻塞、喷嚏、流清水样鼻涕，2～3天后变稠。其可有流泪、声嘶、干咳或少量的黏痰。全身症状较轻或无，可仅有低热、轻度畏寒、头痛、食欲差等症状。其可见鼻腔黏膜充血、水肿、有分泌物，咽部轻度充血等体征。如无并发症，经5～7天后可痊愈。

（2）咽炎和喉炎：常由病毒引起。急性咽炎表现为咽部发痒和有灼热感，有轻而短暂的咽痛，当吞咽疼痛时，常提示有链球菌感染，咳嗽少见。急性喉炎表现为声嘶、说话困难、咳嗽时伴有疼痛，常伴有发热或咽炎，可见喉部充血、水肿，局部淋巴结肿大伴触痛，可闻及喘息声。

（3）疱疹性咽峡炎：主要由柯萨奇病毒A引起。其好发于夏季，多见于儿童。其表现为咽痛明显，常伴有发热，可见咽充血，软腭、腭垂、咽和扁桃体表面有灰白色疱疹及浅表溃疡，周围有红晕。病程约1周。

（4）细菌性咽－扁桃体炎：多由溶血性链球菌引起。起病急，咽痛明显，伴畏寒，发热，体温可达39℃以上。可见咽部明显充血，扁桃体肿大、充血，表面有黄色点状渗出物，颌下淋巴结肿大、有压痛。

2.并发症

本病如不及时治疗，可并发急性鼻窦炎、中耳炎、气管－支气管炎。部分患者可继发心肌炎、肾炎、风湿性疾病等。

（四）实验室和其他检查

1.血常规

病毒感染者，白细胞计数正常或偏低，淋巴细胞比例升高。细菌感染者，可见白细胞计数和中性粒细胞增多，并有核左移现象。

2.病原学检查

其有病毒分离，病毒抗原的血清学检查等，有利于判断病毒类型。细菌培养可判断细菌类型和药物敏感试验。

（五）诊断要点

根据咽部的症状、体征和流行情况，血常规以及胸部X线检查无异常表现，可做出临床诊断。通过病毒分离、血清学检查和细菌培养等，可明确病因。

（六）治疗要点

1.对症治疗

重点是减轻症状、缩短病程和预防并发症。

2.抗感染治疗

目前，尚无特异性抗病毒药物。由于常并发细菌感染，临床可根据病原菌和药敏试验选用抗生素。常用的药物有青霉素、头孢菌素、氨基糖苷类抗生素,也可口服大环内酯类或喹诺酮类及磺胺类抗菌药物。

3.中医治疗

常用中成药有板蓝根冲剂、感冒清热冲剂、银翘解毒片等。

(七)常用护理诊断及常见问题

1.舒适的改变

其与鼻塞、流涕、咽痛、病毒和(或)细菌感染有关。

2.体温升高

其与感染有关。

(八)护理措施

1.一般护理

保持室内适宜的温度、湿度和空气流通;患者应注意休息,减少消耗;应给予高热量、丰富维生素、易消化的食物,鼓励患者每天保持足够的饮水量,避免刺激性食物,限烟酒。

2.病情观察

观察鼻塞是双侧还是单侧,是清涕还是脓涕,咽痛是否伴有声嘶;注意观察体温变化,有无咳嗽、咳痰及痰液的特点等。监测体温,体温超过38.5℃时应给予物理降温,或按医嘱给予解热镇痛药物,预防高热惊厥,观察并记录用药效果。

3.对症护理

进食后漱口或口腔护理,以防止口腔感染;当高热时可行物理降温或遵医嘱选用解热镇痛药物;咽痛、声嘶时可给予雾化吸入。出汗后及时给患者用温水擦净汗液,更换衣服。应加强口腔护理。

4.观察并发症的早期表现

其包括如高热持续不退或退而复升、淋巴结肿大、耳痛或外耳道流脓、咳嗽加重、呼吸困难等。

(九)健康指导

1.避免诱发因素

应帮助患者及家属掌握上呼吸道感染的常见诱因,避免受凉、过度疲劳、注意保暖;保持室内空气新鲜、阳光充足;高发季节少去人群密集的公共场所;戒烟;防止交叉感染。

2.增强免疫力

注意劳逸结合,加强体育活动,提高机体抵抗力及抗寒能力。必要时注射疫苗预防,如流感疫苗。

3.识别并发症并及时就诊

在药物治疗后,症状不缓解,或出现耳鸣、耳痛、外耳道流脓等中耳炎症状,或恢复期出现胸闷、心悸、眼睑水肿、腰酸或关节痛者,应及时就诊。

第三节 肺炎

肺炎是指终末气道、肺泡和肺间质的炎症,可由病原微生物、理化因素、免疫损伤、过敏及药物所致。

一、常见病因

以感染为最常见病因,如细菌、病毒、真菌、寄生虫等,还有理化因素、免疫损伤、过敏及药物等。正常的呼吸道免疫防御机制使气管隆嵴以下的呼吸道保持无菌。是否发生肺炎决定于两个因素:病原体和宿主因素。如果病原体数量多、毒力强和(或)宿主呼吸道局部和全身免疫系统损害,即可发生肺炎。

病原体可通过下列途径引起肺炎:①空气吸入;②血行播散;③邻近感染部位蔓延。当病原体直接抵达下呼吸道后,可滋生繁殖,并引起肺泡毛细血管充血、水肿,肺泡内纤维蛋白渗出及细胞浸润。

二、临床表现

(一)症状

细菌性肺炎的常见症状为咳嗽、咳痰,或原有呼吸道症状加重,并出现脓性痰或血痰、伴或不伴疼痛。肺炎病变范围大者可有呼吸困难、呼吸窘迫。大多数患者有发热。

(二)体征

早期肺部体征无明显异常,重症者可有呼吸频率加快,鼻翼翕动,发绀。肺实变时有典型的体征,如叩诊浊音、语颤增强和支气管呼吸音等,也可闻及湿啰音。并发胸腔积液者的患侧胸部叩诊浊音、语颤减弱、呼吸音减弱。

三、辅助检查

(一)胸部 X 线

其以肺泡浸润为主。呈肺叶段分布的炎性浸润影,或呈片状或条索状影,密度不均匀,沿支气管分布。

(二)血液检查

细菌性肺炎可见白细胞计数和中性粒细胞升高,核左移,或细胞内见中毒颗粒。年老体弱、酗酒、免疫功能低下者白细胞计数可不升高,但中性粒细胞比例仍高。

(三)病原学检查

虽然痰涂片革兰染色有助于诊断,但易受咽喉部寄殖菌污染。为避免上呼吸道感染,应在漱口后取深部咳出的痰液送检,或经纤维支气管镜取标本送检,结合细菌培养,诊断敏感性较高。必要时做血液、胸腔积液细菌培养,以明确诊断。

(四)血清学检查

补体结合试验适用于衣原体感染。间接免疫荧光抗体检查多用于军团菌肺炎等。

四、治疗原则

应给予对症和支持治疗,选用抗生素应遵循抗菌药物治疗原则,即对病原体给予针对性治疗。

五、护理

(一)评估

1.病史

(1)患病及治疗经过:询问本病的有关病因,如有无着凉、淋雨劳累等诱因,有无上呼吸道感染史;有无 COPD、糖尿病等慢性病史;是否使用过抗生素、激素、免疫抑制药等;是否吸烟,吸烟量有多少。

(2)目前病情与一般情况:日常活动与休息、饮食、排便是否规律,如是否有食欲缺乏、恶心、呕吐、腹泻等表现。

2.身体评估

(1)一般状态:意识是否清楚,有无烦躁、嗜睡、反复惊厥、表情淡漠等;有无急性病容、鼻翼翕动。有无生命体征异常,有无血压下降、体温升高或下降等。

(2)皮肤、淋巴结:有无面颊绯红、口唇发绀、皮肤黏膜出血,浅表淋巴结肿大。

(3)胸部:有无三凹征;有无呼吸频率、节律异常;有无胸部压痛、叩诊实音或浊音;有无肺泡呼吸音减弱或消失,异常支气管呼吸音,干湿啰音,胸膜摩擦音等。

3.实验室检查

(1)血常规:有无白细胞计数升高、中性粒细胞核左移、淋巴细胞升高。

(2)X 线检查:有无肺纹理增粗、炎性浸润影等。

(3)痰培养:有无细菌生长,药敏试验结果如何。

(4)血气分析:是否有 PaO_2 降低和(或)$PaCO_2$ 升高。

(二)护理要点及措施

1.休息与生活护理

发热患者应卧床休息,以减少氧耗量,缓解头痛,肌肉酸痛等症状。病房安静,环境适宜,室温为 18～20℃,湿度为 50%～60%,定时通风。

2.口腔护理

高热及咳痰的患者应加强口腔护理,保持口腔清洁,预防口舌炎、口腔溃疡的发生。每日2 次口腔护理,口唇干燥者涂液状石蜡。

3.饮食与补充水分

应给予能提供足够热量、蛋白质和维生素的流质或半流质食物,以补充高热引起的营养物质的消耗。鼓励患者多饮水,每日 1～2L。轻症者无须静脉补液,失水明显者可遵医嘱给予静脉补液,保持血钠<145mmol/L,尿比重<1.020,补充因发热而丢失较多的水和盐,加快毒素排泄和热量散发,尤其是食欲差或不能进食者。心脏病或老年人应注意补液速度,避免过快导致急性肺水肿。

4.降温护理

高热时可采用酒精擦浴、冰袋、冰帽等物理降温措施,以逐渐降温为宜,防止虚脱。儿童要预防惊厥,不宜用阿司匹林或其他解热镇痛药物,以免出现大汗和干扰热型观察。当患者出汗时,应及时协助擦汗,更换衣服,避免受凉,使患者感觉舒适。

5.病情观察

监测并记录生命体征,以便观察热型,协助医生明确诊断。重症肺炎不一定有高热,重点观察儿童、老年人和久病体弱者的病情变化。

6.用药护理

遵医嘱使用抗生素,观察疗效和不良反应。应用头孢唑啉钠可出现发热、皮疹、胃肠道不适等不良反应,偶见白细胞减少和丙氨酸氨基转移酶升高;喹诺酮类药偶见皮疹、恶心等;氨基糖苷类抗生素有肾、耳毒性,老年人和肾功能减退者,应特别注意观察是否有耳鸣、头晕、唇舌发麻等不良反应的出现。

7.呼吸困难、咳嗽、咳痰护理

(1)抬高床头取舒适的平卧位,根据病情及血气分析结果选择给氧方式,重症肺炎或伴有低氧血症的患者出现明显呼吸困难、发绀时,要给予鼻导管或面罩吸氧。

(2)实施胸部物理疗法指导并鼓励患者进行有效的咳嗽、咳痰,以利于排痰;对无力咳嗽或痰液干燥不易咳出时,给予雾化吸入,变换体位,翻身叩背等,使其保持呼吸道通畅。

8.感染性休克的护理

(1)病情监测。①生命体征:有无心率加快、脉搏细速、血压下降、脉压变小、体温不升或高热、呼吸困难等,必要时进行心电监护;②精神和意识状态:有无精神萎靡、表情淡漠、烦躁不安、神志模糊等;③皮肤、黏膜:有无发绀、肢端湿冷;④出入量:有无尿量减少,怀疑有休克者每小时应检测尿量及尿比重;⑤实验室检查:有无血气分析等指标的改变。

(2)感染性休克的抢救配合:发现异常情况,立即通知医生,并备好物品,积极配合抢救。①体位:患者取仰卧中凹位,头胸部抬高20°、下肢抬高约30°,有利于呼吸和静脉血液回流。②吸氧:给予高流量吸氧,维持 $PaO_2 > 60mmHg$,改善缺氧症状。③补充血容量:快速建立两条静脉通路,遵医嘱给予右旋糖酐或平衡液以维持有效血容量,降低血液黏稠度,防止弥散性血管内凝血;有明显酸中毒者可应用5%碳酸氢钠静脉滴注,因其配伍禁忌较多,宜单独输注。随时监测患者的一般情况、血压、尿量、尿比重、血细胞比容等;监测中心静脉压,作为调整补液速度的指标,中心静脉压≤5cmH₂O可加快输液速度,达到 10cmH₂O 时应慎重,输液不宜过快,以免诱发急性心力衰竭。下列证据提示血容量已补足:口唇红润,肢端温暖,收缩压>90mmHg,每小时尿量>30mL。如血容量已补足,每小时尿量<400mL,比重<1.018,应及时报告医生,注意有无急性肾衰竭。④用药护理:遵医嘱输入多巴胺、间羟胺等血管活性药物。根据血压调整滴速,以维持收缩压在 90~100mmHg 为宜,保持重要器官的血液供应,改善微循环。在输注过程中注意防止液体溢出血管外,以引起局部组织坏死和影响药物的疗效。联合使用广谱抗菌药物控制感染时,应注意药物的疗效和不良反应。

9.心理护理

评估患者的心理状态,有无焦虑等不良情绪,疾病是否影响患者的日常生活和睡眠。对于病情危重者,医护人员应该陪在患者身边,安慰并使其保持情绪稳定,以增强战胜疾病的信心。

(三)健康教育

(1)患者及家属了解肺炎的病因及诱因,避免受凉、淋雨、吸烟、酗酒、防止过度劳累。有皮肤痈、疖、伤口感染、毛囊炎、蜂窝织炎时应及时进行治疗,尤其是免疫功能低下者(糖尿病、血液病、艾滋病、肝病、营养不良等)和慢性支气管炎、支气管扩张者。

(2)保证饮食均衡,营养充足,多饮水,并适当进行活动锻炼,以增强体质。

(3)室内常通风换气,在天气晴朗时,可到室外呼吸新鲜空气,多晒太阳。在感冒流行季节时,应尽量避免去人多的场所。必要时应佩戴口罩。

(4)指导患者遵医嘱按时服药,了解肺炎治疗药物的疗效,用法、疗程、不良反应,防止患者自行停药或减量,定时随访。

(5)特殊患者的康复护理,慢性病、长期卧床、年老体弱者,应注意经常改变体位,翻身、叩背、咳出气道痰液,有感染征象应及时就诊。

(6)根据气温变化合理增减衣服。衣着要宽松,并保持呼吸通畅。

(7)积极治疗原有的慢性疾病,定期随访。

第四节　急性气管-支气管炎

急性气管-支气管炎是指感染、物理、化学、过敏等因素引起的气管-支气管黏膜的急性炎症。临床主要表现为咳嗽和咳痰,多见于寒冷季节或气候突变。

一、病因

(一)感染

由病毒、细菌直接感染或上感迁延而来。病原体常为流感嗜血杆菌、肺炎链球菌、腺病毒、流感病毒等,奴卡菌感染有所上升。

(二)理化因素

寒冷空气、粉尘、刺激性气体或烟雾(氨气、氯气、二氧化硫、二氧化碳等)可刺激气管、支气管黏膜而引起本病。

(三)变态反应

花粉、有机粉尘、真菌孢子等的吸入及对细菌蛋白质过敏等,均可引起气管-支气管的变态反应。寄生虫(如钩虫、蛔虫的幼虫)移行至肺,也可致病。

二、临床表现

(一)症状

其起病较急,常先有鼻塞、流涕、咽痛、声嘶等上感症状,继之出现咳嗽、咳痰,先为干咳,胸骨下有闷痛感,1～2天后咳少量的黏液性痰,以后转为黏液脓性痰,痰量增多,咳嗽加剧,偶可见痰中带血;当气管受累时,可在深呼吸和咳嗽时感到胸骨后疼痛;当伴有支气管痉挛时,可有气促,胸部紧缩感。全身症状较轻,可伴低热、乏力等,一般3～5天后消退。咳嗽、咳痰可持续2～3周,吸烟者的持续时间则更长。

(二)体征

胸部听诊呼吸音正常或增粗,并有散在干、湿啰音。咳嗽后,啰音部位、性质改变或消失。当发生支气管痉挛时可闻及哮鸣音。

（三）实验室及其他检查

当病毒感染时,血常规白细胞计数多正常;当细菌感染较重时,白细胞计数和中性粒细胞升高。痰涂片或培养发现致病菌。胸部 X 线检查多无异常改变,或仅有肺纹理增粗。

（四）诊断要点

根据病史咳嗽、咳痰等呼吸道症状,肺部啰音随咳嗽改变等体征,以及血常规和胸部 X 线检查,可做出临床诊断。痰涂片和培养有助于病因诊断。

（五）治疗要点

其主要是控制感染和止咳、化痰、平喘等。

1.对症治疗

（1）止咳:剧烈干咳者,可选用喷托维林,氢溴酸右美沙芬等止咳药;对于有痰的患者,不宜给予可待因等强力止咳药;兼有止咳和祛痰作用的复方制剂,如复方甘草合剂在临床中应用较广泛。

（2）祛痰:咳嗽伴痰难咳出者,可用溴己新（必嗽平）,复方氯化铵合剂或盐酸氨溴索等祛痰药,也可用雾化吸入法祛痰,也可行超声雾化吸入。一般不用止咳药或镇静剂,以免抑制咳嗽反射,影响痰液咳出。

（3）平喘:如有支气管痉挛,可选用支气管扩张药,如茶碱类、β受体阻滞剂等。

2.抗菌治疗

可及时应用抗菌药物控制气管、支气管内的炎症,一般选用青霉素、头孢菌素、大环内酯类、喹诺酮类抗菌药物,或根据细菌培养和药敏试验结果选择药物。以口服为主,必要时可静脉滴注。

（六）常用护理诊断及问题

1.清理呼吸道无效

其与呼吸道感染痰液黏稠有关。

2.气体交换受损

其与过敏引起的支气管痉挛有关。

（七）护理措施

1.一般护理

（1）病室环境要保持舒适、洁净,室温维持在 18～20℃,湿度为 50％～60％为宜。保持空气新鲜,冬季注意保暖,防止受凉。

（2）给予高蛋白,高维生素,足够热量,易消化饮食;少食多餐,避免油腻、刺激性强、易于产气的食物,防止便秘、腹胀而影响呼吸。张口呼吸、痰液黏稠者,应补充足够水分,一般每天饮水 1500mL 以上,以保证呼吸道黏膜的湿润和病变黏膜的修复。同时做好口腔护理。

（3）要适当多休息,体位要保持舒适。

2.病情观察

密切观察患者咳、痰、喘的发作,痰液的性质和量,详细记录痰液的颜色、量和性质,正确收集痰标本并及时送检。

3.对症护理

其主要为指导,协助患者有效排痰。

4.老年人群

高度重视老年患者,因为随着年龄的增长,老年人各器官的生理功能逐渐发生衰老。其肺泡数量减少,且泡壁变薄,泡腔增大,弹性降低,呼吸功能也不断下降,对缺氧和呼吸系统的调节功能也随之降低,咳嗽反射减弱,免疫力低下,使老年人容易出现呼吸道感染,加之老年人常患有其他慢性疾病,如脑血管、高血压等,一旦卧床,发生并发症,常可危及生命。其护理要点如下:

(1)保持呼吸道通畅:鼓励咳嗽、咳痰,多应用化痰药物治疗以稀释痰液,便于咳出,禁用或慎用止咳药,以防抑制呼吸中枢,可引起呼吸抑制甚至昏迷。加强体位护理,勤翻身、叩背或使用其他物理排痰法。当出现症状时,应尽量取侧卧位。一般健侧卧位利于排痰,可左右交替卧位。

(2)观察生命体征:注意呼吸、脉搏及节律的改变,注意痰的颜色、性质和量的变化,如发现患者精神不振或嗜睡、懒言、不喜活动或呼吸困难及发绀等情况,应高度重视,急查血气分析。

(3)正确指导老年人用药:按时服药,正确使用吸入药物或雾化吸入器,定时留取痰标本,及时检查痰细菌培养和调整抗生素的应用。

(八)健康指导

1.增强体质

积极参加体育锻炼,根据患者情况选择合适的体育活动,如健身操、太极拳、慢跑等;可增加耐寒训练,如凉水洗脸、冬泳等。

2.避免复发

当患者咳嗽、咳痰明显时,应注意休息,避免劳累;多饮水,饮食清淡、富有营养;保持适当的温、湿度;改善劳动生活环境,防止被有害气体污染,避免烟雾、化学物质等有害理化因素的刺激,避免吸入环境中的变应原。

第五节 支气管哮喘

支气管哮喘(简称"哮喘"),是由嗜酸性粒细胞、肥大细胞和 T 淋巴细胞等多种炎性细胞及细胞组分参与的气道慢性炎症性疾病。

这种慢性炎症导致气道反应性增加,通常出现广泛多变的可逆性气流受限,并引起反复发作的喘息、气急、胸闷或咳嗽等症状,常在夜间或清晨发作、加剧,经治疗可缓解或自行缓解。

一、疾病概述

(一)病因

病因还不十分清楚,大多认为哮喘是与多基因遗传有关的疾病,同时受遗传和环境的双重影响。

资料显示,哮喘患者的亲属发病率高于群体发病率,并且亲缘关系越近,发病率越高。哮喘患儿的双亲大多存在不同程度的气道高反应性。而研究显示,与气道高反应性、IgE调节和特异性反应相关的基因,在哮喘的发病中起着重要的作用。

环境因素中引起哮喘的激发因素,包括吸入物,如尘螨、花粉、动物毛屑等各种特异性和非特异性吸入物;感染,如细菌、病毒、原虫、寄生虫等;食物,如鱼、虾蟹、蛋类、牛奶等;药物,如阿司匹林等;其他,如气候变化、运动、妊娠等。

(二)发病机制

其发病机制尚不完全清楚,大多认为哮喘与变态反应、气道炎症、气道高反应性及神经机制等因素的相互作用有关。

1.变态反应

当变应原进入具有特应性体质的机体后,可刺激机体通过 T 淋巴细胞的传递,由 B 淋巴细胞合成特异性 IgE,并结合于肥大细胞和嗜碱性粒细胞表面的高亲和性的 IgE 受体。当变应原再次进入机体内,可与结合在这些受体上的 IgE 交联,使该细胞合成并释放多种活性介质导致平滑肌收缩、黏液分泌物增加、血管通透性升高和炎症细胞浸润等,从而产生哮喘的临床症状。根据变应原吸入后哮喘发生的时间,可分为速发型哮喘反应(IAR)、迟发型哮喘反应(LAR)和双相型哮喘反应(OAR)。速发型哮喘反应几乎在吸入变应原的同时立即发生反应,15~30 分钟达到高峰,2 小时后逐渐恢复正常。迟发型哮喘反应 6 小时左右发病,持续时间长,可达数天,而且临床症状重,常呈持续性哮喘发作状态。速发型哮喘反应(IAR)和迟发型哮喘反应(LAR)交替发生或者分别不明显即为双相型哮喘反应(OAR)。

2.气道炎症

气道慢性炎症被认为是哮喘的本质。表现为多种炎症细胞特别是肥大细胞、嗜酸性粒细胞等在气道聚集和浸润,这些细胞相互作用可以分泌出多种炎症介质和细胞因子,使气道反应性升高,气道收缩,黏液分泌物增加,血管渗出增多。

3.气道高反应性

其表现为气道对各种刺激因子出现过强或过早的收缩反应,是哮喘患者疾病发生和发展的另一个重要因素。

4.神经机制

支气管受复杂的自主神经支配,与某些神经功能低下和功能亢进有关。

(三)病理

显微镜下可见气道黏膜下组织水肿、微血管通透性增加、杯状细胞增生,以及支气管分泌物增加、支气管平滑肌痉挛等的病理改变。若哮喘长期反复发作,可表现为支气管平滑肌的肌层增厚、气道上皮细胞下纤维化,黏液腺增生和新生血管形成等,并导致气道重构。

二、临床表现

(一)症状

1.前驱症状

变应原引起的急性哮喘发作前往往伴有打喷嚏、流鼻涕、眼痒、流泪、干咳或胸闷等前驱症状。

2.喘息和呼吸困难

反复发作性喘息或伴有哮鸣音的呼气性呼吸困难是哮喘的典型症状。

3.咳嗽、咳痰

咳嗽是哮喘的常见症状,由气道的炎症和支气管痉挛引起的。干咳是哮喘前驱症状,哮喘发作时,咳嗽、咳痰的症状反而减轻。当哮喘发作接近尾声时,排出大量分泌物,咳嗽、咳痰的症状可能加重。

4.胸闷和胸痛

哮喘发作时可伴有胸闷和胸部发紧感。

(二)体征

支气管哮喘具有季节性。当急性发作时,双肺闻及弥散性哮鸣音,以呼气期为主,可自行缓解或在使用支气管扩张药后缓解。胸部呈过度充气状态,有广泛的哮鸣音,呼气时延长,辅助呼吸肌和胸锁乳突肌收缩加强。当出现心率增快,奇脉,胸腹反常运动,发绀,意识障碍等情况,则提示病情严重。

(三)分期

根据临床表现分为急性发作期的慢性持续期和临床缓解期。

急性发作指气促、咳嗽、胸闷等症状突然发生,常伴有呼吸困难;慢性持续期指每周均不同频率和(或)不同程度的出现症状;临床缓解期是指经过治疗或未经治疗其症状和体征消失,肺功能恢复到急性发作前水平,并维持 3 个月以上。

(一)辅助检查

1.肺功能检查

第 1 秒钟用力呼气量(FEV_1)、FEV_1/FVC,呼气流量峰值(PEF)等有关呼气流速的指标,在哮喘发作时全部下降,经有效的支气管扩张药治疗后好转,缓解期逐渐恢复。哮喘发作时还可以有肺活量(VC)降低,残气量、功能残气量,肺总量增加,残气与肺总量比值升高。

2.动脉血气分析

哮喘严重发作时可有不同程度的低氧血症,包括低碳酸血症、呼吸性碱中毒。病情进一步加剧,可表现呼吸性酸中毒。

3.胸部 X 线检查

哮喘发作时双肺透亮度增加,呈过度充气状态。当合并感染时,可见肺纹理增加和炎症浸润阴影。

4.血液检查

其在疾病发作时可有嗜酸性粒细胞增多,合并感染时白细胞和中性粒细胞增多,外源性哮喘者血清总 IgE 升高。

5.痰液检查

涂片可见较多的嗜酸性粒细胞及其退化形成的夏科-莱登结晶、黏液栓等。

6.支气管激发试验

其主要测定气道反应性。在吸入激发剂后,FEV_1 或 PEF 下降≥20%,即可确定为支气管激发试验呈阳性。其可作为辅助诊断和评估哮喘的严重程度和预后情况。

7.支气管舒张试验

其是测定气流受限的可逆性。吸入支气管舒张药后 FEV_1 或 PEF 改善率≥15％,可诊断支气管舒张试验呈阳性。其可辅助诊断和指导用药。

8.特异性变应原检测

在缓解期进行特异性变应原检测有利于判断变应原,了解导致个体哮喘发作的危险因素。

（二）护理评估

1.健康史

（1）询问患者发作时的症状、持续时间、诱发或缓解因素,并了解既往治疗史和检查。

（2）了解患者对哮喘知识的掌握程度,询问患者是否熟悉哮喘急性发作的先兆及其处理方法,发作时有无遵医嘱治疗。

（3）评估患者呼吸困难对日常生活、工作的影响程度,并了解患者的家族史。

（4）评估与患者哮喘发生的各种病因和诱因,如有无接触变应原、吸烟等。

2.心理-社会评估

当哮喘急性和反复发作时,可影响患者的活动和睡眠,应评估患者有无烦躁、焦虑、恐惧等心理反应,并给予心理安慰;因哮喘需要终身防治,应评估患者的家庭和社会支持系统,以及对疾病治疗的信心,加强与患者的沟通,以增加患者的信心和对疾病的了解。

（三）护理问题

1.气体交换受损

其与支气管痉挛、气道炎症、黏液分泌增加、气道阻塞有关。

2.清理呼吸道无效

其与气道平滑肌痉挛痰液黏稠,排痰不畅、疲乏有关。

3.知识缺乏

缺乏正确使用吸入药物治疗的相关知识。

4.焦虑

与哮喘反复发作或症状不缓解,患者容易出现焦虑有关。

5.潜在并发症

呼吸衰竭、气胸或纵隔气肿。

（四）护理目标

（1）患者呼吸困难缓解,能平卧。

（2）患者能进行有效咳嗽,痰液能咳出。

（3）患者能正确使用吸入药物治疗。

（4）尽快使患者胸闷、呼吸困难得到缓解,增加舒适感,心理护理缓解焦虑恐惧情绪。

（5）护士应严密监测和管理患者,及时发现并发症并配合医生抢救。

（五）护理措施

1.生活护理

（1）发现和避免诱发因素。询问患者导致发作的因素,如能发现和避免诱发因素,有助于哮喘症状的控制,并保持环境清洁,空气新鲜。

(2)饮食护理。根据需要提供热量,必要时可静脉补充营养。禁止食用可能诱发哮喘的食物,如鱼、虾蟹、牛奶及蛋类。

2.心理护理

哮喘反复发作可以导致心理障碍,而心理障碍也会影响哮喘的临床表现和治疗效果。正确认识和处理这些心理问题,有利于提高哮喘的治疗成功率。护士应关心、体贴患者,通过暗示、说服、示范、解释、训练患者逐渐学会放松技巧,以及转移自己的注意力。

3.治疗配合

(1)病情观察。密切观察患者症状体征的变化,了解其呼吸困难的程度,辅助呼吸机的活动情况,测量和记录体温,脉搏和呼吸及哮喘发作的持续时间。患者应配合医生监测肺功能指标(FEV$_1$或PEF),进行动脉血气分析,以防止出现并及时处理危及生命的严重哮喘发作。当PaO$_2$<60mmHg,PaCO$_2$>50mmHg时,说明患者已经进入呼吸衰竭状态。当发现上述情况及时通知医生,并做相应的护理。

(2)对症护理。①体位:让患者取坐位,将其前臂放在小桌上,背部靠着枕头,要注意保暖,以防止肩部着凉。②氧疗:当患者哮喘发作严重时,遵医嘱给予鼻导管或面罩吸氧,以改善呼吸功能。③保持呼吸道通畅:遵医嘱给予祛痰药和雾化吸入,以湿化气道,稀释痰液,利于排痰。在气雾湿化后,护士应注意帮助患者翻身叩背,引流排痰。④重度哮喘发作有可能导致呼吸衰竭,有发生窒息等危险,可行气管切开或气管内插管进行机械通气。因此,应备好气管插管及各种抢救物品,并配合医生抢救。

4.用药护理

(1)糖皮质激素(简称激素):是当前治疗哮喘最有效的药物。可采取吸入、口服和静脉用药。应指导患者吸入药物后用清水充分漱口,使口咽部无药物残留,并减轻局部反应。长期用药可引起骨质疏松等全身反应,指导患者联合用药,减少激素的用量。口服用药时指导患者不可自行停药或减量。

(2)色甘酸钠:是一种非皮质激素抗感染药物。能预防变应原而引起速发和迟发反应,以及运动和过度通气引起的气道收缩。少数病例可有咽喉不适,胸闷,偶见皮疹,妊娠女性慎用。

(3)β$_2$受体阻滞剂(如沙丁胺醇):可舒张气道平滑肌,解除气道痉挛和增加黏液纤毛清除功能等。吸入后5~10分钟即可起效,药效可维持4~6小时,多用于治疗轻度哮喘急性发作的患者,用药方法应严格遵医嘱给药。用药期间应注意观察不良反应,如心悸、低血钾和骨骼肌震颤等。但一般反应较轻,停药后症状即可消失,应告知患者不必担心。

(4)茶碱:具有松弛支气管平滑肌、兴奋呼吸中枢等作用。主要不良反应为胃肠道症状(恶心、呕吐),心血管症状(心动过速、心律失常、血压下降)。用药过程中最好监测血浆氨茶碱浓度。发热、妊娠、小儿或老年人,以及患有肝、心、肾功能障碍及甲状腺功能亢进症者慎用。

(5)其他药物:半胱氨酰白三烯受体拮抗剂主要的不良反应是胃肠道症状,通常较轻微,少数有皮疹,血管性水肿,转氨酶升高,停药后可恢复正常。吸入抗胆碱药物不良反应少,少数患者有口苦或口干的感觉。

5.健康指导

(1)应指导患者注意哮喘发作的前驱症状,自我处理并及时就医,鼓励并指导患者坚持每日定时测量峰流速值(PEF)、监视病情变化、记录哮喘情况。还要指导患者雾化吸入器的正确使用方法。

(2)积极参加锻炼,尽可能改善肺功能,最大限度地恢复劳动能力,以预防疾病向不可逆的方向发展,预防发生猝死。

(3)应指导患者了解目前使用的每一种药物的主要作用,用药的时间、频率和方法,以及药物的不良反应。

(4)应指导峰流速仪的使用:

1)站立水平位握峰流速仪,不要阻挡游标移动。游标放在刻度的最基底位"0"处。

2)深吸气,嘴唇包住口器,尽可能快地用力呼气。

3)记录结果,将游标拨回"0"位,再重复2次,取其最佳值。

4)当峰流速值用诊断时,首先用患者峰流速值与预测值比较。儿童一般根据性别、身高来调整,并确定其正常范围,亦可通过2～3周的正规治疗及连续观察,可取患者无症状的所测得的PEF为患儿个人的最佳值。若该值低于一般统计正常值的80%,则考虑为中度发作,应调整原有治疗方法。

(5)应指导患者识别和避免接触过敏原或诱因,并采取相应措施:①在花粉和真菌最高季节应尽量减少外出;②保持居住环境干净、无尘、无烟,窗帘、床单、枕头应及时清洗;③避免香水、带有香味的化妆品等可能的过敏原;④回避宠物,不用皮毛制成的衣物或被褥,如必须拜访有宠物的家庭,应提前吸入气雾剂;⑤运动性哮喘患者在运动前应使用气雾剂;⑥患者应充分休息、合理饮食、定期运动、放松情绪、并预防感冒。

(6)推荐患者家属参与哮喘的管理,可起到监督管理的作用。

(六)护理评价

患者呼吸频率、节律平稳、无奇脉、三凹征;正确运用有效咳嗽、咳痰的方法,咳嗽、咳痰的程度减轻;能够正确掌握雾化吸入器的使用方法和注意事项;掌握哮喘发作先兆及相应自我处理的方法;消除焦虑情绪。

第六节 支气管扩张

支气管扩张是由于不同病因而引起气道及其周围肺组织的慢性炎症,可造成气道壁损伤,继之管腔扩张和变形。其临床表现为慢性咳嗽、咳痰、间断咯血和反复的肺部感染。

一、疾病概述

(一)流行病学

支气管扩张的发病率并不清楚,其起病多在儿童或青少年时期,由于抗生素和疫苗的应用,发病率有下降的趋势。

(二)病因

支气管扩张的病因有很多种,包括:

1.感染

细菌、真菌、病毒、结核分枝杆菌及非结核分枝杆菌。

2.遗传性或先天性缺隔

囊性纤维化、肺隔离症、支气管软骨缺损等。

3.免疫缺陷

原发性低球蛋白血症、HIV 感染、肺移植等。

4.物理化学因素

放射性肺炎、毒气吸入、吸入性肺炎等。

5.全身相关疾病

类风湿关节炎等。

(三)发病机制

不同原因所致支气管和周围组织的慢性炎症,使管壁弹性纤维、平滑肌和软骨受到破坏,导致管壁变形和扩张,而炎症可引起支气管黏膜充血、肿胀、黏液分泌增多,最终造成支气管阻塞。支气管肺组织反复感染和支气管阻塞,两者相互作用、互为因果,可促使支气管扩张的发生和进展。

二、临床表现

因病情轻重不一,临床表现各异,病变早期临床可无症状,随着病情进展可出现以下临床常见症状。

(一)症状

1.慢性咳嗽,大量黏液脓痰

咳嗽和咳痰与体位的改变有关,卧床或晨起时咳嗽次数和痰量增多。当呼吸道感染急性发作时,黄绿色脓痰明显增加。

2.间断咯血

因病变部位支气管壁毛细血管扩张而形成血管瘤,导致反复咯血,咯血程度可分为少量咯血至大量咯血,与病情无相关性。有些患者仅有反复咯血,而无咳嗽、脓痰等症状,或仅有少许黏液痰,临床称为干性支气管扩张。

3.全身症状

若支气管引流不畅,痰不易咳出,反复继发感染,可出现畏寒、发热、食欲缺乏、消瘦、贫血等症状。有的患者存在鼻旁窦炎,尤其是先天性原因引起的支气管扩张。

(二)体征

轻症或干性支气管扩张的体征不明显。病变典型者可于下胸部、背部的病变部位闻及固定性、局限性湿性啰音,呼吸音降低,严重者可伴哮鸣音。慢性患者可伴有杵状指(趾)。

三、辅助检查

(一)胸部 X 线检查

其可见一侧或双侧下肺纹理增多或增粗,典型者可见多个不规则的蜂窝状透亮阴影或沿支气管的卷发状阴影。

(二)CT检查

外周肺野出现囊状、柱状及不规则形状的支气管扩张,囊状支气管扩张的直径比伴行的血管粗大,从而形成印戒征。

(三)纤维支气管镜检查

其敏感性可达97%,是主要的诊断方法。其可直接观察气道黏膜病变,可做支气管肺泡灌洗液检查,能进行细菌、细胞病理学、免疫学检查,可进一步明确病因,以指导诊断和治疗。

(四)痰微生物检查

其包括痰涂片、痰细菌培养、抗生素敏感试验等,以指导用药。

(五)血清免疫球蛋白和补体检查

其有助于发现因免疫缺陷病而引起呼吸道反复感染所致的支气管扩张。

四、护理评估

(一)健康史

(1)了解患者有无儿童时期诱发支气管扩张的呼吸道感染史或其他先天因素。

(2)了解患者患病的年龄,发生时间、诱因,主要症状的性质、严重程度和持续时间,以及加剧因素等。

(3)询问患者咳嗽的时间、节律,观察患者痰液的颜色、性质、量和气味,以及有无肉眼可见的异常物质等。

(4)详细询问患者有无咯血,以评估患者咯血的量。

(5)了解患者有关的检查和治疗经过,是否按医嘱进行治疗和是否掌握有关的治疗方法。

(二)心理-社会评估

支气管扩张的患者多数为幼年、青年期发病,其病程之长,可反复发作,使患者产生焦虑、悲观的心理,呼吸困难、反复咯血等症状又使患者感到恐惧,因此应了解患者的心理状态及应对方式;了解患者是否了解疾病的过程、性质,以及防治和预后的认知程度;评估患者的家庭成员的文化背景、经济收入及对患者的关心、支持程度。

五、护理问题

(一)清理呼吸道无效

其与痰液黏稠、量多,无效咳嗽而引起的痰液不易排出有关。

(二)有窒息的危险

其与痰多、黏稠、大咯血而不能及时排出有关。

(三)营养失调——低于机体需要量

其与慢性感染导致机体消耗增加、咯血有关。

(四)焦虑

其与疾病迁延不愈,不能正常生活和工作有关。

六、护理目标

(1)患者能正确进行有效咳嗽,使用胸部叩击等措施,以达到有效的咳嗽、咳痰。

(2)患者能保持呼吸道通畅,及时排出痰液和气道内的血液,不发生窒息。

（3）患者能认识到增加营养物质摄入的重要性，并能接受医务人员对饮食合理化的建议。

（4）患者能表达其焦虑情绪，最终焦虑减轻，并能配合治疗和康复。

七、护理措施

（一）生活护理

患者居室应经常通风换气，换气时注意保护患者避免受凉。室内温湿度适宜，温度保持在22～24℃，湿度保持在50%～60%，保持气道湿润，利于纤毛运动，以维护气道正常的廓清功能。因患者慢性长期咳嗽和咳大量的脓性痰，机体消耗大，故应进食营养丰富的食物，特别是供给优质蛋白，如蛋、奶、鱼、虾、瘦肉等。应加强口腔护理，大量咳痰患者的口腔内会残留痰液，易出现口腔异味和发生口腔感染，因此，应嘱患者随时漱口，保持口腔清洁。

（二）心理护理

支气管扩张的患者多数为幼年、青年期发病，其病程之长，反复发作，易使患者产生焦虑、悲观的心理；呼吸困难，反复咯血等症状又易使患者感到恐惧。因此，应提供一个良好的休息环境，多巡视、关心患者，建立良好的护患关系，取得患者的信任，告知患者通过避免诱因，合理用药可以控制病情进展，缓解症状，相反，焦虑会加重病情。应嘱咐家属尽可能地陪伴患者，给予患者积极有效地安慰、支持和鼓励。

（三）治疗配合

1.病情观察

慢性咳嗽、咳大量脓性痰，反复咯血，反复肺部感染是支气管扩张的主要临床表现，痰量可随体位改变，如起床时或就寝后最多每日可达100～400mL，痰液经放置数小时后可分三层：上层为泡沫，中层为黏液，下层为脓性物和坏死组织。当伴有厌氧菌感染时，可有恶臭味。50%～70%支气管扩张患者有咯血症状，其咯血量差异较大，可自血痰到大量咯血，应注意观察，及时发现患者有无窒息的征兆。

2.体位引流

①应根据病变的部位和解剖关系确定正确的体位。通过调整患者的体位，将患肺置于高位，引流支气管开口向下，以利于淤积在支气管内的脓液随重力作用流入大支气管和气管而排出。病变位于上叶者，取坐位或健侧卧位。病变位于中叶者，取仰卧位稍向左侧。病变位于舌叶者，取仰卧位稍向右侧。病变位于下叶尖段者，取俯卧位。②体位引流每日2～4次，每次15～20分钟，两餐之间进行。如痰液黏稠可在引流前行雾化吸入，并在引流时用手轻叩患者背部，使附于支气管壁的痰栓脱落，促进引流效果。③引流过程中注意观察患者反应，如发现面色苍白、冷汗、头晕、脉率增快、血压下降及有大量咯血等，应立即停止引流，并采取相应措施。

3.咯血的护理

根据咯血量临床分为痰中带血、少量咯血（<100mL/d）、中等量咯血（100～500mL/d）或大量咯血（≥500mL/d，或1次300～500mL）。

（1）少量咯血者应适当卧床休息，取患侧卧位，以利于体位压迫止血。进食少量温凉流质食物。

（2）中等或大量咯血时应严格卧床休息，应用止血药物，必要时可经纤维支气管镜止血或插入球囊导管压迫止血。

（3）大量咯血时取侧卧或头低足高位,预防窒息,并暂时禁食。咯血停止后进食软的食物,忌用咖啡、浓茶等刺激性食物。备好抢救物品及各种抢救药物。

（4）观察再咯血征象,如患者突感胸闷、气急、心慌、头晕、咽喉部发痒、口有腥味,并烦躁、发绀、神色紧张、面色苍白、冷汗、突然坐起,甚至抽搐、昏迷、尿失禁等,则提示有再咯血的可能。应立即侧卧位,患者于头低足高,通知医生并准备抢救。大量咯血时可因血块堵塞大气管而窒息或发生肺不张,故须立即将口腔血块吸出,抽吸同时辅以轻叩背部,并使气管内的血液尽快进入口腔。

（四）用药护理

当合并严重感染时,可根据细菌药敏选用抗生素,用法、用量应遵医嘱,并及时观察药物过敏反应和毒性反应。局部用药,如雾化吸入,应及时协助患者排出痰液。咯血患者常规留置套管针,并建立有效的静脉通路。大量血时遵医嘱应用止血药,如垂体后叶素,在用药过程中注意观察止血效果和毒性反应,如发现患者出现心慌、面色苍白、腹痛等,除通知医生外应立即减慢输液的滴速。及时给予氧气吸入,并备好抢救物品（如吸引器、简易呼吸器、气管插管、呼吸机、急救药品等）。

（五）健康教育

（1）患有其他慢性感染性病灶,如慢性扁桃体炎、鼻窦炎、龋齿等患者,应劝其积极治疗,以防复发。

（2）应指导患者进行体位排痰,患者将以往确定的病变肺叶和肺段置于高位,引流支气管开口向下,使痰液顺体位流至气管,嘱患者深呼吸数次,然后用力咳嗽将痰液咳出,如此反复进行。

（3）应指导患者和家属了解疾病的发生、发展和治疗方法,还有护理过程及感染、咯血等症状的监测。

（4）嘱患者戒烟,注意保暖,预防感冒,并加强体育锻炼,增强机体免疫力和抗病能力。

（5）建立良好生活习惯,养成良好的心态,防止疾病进一步发展。

八、护理评价

（1）患者能有效咳痰,痰液易咳出。

（2）护理人员能正确应用体位引流、胸部叩击等方法排除痰液。

（3）应及时发现患者窒息征兆,避免窒息情况的发生。

（4）营养状态得到改善。

（5）能运用有效的方法缓解症状,并减轻患者的心理压力。

第七节　慢性阻塞性肺疾病

慢性阻塞性肺疾病（COPD）是一种以气流受限为特征的可以预防和治疗的疾病,气流受限不完全可逆,呈进行性发展。与肺部对香烟烟雾等有害气体或颗粒的异常炎症反应有关,

COPD 主要累及肺,也可以引起显著的全身反应。

一、疾病概述

(一)流行病学

COPD 是呼吸系统最常见的疾病之一,据世界卫生组织(WHO)的调查,1990 年全球 COPD 死亡率占各种疾病死亡率的第 6 位,到 2020 年将上升至第 3 位,我国 40 岁以上人群 COPD 患病率8.2%。另有调查显示 COPD 患病率在吸烟者,尤其在戒烟者中比不吸烟者有明显升高,男性比女性高,40 岁以上者比 40 岁以下者高。

(二)病因

COPD 的病因至今仍不十分清楚,但已知与某些危险因素有关。

1.环境因素

(1)吸烟:已知吸烟为 COPD 最主要的危险因素,吸烟量愈大,年限愈长,则发病率愈高。被动吸烟也可以导致 COPD 的发生。

(2)职业性粉尘和化学物质:包括有机或无机粉尘、化学物质和烟雾,如煤尘、棉尘、二氧化硅等。

(3)室内空气污染:用木材、畜粪或煤炭做饭或取暖等,通风不良也可发生 COPD。

(4)室外空气污染:汽车、工厂排放的废气,如二氧化氮、二氧化硫等可引起 COPD 的急性加重。

2.易感性

其包括易感基因和后天获得的易感性。

(1)易感基因:比较明确的是表达先天性 α1-抗胰蛋白酶缺乏的基因,是 COPD 的一个致病原因。

(2)出生低体重:学龄儿童调查发现出生低体重者的肺功能较差,这些儿童以后若吸烟,可能是 COPD 的一个易感因素。

(3)儿童时期下呼吸道感染:儿童时期患下呼吸道感染者,若以后吸烟,则 COPD 的发病率显著增加。

(4)气道高反应性:是 COPD 的一个危险因素。气道高反应性除与基因有关外,也可后天获得,继发于环境因素。

3.发病机制

发病机制至今尚不完全明确。

(1)气道炎症:香烟的烟雾与大气中的有害物质可激活气道内的肺泡巨噬细胞,它被激活后释放各种细胞因子,这些因子使气道发生慢性炎症,并损伤气道上皮细胞。气道炎症引起分泌物增多,使气道狭窄,炎症细胞释放的介质可引起气道平滑肌的收缩,使其增生,导致阻塞性通气障碍。

(2)蛋白酶与抗蛋白酶的失衡:肺组织中的弹性蛋白酶来自巨噬细胞和中性粒细胞,能够分解弹性纤维,引起肺气肿。弹性蛋白酶抑制因子可抑制此酶的活性,避免肺气肿的发生。当蛋白酶增多和(或)抗蛋白酶减少或功能不足,而引起两者失衡时,可发生肺气肿。

4.病理生理

COPD 的主要病理生理改变是气流受限,肺泡过度充气和通气灌注比例(V/Q)不平衡。

(1)气流受限:支气管炎症导致黏膜水肿、增厚,分泌物增多,支气管痉挛,平滑肌肥厚和气管壁的纤维化使支气管狭窄,阻力增加,流速变慢。

肺气肿时由于肺泡壁的弹性蛋白减少,弹性压力降低,呼气时驱动压降低,流速变慢,此外,细支气管壁上肺泡弹性蛋白减少,使扩张作用减弱,细支气管壁萎陷,气流受限。

(2)肺泡过度通气:由于肺泡弹性压的降低和气道阻力的增加,呼气时间延长,在用力呼气末,肺泡气往往残留较多,使残气容积和功能残气量增加。由于肺容积增加,膈肌低平,在吸气开始时,膈肌的肌纤维缩短,不在原始的位置,因而收缩力减弱,容易发生呼吸肌疲劳。

(3)通气灌注比例不平衡:COPD 患者各个肺区肺泡的顺应性和气道阻力常有差异,而造成肺泡通气不均,高 V/Q 区有部分气体是无效通气,低 V/Q 区则流经肺泡的血液得不到充分的氧合即进入左心,而产生低氧血症。慢性低氧血症会引起肺血管收缩,血管内皮、平滑肌增生和管壁重塑与继发性红细胞增多,从而产生肺动脉高压和肺心病。

二、临床表现

(一)症状

早期患者,即使肺功能持续下降,可毫无症状,直至中晚期,出现咳嗽、咳痰、气短等症状,痰量因人而异,为白色黏液痰,合并细菌感染后则变为黏液脓性。患者在长期患病过程中,反复急性发作和缓解是本病的特点,病毒或细菌感染常常是急性发作的重要诱因,常发生于冬季。咯血不常见,但痰中可带少量血丝。晚期患者即使是轻微的活动,都不能耐受。当合并肺心病时可出现肺、心力衰竭及其他脏器功能损坏的表现。

(二)体征

患者早期无明显体征。随着病情发展可见桶状胸,呼吸活动减弱,辅助呼吸肌活动增强;触诊语颤减弱或消失;叩诊呈过清音,心浊音界缩小,肝浊音界下移;听诊呼吸音减弱,呼气延长,心音遥远等。晚期患者因呼吸困难,颈、肩部辅助呼吸肌常参与呼吸运动,可表现为身体前倾。呼吸时常呈缩唇呼吸,可有口唇发绀、右侧心力衰竭等症状。

(三)分型

COPD 可分为两型,即慢性支气管炎和肺气肿。慢性支气管炎因缺氧发绀较重,常常合并肺心病,水肿明显;肺气肿型因缺氧较轻,发绀不明显,而呼吸困难、气喘较重。大多数患者兼具这两种类型,但临床上以某种类型的表现为主。

三、辅助检查

(一)胸部 X 线与 CT

胸部 X 线检查胸廓前后径增大,肋骨水平,肋间隙增宽,膈肌低平,双肺野透明度增加,肺纹理变细、减少。CT 检查可见低密度的肺泡腔,肺大疱与肺血管减少。

(二)肺功能检查

最常用的指标是第 1 秒用力呼气量(FEV_1)占其预测值的百分比($FEV_1\%$)和 FEV_1 占用肺活量(FVC)之比。在诊断 COPD 时,必须以已使用支气管舒张药后测定的 FEV_1 为准,$FEV_1 < 80\%$ 预测值,和(或)$FEV_1/FVC < 70\%$ 可认为存在气流受限。

(二)动脉血气分析

动脉血气分析早期无变化,但随病情发展,动脉血氧分压降低,二氧化碳分压升高,并可出现代偿性呼吸性酸中毒及 pH 值降低。

四、护理评估

(一)健康史

(1)了解患者患病的年龄,发生时间、诱因,主要症状的性质,严重程度和持续时间,加剧疾病发展因素等。

(2)有无接触变应原,是否长期生活在污染的空气,在自动或被动吸烟环境或拥挤的环境中生活、工作。

(3)详细询问吸烟史和过敏史,包括吸烟的种类、年限、每天的数量或已停止吸烟的时间。

(4)询问患者日常的活动量和活动耐力,有无运动后胸闷、气急。

(5)了解患者有关的检查和治疗的经过,是否按医嘱进行治疗,是否掌握有关的治疗方法。

(二)心理-社会评估

COPD 是慢性发展的过程,病情反复发作,对日常生活、工作造成很大的影响。护理人员应了解患者的心理状态及应对方式;是否对疾病的发生发展有所认识,对吸烟的危害性和采取有效戒烟措施的态度;评估患者家庭成员对患者病情的了解和关心、支持的程度。

五、护理问题

(一)气体交换受损

其与呼吸道阻塞、呼吸面积减少而引起的通气换气功能障碍有关。

(二)清理呼吸道无效

其与呼吸道炎症、阻塞、痰液过多而黏稠有关。

(三)营养失调

其与呼吸困难、疲乏等引起患者食欲下降、摄入不足、能量需求的增加有关。

(四)焦虑

其与呼吸困难影响生活、工作和害怕窒息有关。

(五)活动无耐力

其与日常活动时供氧不足、疲乏有关。

(六)睡眠形态紊乱

其与呼吸困难、不能平卧有关。

六、护理目标

(1)患者的呼吸频率、节律和形态正常,呼吸困难得以缓解。

(2)患者能正确进行有效咳嗽,使用胸部叩击等措施。

(3)患者能认识到增加营养物质摄入的重要性。

(4)患者焦虑减轻,表现为平静、合作。

(5)患者能增加活动量,完成日常生活自理。

(6)患者能得到充足的睡眠。

七、护理措施

(一)生活护理

(1)急性发作期有发热、喘息时,应卧床休息取舒适的坐位或半卧位,穿衣要宽松,被褥要松软、暖和,以减轻对呼吸运动的限制。应保持室内空气的新鲜与流通,禁止在室内吸烟。

(2)饮食护理:对心、肝、肾功能正常的患者,应给予充足的水分和热量。每日饮水量应在1500mL以上。充足的水分有利于维持呼吸道黏膜的湿润,使痰的黏稠度降低,从而易于咳出。应适当增加蛋白质、热量和维生素的摄入。COPD患者在饮食方面需要采用低糖类、高蛋白、高纤维食物,同时避免食用产气的食物。患者应少食多餐,每餐不要吃得过饱,可以避免出现腹胀和呼吸短促的情况。

(二)心理护理

COPD患者因长期患病而影响工作和日常生活,导致出现焦虑、抑郁、紧张、恐惧、悲观、失望等不良的心理。针对患者病情及心理特征及时给予精神安慰、心理疏导,做好家人及亲友工作,鼓励他们在任何情况下,都要给予患者精神安慰,并调动各种社会支持系统给予精神及物质关怀,介绍类似疾病治疗成功的病例,强调坚持康复锻炼的重要性,以取得患者主动配合,树立战胜疾病的信心。

(三)治疗配合

1.病情观察

患者急性发作期常有明显咳嗽、咳痰及痰量增多。当发生合并感染时,痰的颜色由白色黏痰变为黄色脓性痰。发绀加重常为原发病加重的表现。重症发绀患者应注意观察神志、呼吸、心率、血压及心肺体征的变化,应用心电监护仪,定时监测心率、心律、血氧饱和度、呼吸频率、节律及血压变化,发现异常及时通知医生处理。

2.对症护理

护理人员主要是对咳嗽、咳痰的护理,发作期患者的呼吸道分泌物增多、痰液黏稠,导致咳痰困难,严重时可因痰堵引起窒息。因此,护士应通过为患者实施胸部物理疗法,帮助患者清除积痰,控制感染,提高治疗效果。胸部物理疗法包括下面4种方法。

(1)深呼吸和有效咳嗽:鼓励和指导患者进行有效咳嗽,这是一项重要的护理。通过深呼吸和有效咳嗽,可及时排出呼吸道内分泌物。应指导病患者每2~4小时定时进行数次随意的深呼吸,在吸气末屏气片刻后爆发性咳嗽,促使分泌物从远端气道随气流移向大气道。

(2)胸部叩击:通过叩击振动背部,间接地使附着在肺泡周围及支气管壁的痰液松动脱落。方法为五指并拢,向掌心微弯曲,呈空心掌,腕部放松,迅速而规律地叩击胸部。叩击顺序从肺底到肺尖,从肺外侧到内侧,每一肺叶叩击1~3分钟。叩击同时鼓励患者深呼吸和咳嗽、咳痰。叩击时间为15~20分钟,每日2~3次,餐前进行。叩击时应询问患者感受,观察面色、呼吸、咳嗽、排痰情况,并检查肺部呼吸音及啰音的变化。

(3)体位引流:按病灶部位,协助患者取适当体位,使病灶部位开口向下,利用重力,以及有效咳嗽或采用胸部叩击将分泌物排出体外。引流多在早餐前1h、晚餐前及睡觉前进行,每次10~15分钟,引流期间防止头晕或出现意外,并观察引流效果,应注意患者神志、呼吸及有无发绀。

(4)吸入疗法:利用雾化器将祛痰平喘药加入湿化液中,使液体分散成极细的颗粒,吸入呼吸道,以增强吸入气体的湿度,起到湿润气道黏膜,稀释气道痰液的作用,常用的祛痰平喘药有氨溴索(沐舒坦)、异丙托溴铵(爱喘乐)。在湿化过程中气道内黏稠的痰液和分泌物可因湿化而膨胀,如不及时吸出,有可能导致或加重气道狭窄甚至气道阻塞。在吸入疗法过程中,应密切观察病情,协助患者翻身、叩背,以促进痰液排出。

3.氧疗过程中的护理

COPD急性发作期,大多伴有呼吸衰竭、低氧血症及二氧化碳潴留。Ⅰ型呼吸衰竭患者按需吸氧,根据缺氧程度适当调节氧流量,但应避免长时间、高浓度吸氧,以防氧中毒。Ⅱ型呼吸衰竭患者应给予低流量吸氧,以免抑制呼吸。在用氧前应向患者家属做好解释工作,讲明用氧目的、注意事项,嘱患者不可擅自调节氧流量或停止吸氧,以免加重病情。在吸氧治疗中应监测患者的心率、血压、呼吸频率及血气指标的变化,了解氧疗效果。注意勿使吸氧管打折,在鼻腔干燥时可用棉签蘸水湿润鼻黏膜。

4.呼吸功能锻炼

COPD患者急性症状控制后应尽早进行呼吸功能锻炼,教会患者及家属呼吸功能锻炼技术,督促实施并提供有关咨询材料。可以选用下述呼吸方法,一种或两种交替进行。

(1)腹式呼吸锻炼:由于气流受限,肺过度充气,膈肌下降,活动减弱,而使呼吸类型改变。通过呼吸肌锻炼,使浅快呼吸变为深慢的有效呼吸,利用腹肌帮助膈肌运动,调整呼吸频率,将呼气时间延长,以提高潮气容积,减少无效腔,增加肺泡通气量,改变气体分布,降低呼吸功耗,最终缓解气促症状。

方法:患者取立位,体弱者也可取坐位或仰卧位,上身肌群放松做深呼吸,一只手放于腹部,另一只手放于胸前,吸气时尽力挺腹,也可用手加压腹部,呼气时腹部内陷,尽量将气呼出,一般吸气2秒,呼气4~6秒。吸气与呼气时间比为1:2或1:3。患者应用鼻吸气,用口呼气要求缓呼深吸,不可用力,每分钟呼吸速度保持在7~8次,开始每日2次,每次10~15分钟,熟练后可增加次数和时间,使之成为自然的呼吸习惯。

(2)缩唇呼吸法:通过缩唇慢慢呼气,可延缓吸气气流压力的下降,提高气道内压,避免胸膜腔内压的增加对气道的动态压迫,使等压点移向中央气道,防止小气道的过早闭合,使肺内残气更易于排出,有助于下一次吸气能进入更多新鲜的空气,同时可增强肺泡换气,并改善缺氧。

方法:患者用鼻吸气,缩唇做吹口哨样缓慢呼气,在不感到费力的情况下,自动调节呼吸频率、呼吸深度和缩唇程度,以距离口唇30cm处与唇等高点水平的蜡烛火焰,随气流倾斜又不会使蜡烛熄灭为宜。每天3次,每次30分钟。

(四)用药护理

应按医嘱使用抗生素,止咳、祛痰药物,并掌握药物的疗效和不良反应,不能滥用药物。

1.祛痰止咳药物应用护理

常用的祛痰类药物如下。

(1)祛痰药:通过促进气道黏膜纤毛上皮运动,并加速痰液的排出;能增加呼吸道腺体的分泌,稀释痰液,使痰液黏稠度降低,以利于痰液咳出。

（2）黏液溶解药：通过降低痰液黏稠度，使痰液易于排出。

（3）止咳药：直接作用于咳嗽中枢。

（4）中药化痰制剂。

用药观察：观察用药后痰液是否变稀、容易咳出。护士应及时协助患者排痰。

注意事项：对于呼吸储备功能减弱的老年人或痰量较多者，应以祛痰为主，不应选用强烈止咳药物，以免抑制呼吸中枢及加重呼吸道阻塞和炎症，从而导致病情恶化。

2.解痉平喘药物应用护理

解痉平喘药物可解除支气管痉挛，使通气功能有所改善，也有利于痰液排出。常用的药物有：①M－胆碱受体阻滞剂；②β_2肾上腺素能受体激活药；③茶碱类。

用药观察：用药后注意患者咳嗽是否减轻，气喘是否消失。β_2肾上腺素能激活药常同时伴有心悸、心率加快、肌肉震颤等不良反应，用药一段时间后症状可减轻，如症状明显好转应酌情减量。茶碱类引起的不良反应与其血药浓度水平密切相关，因个体差异较大，常有恶心、呕吐、头痛、失眠，严重者可有心动过速、精神失常、昏迷等症状，应严格掌握用药浓度及静脉滴速。

（五）健康教育

（1）应告知患者及家属避免烟尘吸入，气候骤变时应注意预防感冒，避免受凉及与上呼吸道感染患者接触。

（2）加强体育锻炼，要根据每个人的病情、体质及年龄等情况进行，天气良好时可到户外活动，如散步、慢跑、打太极拳、练气功等，以不感到疲劳为宜，增加患者呼吸道对外界的抵抗能力。

（3）应教会患者学会自我监测病情的变化，尽早治疗呼吸道感染，可在家中配备常用药物及掌握其使用方法。

（4）重视营养的摄入，改善全身营养状况，提高机体的抵抗力。

（5）严重低氧血症患者应坚持长期家庭氧疗，可明显提高生活质量和劳动能力，以改善生命质量。每天吸氧 10～15 小时，氧流量 1～2L/min，并告知家属及患者氧疗的目的及注意事项。

八、护理评价

（1）患者发绀减轻，呼吸频率、深度和节律趋于正常。

（2）患者能有效咳痰，痰液易咳出。

（3）护士能正确应用体位引流、胸部叩击等方法排出痰液。

（4）患者营养状态得到改善，能运用有效的方法缓解症状，减轻心理压力。

（5）参与日常活动不感到疲劳，活动耐力提高。

第八节　肺脓肿

肺脓肿是肺部的局限性化脓性病变，早期为化脓性肺炎，继而发生组织坏死、液化，从而形成脓肿。其主要临床特征为急骤起病的高热、咳嗽、咳大量脓臭痰，X线显示一个或数个含气液平的空洞。其多为混合感染,其中厌氧菌感染占重要地位。本病多发生于壮年,男性多于女性。自抗生素广泛应用以来,本病的发生率已大为减少。

一、病因与发病机制

病原体常为上呼吸道、口腔的定植菌,包括需氧菌、厌氧菌和兼性厌氧菌。90%肺脓肿患者合并厌氧菌感染,毒力较强的厌氧菌在部分患者中可单独致病。常见的其他病原体包括金黄色葡萄球菌、化脓性链球菌、肺炎克雷伯菌和铜绿假单胞菌。大肠埃希菌和流感嗜血杆菌也可引起坏死性肺炎。根据感染途径,肺脓肿可分为以下类型。

(一)吸入性肺脓肿

吸入性肺脓肿是最常见的一种肺脓肿,又称原发性肺脓肿。因口鼻咽腔寄居菌经口咽吸入致病,是急性肺脓肿的最主要原因。病原体多为厌氧菌。正常情况下,吸入物经气道黏液-纤毛运载系统、咳嗽反射和肺巨噬细胞,可迅速清除。但当有意识障碍如麻醉、醉酒、药物过量、癫痫、脑血管意外时,或存在受寒、极度疲劳等诱因,全身免疫力与气道防御清除功能降低,由于扁桃体炎、鼻窦炎、牙槽脓肿等脓性分泌物、口鼻咽部手术后的血块,齿垢或呕吐物等被吸入肺内,而造成细支气管阻塞,病原菌在局部繁殖致病。病灶常为单发性,其部位与支气管解剖和体位有关,右肺居多,仰卧位时,好发于上叶后段或下叶背段;坐位时,好发于下叶后基底段;右侧卧位时,则好发于右上叶前段或后段。

(二)继发性肺脓肿

其多继发于其他肺部疾病。支气管扩张、支气管囊肿、支气管肺癌、空洞型肺结核等继发感染,可导致肺脓肿。肺部邻近器官化脓性病变,如膈下脓肿、肾周围脓肿、脊柱脓肿或食管穿孔等波及肺也可引起肺脓肿。阿米巴肝脓肿好发于右肝顶部,易穿破膈肌至右肺下叶,从而形成阿米巴肺脓肿。支气管异物阻塞也是导致肺脓肿特别是小儿肺脓肿的重要因素。

(三)血源性肺脓肿

血源性肺脓肿是由皮肤外伤感染、疖痈、中耳炎或骨髓炎、腹腔感染、盆腔感染、右心细菌性心内膜炎等所致的菌血症,菌栓经血行播散到肺,引起小血管栓塞,进而使肺组织出现炎症、坏死、形成脓肿。此型病变常为多发性,叶段分布无一定规律,但常为两肺边缘部的多发性中小脓肿。常见致病菌以金黄色葡萄球菌和链球菌。

二、病理

肺脓肿发生的必备条件是有细支气管阻塞及足够量的致病菌。早期吸入部位细支气管阻塞,细菌在局部快速繁殖,肺组织发生炎症,小血管炎性栓塞,肺组织化脓、坏死,约1周后液化成脓肿,脓肿破溃到支气管内,咳出大量脓痰。若空气进入脓腔,则形成气液平面。炎症病变可向周围肺组织扩展,形成一个至数个脓腔。若脓肿靠近胸膜,可发生局限性纤维蛋白性胸膜炎,并发生胸膜粘连;如为张力性脓肿,破溃到胸膜腔,则可形成脓胸、脓气胸或支气管胸膜瘘。在急性期如引流通畅,脓液顺利排出,再加上药物治疗后,病变可完全吸收或仅剩少量纤维瘢痕。若支气管引流不畅,导致大量坏死组织残留在脓腔内,炎症持续存在3个月以上,则转为慢性肺脓肿。此时脓腔周围纤维组织增生、脓腔壁增厚及周围细支气管受累而导致变形或扩张。

三、临床表现

(一)症状

急性吸入性肺脓肿以高热、胸痛,咳大量脓臭痰为突出表现。患者起病急骤,畏寒,高热,体温达 39～40℃,伴有咳嗽、咳黏液痰或黏液脓性痰。炎症可累及胸膜引起胸痛,且与呼吸有关。病变范围大时可出现气促。此外还有精神不振、全身乏力、食欲减退等全身中毒的症状。10～14 天后,咳嗽加剧,脓肿破溃于支气管,咳出大量脓痰,每日可达 300～500mL,痰静置后分为 3 层,自上而下为泡沫、黏液及脓渣。由于病原菌多为厌氧菌,故痰液带有腥臭味。有时痰液中带血或中等量咯血。脓液排出后,全身症状有所好转,体温下降,如能及时应用有效的抗生素,则疾病可在数周内逐渐好转,体温趋于正常,痰液量减少,一般情况恢复正常。

血源性肺脓肿多先有原发病灶引起的畏寒、高热等感染中毒症的表现,数日或数周后才出现咳嗽、咳痰,通常痰液量不多,极少咯血。

慢性肺脓肿患者有慢性咳嗽、咳脓痰、反复咯血、继发感染和不规则发热等,常有贫血、消瘦等消耗状态。

(二)体征

肺部体征与肺脓肿的大小和部位有关。早期病灶较小或位于肺脏深部,常无异常体征;脓肿形成后病变部位叩诊浊音或实音,听诊呼吸音减弱,数天后可闻及支气管呼吸音、湿啰音;随着肺脓肿的增大,可出现空瓮音;病变累及胸膜可闻及胸膜摩擦音或呈现胸腔积液的体征。

血源性肺脓肿的肺多无阳性体征。

慢性肺脓肿因肺组织纤维化而收缩,患侧胸廓略塌陷,叩诊浊音,呼吸音减弱,常有杵状指(趾)。

四、辅助检查

(一)血常规

急性肺脓肿血白细胞总数可达 $(20～30)×10^9/L$,中性粒细胞在 90% 以上。核明显左移,常有中毒颗粒。慢性患者血液的白细胞可稍升高或正常、红细胞和血红蛋白减少。

(二)病原学检查

其对病情的诊断和治疗极有意义。由于口腔内存在大量厌氧菌,因此普通的痰液培养的可靠性差,较理想的方法是避开上呼吸道直接在肺脓肿部位或引流支气管内采样。怀疑血源性肺脓肿者的血液培养可发现病原菌。当患者伴有脓胸或胸腔积液时进行胸腔积液检查可有效确定病原体。

(三)胸部 X 线检查

胸部 X 线检查的早期炎症表现为大片浓密、模糊的浸润阴影,边缘不清,或为团片状浓密阴影,分布在一个或数个肺段。当肺脓肿形成后,大量脓痰经支气管排出,胸部 X 线片上可见带有含气液平面的圆形空洞、内壁光滑或略有不规则。痊愈后可残留纤维条索影。慢性肺脓肿 X 线片显示空洞壁厚,脓腔不规则,大小不一,可呈蜂窝状,周围有纤维组织增生及邻近胸膜增厚。血源性肺脓肿胸部 X 线片的表现为肺周边有散在小片状阴影,或呈边缘较整齐的球形病灶,其中可见空腔及平面或液化灶。

(四)胸部 CT 检查

对于临床上不易明确诊断的患者应进一步做此项检查。其可用于区别肺脓肿和有气液平的局限性脓胸、发现体积较小的脓肿和葡萄球菌肺炎而引起的肺气囊腔。

(五)纤维支气管镜检查

其有助于明确病因和病原学诊断,并可用于治疗。如有气道内异物,可取出异物使气道引流通畅。如怀疑为肿瘤阻塞,则可取病理标本。

五、诊断要点

根据典型临床表现,如起病急骤、恶寒高热、胸痛和咳大量脓臭痰。血常规中白细胞和中性粒细胞显著升高、胸部 X 线含有液平的空腔及有相关诱因,如吸入性肺脓肿常有意识障碍史,血源性者易有疖痈、创伤感染史,即可确立临床诊断。

六、治疗要点

抗菌药物治疗和脓液引流是主要的治疗原则。

(一)抗菌药物治疗

1.吸入性肺脓肿

其多为厌氧菌感染,治疗可选用青霉素、克林霉素和甲硝唑。青霉素 G 最常用,可根据病情严重程度每天 640 万～1000 万 U 静脉滴注,分 4 次给予。在有效治疗的情况下体温3～10天可下降至正常,此时可将静脉给药转为口服。如青霉素疗效不佳,可予以林可霉素或克林霉素进行治疗。

2.血源性肺脓肿

其多为葡萄球菌和链球菌感染,可选用青霉素或头孢菌素。如为耐甲氧西林的葡萄球菌,应选用万古霉素、替考拉宁或利奈唑胺。

3.其他

如为阿米巴原虫感染,则可用甲硝唑治疗。如为革兰阴性杆菌,则可选用第二代或第三代头孢菌素、氟喹诺酮类(如莫西沙星),可联用氨基糖苷类的抗菌药物。

抗菌药物疗程为 8～12 周,直至胸部 X 线片示脓腔和炎症消失,或仅有少量的残留纤维化。

(二)脓液引流

脓液引流为提高疗效的有效措施。患者一般情况较好且热度不高时应采取体位引流排痰。痰液黏稠不易咳出者可用祛痰药或雾化吸入生理盐水,祛痰药或支气管舒张剂以利痰液引流。但对脓液甚多而身体虚弱者则应慎用体位引流,以免大量脓痰涌出而来不及咳出,造成窒息。有明显痰液阻塞征象时,可经纤维支气管镜冲洗及吸引。当合并脓胸时,应尽进行早胸腔抽液、引流。

(三)手术治疗

广泛应用抗生素后,肺脓肿绝大多数可在内科治愈。手术指征为:肺脓肿病程超过 3 个月,经内科治疗脓腔没有缩小,或脓腔过大(5cm 以上)预测不易闭合者。或存在大咯血时,恶性肿瘤、脓胸伴支气管胸膜瘘及不愿经胸腔引流者。

七、护理要点

(一)一般护理

急性期高热等毒血症状明显者应安静卧床休息,以减少体力和能力的消耗,当毒血症状消退后,可适当下床活动,以利于炎症和组织修复。应注意室内温湿度的调节,保持室内空气流通,祛除痰液臭味。应做好口腔护理,协助患者使用碳酸氢钠溶液和生理盐水漱口,清洁口腔,以减轻口臭。加强患者营养,提高机体免疫力,宜给予高热量、高蛋白、多维生素饮食,以流质或半流质食物为主,鼓励患者多喝水。

(二)病情观察

应细心观察痰液的颜色、性质、量及气味,准确记录 24 小时排痰量,并了解痰液静置后有无分层。出现血痰应立即告知医生,若痰液中的血量增多且新鲜时,则提示即将大咯血,要特别加强监护,床旁准备纤维支气管镜,以便气道被血块阻塞时能及时进行插管抽吸血液,同时防止窒息。

(三)促进排痰

鼓励患者有效咳嗽,经常翻身,变换体位,以利于痰液咳出。痰液黏稠者可遵医嘱予以雾化吸入稀释痰液进行治疗。对支气管通畅、咳痰顺利者,可根据脓肿位置采取适当体位进行脓液引流,但对脓液甚多且身体虚弱者应加强监护,有大咯血,明显呼吸困难、高热和极度衰弱者,则不宜进行体位引流,以免造成窒息。

(四)用药护理

早期充分、敏感抗菌药物治疗是肺脓肿痊愈的关键。护士应严格遵医嘱按时、按量予以静脉抗菌药物治疗,并观察药物的疗效及不良反应。告知患者坚持抗菌治疗的重要性,使患者遵从治疗计划,避免病情反复。

(五)预防护理

因各种病因导致的意识障碍,如有神志恍惚或昏迷患者,应防止胃内容物误吸入气管。对口腔和胸腹手术的病例,要认真细致做好术前准备,术中注意麻醉深度,及时清除口腔、呼吸道血块和分泌物。加强术后口腔呼吸道护理,如慎用镇静、镇痛止咳药物,重视呼吸道湿化、稀释分泌物、鼓励患者咳嗽,保持呼吸道的引流通畅,从而有效防止呼吸道吸入性感染。

(六)健康教育

向患者及家属讲解本病的发病原因及感染途径,以预防疾病的发生。有口腔、上呼吸道感染的患者应尽早治疗,平时注意口腔卫生,以防污染分泌物误吸入下呼吸道。积极治疗皮肤痈疖或肺外化脓性病灶,不挤压痈疖,可以防止血源性肺脓肿的发病。加强营养,并养成良好的生活习惯,不酗酒,防止过度疲劳。

第九节　肺结核

肺结核是结核分枝杆菌引起的肺部慢性传染性疾病。结核分枝杆菌可侵及全身几乎所有器官,但以肺部最为常见。肺结核在 20 世纪仍然是严重危害人类健康的主要传染病。WHO于 1993 年宣布结核病处于"全球紧急状态",动员和要求各国政府大力加强结核病的防制工作,并把每年 3 月 24 日定为"世界结核病防治日"。

在我国,结核病是成年人十大死亡疾病之一,属于重点控制的重大疾病之一。据 2000 年统计显示,曾受到结核分枝杆菌感染的人数达到 5.5 亿,城市人群的感染率高于农村;现有结核病患者 500 万,占全球患者的 1/4,其中传染性结核病患者达到 200 万;每年约有 13 万人死于结核病;耐药结核病比例高达 46%。目前,我国将 WHO 制订和启动的全程督导短程化学治疗策略(DOTS)作为国家结核病规划的核心内容。

一、病原学

结核分枝杆菌分为人型、牛型、非洲型和鼠型,其中引起人类结核病的主要为人型结核分枝杆菌,少数为牛型和非洲型分枝杆菌。结核分枝杆菌的生物学特性如下。

(一)多形性

典型的结核分枝杆菌是细长稍弯曲,两端圆形的杆菌。痰标本中的结核分枝杆菌可呈现为 T、V、Y 形,以及丝状、球状、棒状等多种形态。

(二)抗酸性

结核分枝杆菌耐酸染色、呈红色,可抵抗盐酸的脱色作用,故又称抗酸杆菌。一般细菌无抗酸性,因此,抗酸染色是鉴别分枝杆菌和其他细菌的方法之一。

(三)菌体成分

结核菌的菌体成分复杂,主要是类脂质、蛋白质和多糖类。类脂质与结核病的组织坏死、干酪液化、空洞发生及结核变态反应有关。菌体蛋白可诱发皮肤变态反应,多糖类与血清反应等免疫应答有关。

(四)生长缓慢

结核分枝杆菌的增代时间为 14～20 小时,培养时间一般为 2～8 周。结核分枝杆菌为需氧菌,适宜温度约为 37℃,pH 值为 6.8～7.2,5%～10%CO_2的环境能刺激其生长。

(五)抵抗力强

结核分枝杆菌对干燥、酸、碱、冷的抵抗力较强。在干燥环境中可存活数月或数年,在室内阴暗潮湿处,结核分枝杆菌能数月不死,低温条件下－40℃仍能存活数年。

(六)耐药性

耐药性是结核菌极为重要的生物学特性,与治疗结果相关。目前认为结核菌耐药是药物作用的靶位点突变所致。

二、灭菌方法

结核分枝杆菌对紫外线比较敏感,阳光下曝晒 2～7 小时,病房内 10W 紫外线灯距照射物 0.5～1m,照射 30 分钟具有明显杀菌的效果。湿热对结核分枝杆菌的杀伤力强,80℃5 分钟、95℃1 分钟或煮沸 100℃5 分钟即可杀死。在常用的杀菌剂中,70%乙醇最佳,接触 2 分钟即可杀菌。5%石炭酸(苯酚)或 1.5%煤酚皂(来苏儿液)可以杀死痰中的结核分枝杆菌,但所需的时间较长,如 5%石炭酸(苯酚)需要 24 小时。将痰吐在纸上直接焚烧是最简单的灭菌方法。

三、流行病学

(一)流行过程

1.传染源

开放性肺结核患者的排菌是结核病传播的主要来源。由于结核菌主要是随着痰液排出体外而播散,因而痰液里查出结核分枝杆菌的患者具有传染性,才是结核病传染源。传染性的大小取决于痰内菌量的多少。直接涂片法查出结核分枝杆菌者属于大量排菌,直接涂片法检查阴性而仅培养出结核分枝杆菌者属于微量排菌。积极的化学治疗是减少结核病传染性的关键。接受化学治疗后,痰液内结核分枝杆菌不但数量减少,活力也会减弱或丧失。结核病传染源中危害最严重的是那些未发现和未给予治疗管理或治疗不合理的涂片阳性患者。

2.传播途径

其以呼吸道传播为主。飞沫传播是肺结核最重要的传播途径。患者通过咳嗽、喷嚏、大笑、大声谈话等方式把含有结核分枝杆菌的微滴排到空气中,形成飞沫,小于 $10\mu m$ 的痰滴可以较长时间漂浮于空气中,吸入后可进入肺泡腔;或带菌痰滴飘落于地面或其他物品上,干燥后随尘埃吸入呼吸道而引起感染。另一种传播途径是经消化道感染,如频繁地咽下含有细菌的痰液,或饮用消毒不彻底的牛奶,可因牛型结核分枝杆菌污染而发生感染,与患者共餐或食用带菌食物也可引起肠道感染。其他经泌尿生殖系统和皮肤等其他途径传播现已罕见。

3.易感人群

人群普遍易感。婴幼儿细胞免疫系统不完善,老年人、HIV 感染者、免疫抑制剂使用者、慢性疾病患者等免疫力低下,都是结核病的高危人群。

(二)影响传染性的因素

传染性的大小取决于患者排出结核分枝杆菌量的多少,空间含结核分枝杆菌微滴的密度及通风情况、接触的密切程度和时间长短,以及个体免疫力的状况。通风换气可减少空间微滴的密度,也是减少肺结核传播的有效措施。当然,减少空间微滴数量最根本的方法是治愈结核病患者。

四、发病机制

在结核病的发病机制中,细胞内的细菌和细菌的长期存活而引发的宿主免疫反应是影响发病、疾病过程和转归的决定性因素。

(一)免疫力

人体对结核菌的免疫力,有非特异性免疫力(先天或自然免疫力)和特异性免疫力(后天获得性免疫力)两种。后者是通过接种卡介苗或感染结核菌后获得的免疫力,其免疫力强于自然免疫。T 细胞介导的细胞免疫(CMI)是宿主获得性结核免疫力的最主要免疫反应。它包括巨噬细胞吞噬结核菌及处理与呈递抗原、T 细胞对抗原的特异性识别与结合,增生与分化,释放细胞因子及杀菌等步骤。免疫力对防止结核病的保护作用是相对的。机体免疫力强可防止发病或使病情轻微,而营养不良、婴幼儿、老年人、糖尿病、艾滋病及因使用糖皮质激素、免疫抑制剂等使人体免疫功能低下时,容易受结核菌感染而发病,或使原已稳定的病灶重新激活。

(二)迟发性变态反应(DTH)

结核菌侵入人体 4~8 周后,身体组织对结核菌及其代谢产物所发生的敏感反应称为变态反应,为第Ⅳ型(迟发型)变态反应,可通过结核菌素试验来测定。

(三)初感染与再感染

1890 年,Koch 观察到,将结核菌皮下注射到未感染的豚鼠,10~14 日后注射局部红肿、溃烂,从而形成深的溃疡乃至局部淋巴结肿大,最后豚鼠因结核菌播散全身而死亡。结核菌素试验呈阴性反应。但对 3～6 周前受少量结核菌感染、结核菌素试验阳性的豚鼠注射同等量的结核菌,2～3 日后局部出现红肿,形成表浅溃烂,继之较快愈合,无淋巴结肿大,无全身播散和死亡。此即为 Koch 现象,解释了机体对结核菌初次感染和再次感染所表现的不同反应。前者为初次感染,机体无 DTH 和 CMI。后者由于事先致敏,则出现剧烈的局部反应,是 DTH 的表现,而病灶趋于局限化无播散,则是获得 CMI 的证据。

五、病理

结核病的基本病理变化有:①以炎性渗出为主的病变,表现为充血、水肿和白细胞浸润;②增生为主的病变,表现为结核结节形成,为结核病的特征性病变;③干酪样坏死,为病变恶化的表现,常发生在渗出或增生性病变的基础上,是一种彻底的组织凝固性坏死,可多年不变,既不吸收也不液化,若局部组织变态反应剧烈,干酪样坏死组织液化,经支气管壁排出即形成空洞,其内壁含有大量代谢活跃、生长旺盛的结核菌,即为支气管播散的来源。上述 3 种病理变化多同时存在,也可以某一种变化为主,且可相互转化。这主要取决于结核分枝杆菌的感染量、毒力大小,以及机体的抵抗力和变态反应状态。

六、临床表现

轻症结核患者可无任何表现而仅在 X 线检查时发现。各型肺结核的临床表现不尽相同,但有共同之处。

(一)症状

1.全身症状

发热最常见,多为长期的午后低热,即体温在下午或傍晚开始升高,次日清晨可降至正常,伴有乏力、食欲减退、盗汗和体重减轻等,育龄女性可有月经失调或闭经。有的患者可表现为体温不稳定,于轻微劳动后体温略见升高,休息半小时以上体温仍难恢复。女性于月经期前体温升高,月经期后体温仍不能迅速恢复正常。若病灶急剧进展时,可有高热,呈稽留热或弛张热。患者虽有持续性发热,但精神状态相对良好,有别于其他感染如败血症发热患者的极度衰弱或委顿表现。

2.呼吸系统症状

(1)咳嗽、咳痰:是肺结核最常见症状。浸润性病灶咳嗽较轻,干咳或少量白色黏液痰。当有空洞形成时,痰量增多,若合并其他细菌感染,痰液呈脓性;当并发厌氧菌感染时,有大量脓臭痰;当合并支气管结核时,则咳嗽剧烈,其表现为刺激性呛咳,伴有局限性哮鸣或喘鸣。

(2)咯血:1/3～1/2 患者有不同程度的咯血,多为少量咯血,少数为大量咯血。咯血易引起结核播散,特别是中大量咯血时,患者往往出现咯血后持续高热。

(3)胸痛:病变累及壁层胸膜时,胸壁有固定性针刺样痛,并随呼吸和咳嗽加重而患侧卧位可减轻,为胸膜性胸痛。一般膈胸膜受累时,疼痛可放射至肩部或上腹部。

(4)呼吸困难:多见于干酪性肺炎和大量胸腔积液的患者。

(二)体征

体征取决于病变的性质范围,病变范围较小者多无异常体征;渗出性病变范围较大或干酪样坏死时,可有肺实变体征,如触觉语颤增强、叩诊浊音、听诊闻,以及支气管呼吸音和细湿啰音。当有较大范围的纤维条索形成时,气管向患侧移位,患侧胸廓塌陷、叩诊浊音、听诊呼吸音减弱并可闻及湿啰音。结核性胸膜炎有胸腔积液体征。支气管结核可有局限性哮鸣音。

(三)发病过程和临床类型

1.原发性肺结核

其是指初次感染即发病的肺结核病,包括原发综合征和支气管淋巴结结核。其多见于儿童,或边远山区,农村初进城市而未受感染的成年人。原发性肺结核多有与结核病患者的密切接触史,结核菌素试验多呈强阳性。

首次入侵呼吸道的结核菌被肺泡巨噬细胞吞噬并在其体内繁殖,达到一定数量后的结核菌便从中释放出来,并在肺泡内繁殖,这部分肺组织即可出现结核性炎症,称为原发病灶。在原发病灶中的结核菌沿着肺内引流淋巴管到达肺门淋巴结,而引起淋巴结肿大。原发病灶和肿大的气管支气管淋巴结合称为原发综合征、胸部 X 线片表现为哑铃形阴影。若 X 线片仅显示肺门或纵隔淋巴结肿大,则又称为支气管淋巴结结核。此时机体尚未形成特异性免疫力,病菌沿所属淋巴管到达肺门淋巴结,进而进入血液,可形成早期菌血症。4～6 周后形成免疫力,上述病变可迅速被控制,原发病灶和肺门淋巴结炎症自行吸收消退或仅遗留钙化灶,播散身体各脏器的病灶也逐渐愈合。大多数原发性肺结核症状轻微而短暂,类似感冒,如低热、轻咳、食欲减退等,数周后可好转。病灶好发于通气良好的肺区(如肺上叶下部和下叶上部),很少排菌。但少数原发性肺结核患者体内仍有少量结核菌未被消灭,可长期处于休眠,成为继发性结核的潜在因素。

若原发感染机体不能建立足够的免疫力或变态反应强烈,则可发展为原发性肺结核病。少数严重者肺内原发病灶可发展为干酪样肺炎;淋巴结干酪样坏死破入支气管而引起支气管结核和沿支气管播散;早期菌血症或干酪样病变侵及血管可引起血行播散型肺结核。

2.血行播散型肺结核

该型结核多发生在免疫力极度低下者,特别是营养不良,患传染病和长期应用免疫抑制剂导致抵抗力明显下降者。急性血行播散型肺结核多由原发性肺结核发展而来,以儿童多见,因一次性或短期内大量结核菌侵入血液循环,侵犯肺实质,从而形成典型的粟粒大小的结节(急性粟粒型肺结核)。其起病急,全身毒血症状重,如持续高热、盗汗、气急、发绀等。临床表现复杂多变,常并发结核性脑膜炎和其他脏器结核。若人体抵抗力较强,少量结核菌分批经血流进入肺部,则形成亚急性、慢性血行播散型肺结核,病变局限于肺的一部分,临床可无明显中毒症状,病情发展也较缓慢。急性血行播散型肺结核的胸部 X 线片显示双肺布满粟粒状阴影,大小、密度和分布均匀,结节直径约为 2mm。胸部 X 线片显示双上、中肺野对称性分布,大小不均匀,新旧不等的病灶,则为亚急性或慢性血行播散型肺结核。

3.继发型肺结核

这是由于原发性结核感染后的潜伏病灶内的结核菌重新活动、繁殖和释放而发生的结核病(内源性感染),极少数可以是外源性结核菌的再次感染(外源性感染)。其可发生于原发感染后的任何年龄,多发生在青春期女性、营养不良,抵抗力弱的群体,以及免疫功能受损的患者。此时,人体对结核菌有一定的免疫力,病灶多局限于肺内,好发于上叶尖后段和下叶背段。结核菌一般不播散至淋巴结,也很少引起血行播散,但肺内局限病灶处炎症的反应剧烈,容易发生干酪样坏死及空洞,排菌较多,具有传染性,是防治工作的重点。由于受免疫和变态反应的相互关系及治疗措施等因素的影响,继发型肺结核病在病理和 X 线形态上有多形性,可分为下面几种。

(1)浸润型肺结核:在继发型肺结核病中最多见。病变多发生在肺尖和锁骨下。胸部 X 线片显示为小片状或斑点状阴影,可融合形成空洞。渗出性病变易吸收,纤维干酪增生病变吸收很慢,可长期无变化。

(2)空洞型肺结核:空洞形态不一,多呈虫蚀样空洞。空洞型肺结核多有支气管散播病变,临床表现为发热、咳嗽、咳痰和咯血等,患者痰液中经常排菌。在应用有效的化学治疗后,出现空洞不闭合,但长期多次检查痰液呈阴性,空洞壁被纤维组织或上皮细胞覆盖,诊断为"净化空洞"。但有些患者空洞还残留一些干酪组织,长期多次检查痰液呈阴性,临床上诊断为"开放菌阴综合征",仍须随访。

(3)结核球:多由干酪样病变吸收和周边纤维膜包裹或干酪空洞阻塞性愈合而形成。结核球内有钙化灶或液化坏死形成空洞,同时 80% 以上的结核球具有卫星灶,直径为 2~4cm,多小于 3cm,可作为诊断和鉴别诊断的参考。

(4)干酪性肺炎:发生在机体免疫力低下,体质衰弱,大量结核分枝杆菌感染的患者,或有淋巴结支气管瘘,淋巴结内大量干酪样物质经支气管进入肺内而发生。大叶性干酪样肺炎的症状明显,可有高热、盗汗、咳嗽、发绀、气急等。X 线片显示呈大叶性密度均匀的磨玻璃状阴影,逐渐出现溶解区,呈虫蚀样空洞,可有播散病灶,痰液中能检查出结核菌。小叶性干酪样肺炎的症状和体征都比大叶性干酪样肺炎要轻,X 线呈小斑片播散病灶,多发生在双肺中下部。

(5)纤维空洞型肺结核:肺结核未及时发现或治疗不当,使空洞长期不愈,出现空洞壁增厚和广泛纤维化,随机体免疫力的高低,病灶吸收、修复与恶化交替发生,而形成纤维空洞。其特点是病程长,反复进展恶化,肺组织被破坏严重,肺功能严重受损,由于肺组织广泛纤维增生,造成肺门抬高,肺纹理呈垂柳样,纵隔向患侧移位,健侧呈代偿性肺气肿。胸部 X 线片可见一侧或两侧有单个或多个纤维厚壁空洞,多伴有支气管播散的病灶和明显的胸膜肥厚。结核菌检查长期呈阳性且耐药。常并发慢性支气管炎、肺气肿、支气管扩张、继发肺部感染和肺源性心脏病。若肺组织被广泛破坏,纤维组织大量增生,可导致肺叶全肺收缩,称为"毁损肺"。初始治疗时如给予合理的化学治疗,可预防纤维空洞的发生。

(四)其他表现

少数患者可以有类似风湿热样的表现,称为结核性风湿症。其多见于青少年女性,常累及四肢大关节,在受累关节附近可见结节性红斑或环形红斑,可间歇出现。重症或血行播散型肺结核可有贫血、白细胞数减少,甚至三系同时降低的情况发生,被称为"骨髓旁"。

七、辅助检查

(一)痰结核菌检查

其是确诊肺结核、制订化学治疗方案和考察治疗效果的主要依据。每一个有肺结核可疑症状或肺部有异常阴影的患者都必须进行痰结核菌检查。其检查方法有痰涂片和痰培养。痰结核菌检查呈阳性肯定属活动性肺结核且患者具有传染性。肺结核患者的排菌具有间断性和不均匀性的特点,所以要多次进行痰结核菌检查。通常初诊患者要送 3 份痰标本,包括清晨痰、夜间痰和即时痰,如夜间无痰,宜在留清晨痰2~3 小时后再留一份痰标本。复诊患者每次送 2 份痰标本。

(二)影像学检查

1.胸部 X 线检查

其是肺结核的必备检查,可以早期发现肺结核,可判断病变的部位、范围、性质,有无空洞或空洞大小、洞壁厚薄等。胸部 X 线片上表现为边缘模糊不清的斑片状阴影,可有中心溶解和空洞(除净化空洞外),或出现播散的病灶,且均为活动性病灶。胸部 X 线片表现为钙化、硬结或纤维化,痰检查不排菌,无任何症状。这种为无活动性肺结核。

2.肺部 CT

其可发现微小或隐蔽性病灶,对于诊断困难病例有重要的参考价值。

(三)结核菌素(简称结素)皮肤试验(TST)

该试验可用于检查结核菌感染,但不能检出结核病。试验方法是:我国推广国际通用的皮内注射法(Mantoux 法),将纯蛋白衍化物(PPD)0.1mK(5IU)注入左前臂屈侧上中 1/3 交界处,使局部形成皮丘,48~96 小时(一般为 72 小时)观察和记录结果,手指轻摸硬结边缘,测量皮肤硬结的横径和纵径,得出平均直径=(横径+纵径)/2,而不是测量红晕的直径。硬结是特异性变态反应,红晕是非特异性变态反应。硬结的直径≤4mm 为阴性,直径 5~9mm 为弱阳性,直径为10~19mm 为阳性,直径≥20mm 或不足 20mm 但局部有水疱和淋巴管炎为强阳性。

结核菌素试验反应愈强,对结核病的诊断,特别是对婴幼儿的结核病诊断愈重要。TST 阳性仅表示曾有结核菌感染,并不一定是现症患者,但 3 岁以下婴幼儿应按活动性结核病治疗。成人强阳性反应提示有活动性肺结核病的可能,应进一步检查。如果 2 年内结核菌素反应从<10mm 增加至 10mm 以上,可认为有新近感染。

阴性反应结果的儿童,一般来说,表明没有受过结核菌的感染,可以排除结核病。阴性还可见于:①结核感染 4~8 周后,处于变态反应前期。②免疫力下降或免疫受抑制,如应用糖皮质激素或免疫抑制剂,淋巴细胞免疫系统缺陷、麻疹、百日咳、严重结核病和危重患者。

(四)其他检查

活动性肺结核可有血沉增快,血常规白细胞计数可在正常范围或轻度升高。急性粟粒型肺结核时的白细胞计数降低或出现类似白血病的反应。严重病例常有继发性贫血。纤维支气管镜检查对支气管结核的诊断具有重要价值。对怀疑有肺结核而痰标本不易获取的儿童或痰涂片呈阴性的肺结核病患者可进行抗原抗体检测。

八、诊断要点

根据结核病的症状和体征、肺结核接触史,结核菌素试验,影像学检查,痰结核菌检查和纤维支气管镜检,多可做出诊断。咳嗽持续 2 周以上,咯血、午后低热、乏力、盗汗、女性月经不调或闭经,有开放性肺结核密切接触史,或结核病的诱因尤其是糖尿病、免疫抑制性疾病、长期接受激素或免疫抑制剂治疗者,应考虑患肺结核的可能性,需要进行痰结核菌和胸部 X 线检查。如诊断为肺结核,应进一步明确有无活动性,如有活动性病变必须给予治疗。明确是否排菌,及时给予隔离治疗。

（一）肺结核病分类标准

按我国实施的结核病分类标准,肺结核病可分为:原发性肺结核病（Ⅰ型）、血行播散型肺结核病（Ⅱ型）、继发型肺结核病（Ⅲ型）、结核性胸膜炎（Ⅳ型）和其他肺外结核病（Ⅴ型）。肺结核对肺功能的损害,与病变的类型有关。原发型肺结核、血行播散型肺结核、浸润型肺结核,经治疗后对肺功能的影响不大;干酪性肺炎和纤维空洞性肺结核可导致不同程度的肺功能损害。

（二）菌阴肺结核病

菌阴肺结核病为3次痰涂片及1次培养呈阴性的肺结核,诊断标准为:①典型肺结核临床症状和胸部X线表现;②抗结核治疗有效;③临床可排除其他非结核性肺部疾病;④PPD（5IU）强阳性,血清抗结核抗体阳性;⑤痰结核菌PCR和探针检查呈阳性;⑥肺外组织病理证实结核病变;⑦支气管肺泡灌洗液中检出抗酸分枝杆菌;⑧支气管或肺部组织病理证实有结核病变。具备①～⑥中的3项或⑦～⑧中任何1项即可确诊。

（三）肺结核病的记录方式

按结核病分类,病变部位、范围、痰菌情况、化学治疗史的顺序记录。可在化学治疗史后顺序书写并发症（如支气管扩张）,并存病（如糖尿病）,手术（如肺切除术后）等。

记录举例:纤维空洞性肺结核双上涂（＋）,复治,肺不张糖尿病肺切除术后。

有下列情况之一者为初始治疗:①未开始抗结核治疗的患者;②正在进行标准化疗治疗方案用药而未满疗程的患者;③不规则化学治疗未满1个月的患者。

有下列情况之一者为再次治疗:①初治失败的患者;②规则用药满疗程后痰菌又复阳的患者;③不规律化学治疗超过1个月的患者;④慢性排菌患者。

九、治疗要点

（一）化学药物治疗

目标是杀菌、防止耐药菌产生,最终灭菌,杜绝复发。

1.原则

早期、联合、适量、规律和全程。整个治疗方案分强化和巩固两个阶段。

（1）早期:一旦发现和确诊结核后均应立即给予化学治疗。早期化学治疗有利于迅速发挥化学药物的杀菌作用,使病变吸收和减少传染性。

（2）联合:根据病情及抗结核药物的作用特点,可联合使用两种以上抗结核药物,以提高治疗效果,同时通过交叉杀菌作用减少或防止耐药菌的产生。

（3）适量:严格遵照适当的药物剂量用药,药物剂量过低不能达到有效的血浓度,而剂量过大易发生药物毒副反应。

（4）规律和全程:用药不规则,未完成疗程是化学治疗失败的最重要原因之一。患者必须严格遵照医嘱要求规律用药,保证完成规定的治疗期。

2.常用抗结核病药物

抗结核药物根据抗菌作用的强弱,可分为杀菌剂和抑菌剂。在常规剂量下,血液中（包括巨噬细胞内）药物浓度,是达到试管内最低抑菌浓度的10倍以上时才能起杀菌作用,否则仅起到抑菌作用。

（1）异烟肼（INH）和利福平（RFP）:对巨噬细胞内外代谢活跃,持续繁殖或近乎静止的结核菌均有杀菌作用,称为全杀菌剂。INH 是肼化的异烟酸,能抑制结核菌叶酸的合成,可渗透全身各组织中,是治疗肺结核的基本药物之一。RFP 属于利福霉素的衍生物,通过抑制 RNA 聚合酶,阻止 RNA 合成发挥杀菌活性。利福霉素其他衍生物有利福喷汀(RFT)、利福布汀(RBT),它们的疗效与 RFP 相似。

(2)链霉素(SMD)和吡嗪酰胺(PZA):SMD 对巨噬细胞外碱性环境中结核分枝杆菌作用最强,对细胞内结核分枝杆菌作用较小。PZA 能杀灭巨噬细胞内酸性环境中的结核分枝杆菌。因此,SMD 和 PZA 只能作为半杀菌剂。SMD 属于氨基糖苷类,可通过抑制蛋白质合成来杀菌,目前已少用,仅用于疑似 INH 初始耐药者。PZA 为类似于 INH 的烟酸衍生物,为结核短程化学治疗中不可缺少的主要药物。

(3)乙胺丁醇(cmB)和对氨基水杨酸钠(PAS):为抑菌剂。

为使治疗规范化,提高患者的依从性,近年来有固定剂量复合剂出现,主要有卫非特(INH+RFP+PZA)和卫非宁(INH+RFP)。

3.化学治疗的生物机制

(1)作用:结核菌根据其代谢状态分为 A、B、C、D4 种菌群。A 菌群快速繁殖,多位于巨噬细胞外和空洞干酪的液化部分,占结核分枝杆菌的绝大部分。由于细菌数量大,易产生耐药变异菌。B 菌群处于半静止状态,多位于巨噬细胞内酸性环境中和空洞壁坏死的组织中。C 菌群处于半静止状态,可有突然间歇性短暂的生长繁殖。D 菌群处于休眠状态,不繁殖,数量很少。随着药物治疗作用的发挥和病变的变化,各菌群之间也互相发生变化。通常大多数抗结核药物可以作用于 A 菌群,INH 和 RFP 具有早期杀菌作用,在治疗 48 小时内迅速杀菌,使菌群数量明显减少,也可使传染性减少或消失,痰菌转阴。B 和 C 菌群由于处于半静止状态,抗结核药物的作用相对较差,有"顽固菌"之称。杀灭 B 和 C 菌群可以防止复发。抗结核药物对 D 菌群无作用,须依赖机体免疫机制加以消除。

(2)耐药性:耐药性分为先天性耐药和继发性耐药。先天性耐药为结核分枝杆菌在自然繁殖中,由于染色体基因的突变而出现的极少量天然耐药菌。单用一种药物可杀死大量敏感菌,但天然耐药菌却不受影响,继续生长繁殖,最终的菌群以天然耐药菌为主,导致该抗结核药物治疗失败。继发性耐药是药物与结核分枝杆菌接触后,有的细菌发生诱导变异,逐渐能适应在含药物的环境中继续生存,因此,强调在联合用药的条件下,也不能中断治疗,短程疗法最好应用全程督导化学治疗。

(3)间歇化学治疗:结核分枝杆菌与不同药物接触后产生不同时间的延缓生长期。如接触 INH 和 RFP 24 小时后分别可有 6～9 天和 2～3 天的延缓生长期。在结核分枝杆菌重新生长繁殖前再次投以高剂量药物,可使细菌持续受抑制直至最终被消灭。

(4)顿服:抗结核药物血液中高峰浓度的杀菌作用要优于经常性维持较低药物浓度水平的情况。每天剂量 1 次顿服要比每天 2 次或 3 次服用所产生的高峰血药浓度高 3 倍。

4.化学治疗方案

在全面考虑到化学治疗方案的疗效、不良反应、治疗费用、患者接受程度和药源供应等条件下,执行全程督导短程化学治疗(DOTS)管理,有助于提高患者在治疗过程的依从性,达到最好治愈效果。

(二)对症治疗

1.咯血

咯血是肺结核的常见症状,在活动性和痰涂片呈阳性的肺结核患者中,咯血症状分别占30％和40％。咯血处置要注意镇静、止血,患侧卧位,预防和抢救因咯血所致的窒息,并防止肺结核播散。

2.毒性症状

结核病的毒性症状合理化学治疗1～2周可很快减轻或消失,无须进行特殊处理。结核毒性症状严重的患者可考虑在有效抗结核药物治疗的情况下加用糖皮质激素。使用剂量依病情而定,一般用泼尼松口服每日20mg,顿服,1～2周,以后每周递减5mg,用药时间为4～8周。

(三)手术治疗

经合理化学治疗无效,多重耐药的厚壁空洞,大块干酪灶,结核性脓胸、支气管胸膜瘘和大咯血保守治疗无效者为手术治疗的适应症。

肺结核经积极治疗后可望临床治愈。愈合的方式因病变性质、范围、类型、治疗是否合理,以及机体免疫功能等差异而不同,可有吸收(消散)、纤维化、钙化、形成纤维干酪灶、空洞愈合。上述各种形式的愈合可使病灶稳定,并停止排菌,结核毒性症状可完全消失,但病灶内仍可能有结核分枝杆菌的存活,并有再次活跃、繁殖和播散的可能。若彻底消除病灶,应包括完全吸收或手术切除,或在上述愈合方式中确定病灶内已无结核分枝杆菌存活则为痊愈。

十、主要护理诊断及问题

(一)体温过高

其与结核分枝杆菌感染有关。

(二)疲乏

其与结核病毒性症状有关。

(三)焦虑

其与呼吸道隔离或不了解疾病的预后有关。

(四)营养失调

营养失调是低于机体需求量,与机体消耗增加、食欲减退有关。

(五)知识缺乏

缺乏配合结核病药物治疗的知识。

(六)潜在并发症

其包括大咯血、窒息、胸腔积液、气胸。

十一、护理措施

(一)休息与活动

当结核病毒性症状明显或病灶处于高度活动状态时,或有咯血,大量胸腔积液等,应卧床休息。恢复期可适当增加户外活动,如散步、打太极拳、做保健操等,加强体质锻炼,增加机体免疫力。轻症患者在坚持化学治疗的同时,可进行正常工作,但应避免劳累和重体力劳动,并保证充足的睡眠,做到劳逸结合。

(二)饮食护理

肺结核病是慢性消耗性疾病,需要指导患者采用高热量、高蛋白(1.5～2.0g/kg)、富含维生素饮食。患者每天应补充鱼、肉、蛋、牛奶、豆制品等含蛋白质食物,以增加机体的抗病能力及修复能力。每天摄入一定量的新鲜蔬菜和水果,以补充维生素。维生素 C 有减轻血管渗透性的作用,可以促进渗出病灶的吸收;B 族维生素对神经系统及胃肠神经具有调节作用,可促进患者的食欲。鼓励患者多喝水,以弥补发热、盗汗造成的水分丢失。

(三)用药护理

结核病化学治疗的成功取决于遵循正确的化学治疗原则和合理的选用药物。护士应帮助患者及家属系统地了解有关抗结核药物治疗的知识,督促患者遵医嘱规律全程服药。不漏服、不随意停药或自行更改治疗方案,以免产生耐药性造成化学治疗失败。遵医嘱在用药前及用药疗程中定期检查肝功能和听力、视力的情况,观察抗结核药物的不良反应。不良反应常在治疗初期 2 个月内发生,如出现巩膜黄染、肝区疼痛、胃肠不适、眩晕、耳鸣等不良反应要及时与医生联系,不要自行停药,大部分不良反应经相应处理可以完全消失。

(四)心理护理

肺结核病患者常有自卑、焦虑、悲观等负性心理。护士应加强对患者及家属的心理咨询和卫生宣传教育,告之肺结核的病因明确,有成熟的预防和治疗手段,只要切实执行,本病大部分可获临床治愈或痊愈。应消除患者的负面情绪,使其保持良好心态,并积极配合治疗。一般来说,痰涂片呈阴性和经有效抗结核治疗 4 周以上的患者,没有传染性或只有极低的传染性,应鼓励患者过正常的家庭和社会生活,有助于减轻肺结核患者因患病而引起的焦虑情绪。

(五)消毒与隔离

(1)痰涂片呈阳性肺结核患者住院治疗时,需要进行呼吸道隔离,室内保持良好通风,阳光充足,每天用紫外线消毒。

(2)对患者进行治疗护理时要戴口罩,在收集痰液时要戴手套,接触痰液后用流水清洗双手。留置于容器中的痰液需要经灭菌处理再丢弃。

(3)告诫患者注意个人卫生,严禁随地吐痰,不可面对他人打喷嚏或咳嗽,以防飞沫传播。在咳嗽或打喷嚏时,用双层纸巾遮住口鼻,纸巾应焚烧处理。外出时戴口罩。

(4)餐具煮沸消毒或用消毒液浸泡消毒,同桌共餐时应使用公筷,以预防传染。

(5)被褥、书籍在烈日下暴晒 6 小时以上。

十二、健康教育

肺结核病程长、易复发和具有传染性,必须进行长期随访,应掌握患者从发病,治疗到治愈的全过程。早期发现患者并登记管理,及时给予合理的化学治疗和良好护理,是预防结核病传播的关键。

(一)疾病知识指导

应对患者和家属进行结核病知识的宣传和教育。一旦有肺结核可疑征象时应及早就医,以早发现、早治疗。应教会患者和家属有关消毒和隔离的知识,使患者养成不随地吐痰的卫生习惯,饮食采取分餐制,避免传染他人。居住环境应注意保持通风、干燥,有条件尽可能与家人分室、分床就寝,若无条件可分头睡,单独有一套用物。密切接触者应定期到医院进行有关检查,必要时给予预防性治疗。对受结核分枝杆菌感染易发病的高危人群,如 HIV 感染者、矽肺、糖尿病等,可应用预防性化学治疗。儿童及青少年接种卡介苗(活的无毒力牛型结核分枝杆菌疫苗),使人体产生对结核分枝杆菌的获得性免疫力。卡介苗不能预防感染,但可减轻感染后的发病与病情。

(二)日常生活调理

嘱患者戒烟、戒酒,保证营养的补充,合理安排休息,避免劳累、情绪波动及呼吸道感染,以促进身体的康复,增加抵抗疾病的能力。

(三)用药指导

强调坚持规律、全程、合理用药的重要性,并取得患者与家属的主动配合,使 DOTS 能顺利完成。定期复查胸部 X 线片,痰结核菌和肝、肾功能,以了解治疗效果和病情变化。

第十节　肺癌

肺癌是世界上最常见且发病率呈持续增加的少数几种恶性肿瘤之一。世界范围内其发病构成比占据全部恶性肿瘤的 16%,占全部癌症死亡原因的 28%。在大城市及工业污染重的地区,肺癌已占恶性肿瘤发病率的首位,严重威胁着人类健康。

一、流行病学

(一)发病率,死亡率及流行趋势

1.发病率和死亡率

20 世纪初,肺癌尚为少见病种,随着吸烟的普及和工业文明的发展,肺癌的发病率从 20 世纪 30 年代开始明显增加。世界卫生组织国际癌症研究中心的研究报告指出,目前肺癌是全世界发病率最高的癌症,每年新增患病人数为 120 万;根据目前癌症的发病趋势,全球每年新增癌症患者人数将达到 1500 万。

2.流行趋势

近年来,肺癌的流行趋势有两个重要特征,一是组织细胞学类型的变化,20 多年前,鳞状细胞癌一直是肺癌的主要组织学类型,而目前最常见的是腺癌;另一个重要特征是女性肺癌的发病率在上升。

(二)人群分布

1.年龄

近年来肺癌年龄发病曲线出现前移,提前了 5~10 岁,并且其发病率和死亡率随年龄增长而上升。

2.性别

几乎所有的国家和地区,肺癌的发病率和死亡率皆是男性高于女性。近年来的研究表明,发达国家女性肺癌的发病率和死亡率的增长速度较男性快,男女发病性别比值不断下降。

3.职业

肺癌是职业癌中最重要的一种,较为肯定的职业性肺癌包括石棉、砷和砷化合物、铬及铬化合物、镍及镍化合物、氯甲醚所致肺癌和焦炉工人肺癌等。

(三)地理分布

肺癌分布的一般规律是工业发达国家比发展中国家高,且存在城乡差别,大城市高于小城市,城市高于农村,近郊高于远郊。世界范围内,以北美和欧洲发病率高,非洲最低,但各国家地区内部亦存在差异。我国肺癌患者的分布不像食管癌、肝癌那么集中,东北、沿海及大工业城市相对高发,有由东北向南、由东向西逐步下降的趋势。

二、分子生物学

肺癌起源的生物学行为基于以下两个理论:①癌化,即由于外在或内在的因素影响,所有呼吸道上皮都处于发展成癌的危险中;②多步骤瘤变,肿瘤通过多次基因改变的积累,导致显性改变和癌。

发展中的化学预防策略需要对肿瘤发生过程的理解和能够反映高危状态及治疗效果的生物标记,以下即可能成为化学预防中生物学的标志:①核视黄醛受体;②肿瘤抑制基因(p53);③原癌基因;④遗传标记,即染色体损伤产生的微核、染色体的多体性,染色体缺失(3p,5q,9p11q,13q17p)。

三、病因学

关于肺癌的确切致病因素尚不清楚,但经过长期的流行病学调查研究认为,常见的以下因素与肺癌的发生有一定的关系。

(一)吸烟

研究表明吸烟是肺癌最主要的危险因素,吸烟明显增加肺癌的发病风险,重度吸烟者的肺癌发病风险增加达 10% 以上,两者存在明显的量效关系。统计文献报道,美国 85%～90% 的肺癌和吸烟有关,国内统计证明 80%～90% 的男性,19.3%～40% 的女性肺癌患者与吸烟有关。非吸烟肺癌患者有 17% 可归因于青少年时期的重度被动吸烟。大量证据表明,每日吸烟量越大,吸烟年限越长,吸烟年龄越早,吸入程度越深,烟草中焦油含量越高和吸无过滤嘴香烟等,均可使患肺癌危险性增加。

(二)职业暴露

工作场致癌物的暴露对肺癌发病率的增加亦有重要作用,据统计职业性接触所引起的肺癌占肺癌总数的 5%～20%。目前研究较多的是石棉,石棉致癌存在两个特点:①存在量效关系,且与吸烟有明显协同作用;②短时高强度暴露于石棉中也可能是导致肺癌的危险因素。所有职业因子是肺癌的独立致病因素,与吸烟无关;但是当这些职业因子与吸烟并存时,导致肺癌的可能性将进一步加大。

(三)大气污染和环境污染

全球范围内肺癌的发病率均呈上升趋势,除吸烟外,大气和环境污染也是重要原因之一。现代工业和汽车尾气每年排放大气中的多环芳烃达 20 000～50 000 吨,其中苯并芘达 5000 吨多。苯并芘为一种很强的致肺癌物质,而香烟中导致肺癌的主要因子即为多环芳烃。环境污染一方面指大环境的污染,如加工业生产和交通运输不合理排放废气、废渣、废水;另一方面,家庭环境的污染也不容忽视,取暖、烹调所造成的多环芳怪和油烟也可能与肺癌发病相关。

(四)饮食营养

越来越多的研究报道认为,饮食营养因素与肺癌的发病相关。Pillow 等认为高脂、低蔬菜水果的饮食增加了肺癌发病的风险。有报道,饱和脂肪的摄入量与肺腺癌有较强的关系,食物胆固醇的摄入量与小细胞肺癌多发生有关。Ziegler 等认为,增加蔬菜和水果的摄取,无论对吸烟者、被动吸烟者和非吸烟者来说都有可能降低肺癌发病的风险。

(五)遗传因素

肺癌是一系列复杂的基因突变的后果,在同一暴露条件下,不同人群肺癌的发病率不尽相同,即使在重度吸烟者中亦仅约 8% 的人发生肺癌,说明肺癌易感性存在个体差异。个体基因的差异或缺陷决定了不同个体对致癌物的易感性不同。对肺癌家族聚集性的研究表明,肺癌患者的非吸烟直系亲属比非吸烟人群患肺癌的风险要增加 2～4 倍。

四、病理学

肺癌绝大多数起源于支气管黏膜上皮,极少来自肺泡上皮,因而肺癌的主要类型为支气管肺癌。肺癌的分布情况为右肺多于左肺,上叶多于下叶。

(一)肉眼分型

依据解剖学位置和形态常可分为中央型、周围型和弥散型 3 种。

(二)组织学分型

临床上较常见的肺癌类型为鳞状细胞癌、小细胞癌、腺癌和大细胞癌 4 种。

1.鳞状细胞癌

其占肺癌 40% 以上,是最常见的类型。大多由近肺门处较大支气管黏膜上皮细胞经鳞状化生癌变而成。最常发生的部位是段支气管,其次为肺叶支气管,肉眼观多呈中央型。

2.腺癌

其占肺癌的 25%～30%。大多数腺癌是周围型,肿块直径多在 4cm 以上。腺癌可分为腺泡癌、乳头状癌、细支气管肺泡癌和有黏液形成的实体癌四种亚型,其中绝大多数是乳头状腺癌。

3.大细胞癌

大细胞癌由多形性、胞质丰富的大细胞组成,约占肺癌的 15%。此癌好发于肺周围的部分或肺膜下,与支气管无关。部分大细胞肺癌具有神经内分泌功能。

4.小细胞

小细胞肺癌来源于支气管黏膜的基底细胞或储备细胞,其特点是生长迅速和早期转移。小细胞肺癌是肺癌中恶性程度最高的一种,占肺癌的 10%～20%。WHO 将小细胞肺癌分为燕麦细胞型、中间型和混合型三种亚型。

五、扩散和转移

(一)直接扩散

中心型肺癌穿过支气管壁后,可直接向肺内组织浸润与生长,亦可浸润支气管周围淋巴结,以及心包、心脏、大血管、食管、膈肌、喉返神经等。而周围型肺癌常沿支气管或肺泡增生,容易侵犯胸膜、胸壁、肋骨及膈肌。

(二)淋巴转移

其是肺癌转移的重要途径,最常见锁骨上淋巴结的转移,此外还包括肺门、纵隔、腋窝及腹腔淋巴结,多无特异性临床症状,淋巴结活检可确定组织类型。淋巴结大小不一定反映病程早晚。

(三)血行转移

当癌细胞侵入小静脉、毛细血管或胸导管时,即可进入血管发生远处脏器转移。

不同组织学类型的肺癌,播散的途径也不同。鳞状细胞癌以淋巴转移为主;腺癌可侵犯、压迫局部肺组织,经支气管黏膜下淋巴播散,常累及胸膜出现胸腔积液,易发生肺门淋巴结转移,骨、肝、脑是其易转移的器官;大细胞癌易血行转移;小细胞癌早期可有血行和淋巴转移。

六、临床表现

(一)由原发灶引起的症状

1.咳嗽

咳嗽是最常见的临床症状,主要由于肿瘤侵蚀支气管黏膜而引起的刺激性咳嗽,是一种保护性非自主反射,目的是为了清除呼吸道异物和分泌物。60%的患者以咳嗽为首发症状,80%患者都有咳嗽症状。晚期由于支气管狭窄引起咳嗽加重,可带有金属音调。

2.咯血或痰中带血

咯血或痰中带血为肺癌的第二常见症状,以此为首发症状者约占30%。常表现为间断性或持续性,反复少量的痰中带血或少量咯血。患者持续时间不一,有的一般较短,仅数日,但也有的可达数月。中央型肺癌咯血较常见,周围型肺癌在肿瘤较小时很少见咯血,但当肿瘤增大到一定程度后,由于肿瘤中心缺血坏死引起出血,也会出现咯血症状。

3.胸痛

其为肿瘤侵犯胸膜、肋骨、胸壁及其他组织所致。肺癌早期可有不定时的胸闷、胸部不规则的隐痛和钝痛,当用力、体位改变、咳嗽和深呼吸时,患侧胸痛症状将愈加明显。据统计,周围型肺癌中以胸痛、背痛、肩痛、上肢痛和肋间神经痛为首发症状而前来就诊者约占25%。

4.呼吸困难

据文献报道,肺癌中50%~60%的患者存在呼吸困难,约10%以呼吸困难为首发症状。呼吸困难多见于中央型肺癌,尤其是肺功能较差者。呼吸困难程度因病情的严重程度和耐受能力的不同而不同。

5.发热

(1)癌性发热,肿瘤坏死组织被机体吸收所致,抗感染药物治疗无效,经有效的抗肿瘤治疗后可以退热。

(2)炎性发热,某一段或叶支气管开口的阻塞或管腔受压迫,引起相应段或叶的阻塞性肺炎或肺不张而引起的发热,多在38℃左右,抗感染治疗虽然有效,但常反复发作。

6.喘鸣

喘鸣常为管腔内肿瘤或异物阻塞,以及管壁被管外肿大的纵隔淋巴结或侵犯纵隔压迫而引起的管腔狭窄。喘鸣一般为间歇性,不受咳嗽影响。

7.体重下降

肺癌晚期由于感染、疼痛等影响食欲及睡眠,肿瘤生长及其所产生的各种毒素引起身体消耗的增加而导致患者体重下降,最终形成恶病质。

(二)肿瘤局部扩展引起的症状

1.吞咽困难

一般由于纵隔第7、8组淋巴结(隆突下,食管旁淋巴结)转移增大时,压迫食管造成吞咽困难,多为下叶肿瘤,并且淋巴结可向前浸润气管,向后浸润食管而形成气管-食管瘘,可反复发生吸入性肺炎。

2.声音嘶哑

由于肺癌纵隔淋巴结转移或癌肿直接侵犯该侧喉返神经,造成患侧声带麻痹,左侧常因主动脉弓下淋巴结转移或压迫所致,右侧常因锁骨上淋巴结转移或压迫所致。

3.膈肌麻痹

由于癌肿侵犯或压迫膈神经造成,并表现为胸闷、气促,患侧肺下界上移,呼吸时膈肌出现矛盾运动(吸气时膈肌上升,呼吸时膈肌下降)。

4.胸腔积液或心包积液

肿瘤累及胸膜或心包时所致,表现为胸部叩诊为浊音,心脏浊音界扩大,穿刺抽液行细胞学检查可确诊。

5.上腔静脉综合征(SVCS)

常因肺癌直接侵犯或压迫上腔静脉(包括转移纵隔淋巴结),造成上腔静脉及无名静脉的部分或完全堵塞,从而导致静脉回流障碍。其表现为气促、上肢和头颈部水肿,颈静脉怒张,胸壁皮肤可见红色或青紫色毛细血管扩张,当阻塞发展迅速时还可以导致脑水肿而出现头痛、嗜睡、意识障碍等。

6.Horner 综合征

颈及第1胸交感神经节受肿瘤侵犯或压迫所致,表现为患侧颜面无汗和发红,患侧眼球内陷、眼睑下垂、眼裂狭窄、瞳孔缩小等。

7.Pancoast 综合征

其为肺尖发生的支气管肺癌并侵犯肺上沟部,引起肩部和上胸壁疼痛等一系列临床综合征,多为低度恶性鳞状细胞癌,生长缓慢,晚期才出现转移。也可合并 SVCS。

(三)远处转移引起的症状

1.中枢神经系统转移

脑、脑膜和脊髓转移,主要表现为颅内高压,如剧烈疼痛、恶心、喷射性呕吐等;也可表现为脑神经受累症状,如复视、谵妄、意识障碍等。

2.骨转移

其易转移至肋骨、脊椎和骨盆,表现为局部疼痛、压痛、叩击痛、骨质破坏,还可导致病理性骨折。

3.肝转移

其可有厌食、肝区疼痛、肝大、黄疸和腹腔积液等,患者多于短期内死亡。

4.肾及肾上腺转移

肺癌胸外转移中肾转移占 16%～23%,可出现血尿;肾上腺转移也较常见,导致艾迪生病。患者多于短期死亡。

(四)副癌综合征

肺癌细胞产生并释放具有内分泌功能物质,产生一种或多种特殊的肺外症状而导致综合征。

1.肥大性肺性骨关节病

其多见于鳞状细胞癌,主要表现为杵状指,长骨远端骨膜增生,关节肿胀、疼痛和触痛。

2.异位促肾上腺皮质激素分泌综合征

肿瘤分泌促肾上腺皮质激素样物,可导致库欣综合征样症状,包括下肢水肿、高血压、高血糖、低血钾、向心性肥胖、精神障碍,并多见于小细胞肺癌,特别是燕麦细胞癌。

3.异位促性腺皮质激素分泌综合征

癌肿分泌黄体生成素(LH)和绒毛膜促性腺激素(HCG)刺激性腺激素产生所致,表现为男性乳房发育伴有疼痛,各种类型的肺癌都可以发生,多见于未分化癌和小细胞肺癌。

4.抗利尿激素分泌异常综合征(SIADH)

肿瘤分泌大量抗利尿激素(ADH)或其类似物质所致,表现为稀释性低钠血症和水中毒症状,多见于燕麦细胞癌。

5.类癌综合征

因肿瘤分泌 5-HT 所致,可表现为支气管痉挛性哮喘、皮肤潮红、阵发性心动过速、腹泻、腹痛、消化性溃疡、心瓣膜病变等,多见于腺癌和燕麦细胞癌。

6.神经—肌肉综合征

小细胞未分化癌多见,病因尚不明确,可能是一种自身性免疫疾病,表现为随意肌的肌力减退,极易疲劳,共济失调、感觉障碍等。

7.高钙血症

癌肿分泌甲状旁腺激素或由于一种溶骨物质所致,多见于鳞状细胞癌,临床表现为高钙血症,并有不同程度的代谢性酸中毒。患者常感觉无力、口渴、多尿、食欲缺乏、烦躁不安。

七、辅助检查

(一)痰脱落细胞学检查

其可用于肺癌的诊断及早期筛查,方法简便无痛苦,阳性率达80%以上,可确定肿瘤的组织学类型。但由于该法假阴性率高(20%～60%),并有一定的假阳性率(约2%),且不能定位,故在临床应用中有一定局限性。

(二)影像学诊断

1.胸部 X 线

其为最基本、应用最广泛的影像学检查方法,包括透视、正侧位胸部 X 线片等,可发现块影或可疑肿块阴影。

2.计算机体层摄影(CT)

目前,已经作为手术和放射治疗前估计肿瘤大小和侵犯程度的常规方法。CT 图像清晰,能发现普通 X 线不易发现的较隐蔽的病灶,可清楚显示病变形态和累及范围,能检查有无淋巴结及远处转移,同时可行 CT 引导下穿刺活检。

3.磁共振成像(MRI)

可利用生物组织对中等波长电磁波的吸收来成像,从横断位、冠状位和矢状位等多个位置对病灶进行观察,可提高对胸部疾病的诊断及对肺门区肿瘤和血管的区别能力。

4.正电子发射断层图(PET)

其是目前唯一利用影像学方法进行体内组织功能、代谢和受体显像的技术,不仅能反映人体解剖结构的改变,更可提供体内功能代谢的信息,可从分子水平揭示疾病的发病机制和治疗效应。通过 PET 可发现早期原发性肺癌和转移灶,并且可以判断手术是否达到根治,以及术后是否有转移或者复发。在判断肿瘤分期及疗效方面,PET 优于现有的任何一种影像学检查。

(三)肺癌标志物

目前,具有足够敏感性和特异性的肺癌标志物还不多,对肺癌诊断、分期和监测有一定临床意义的肺癌标志物,包括癌胚抗原(CEA)、神经元特异性烯醇化酶(NSE)、鳞状细胞癌抗原(SCC)、组织素肽抗原(TPA)、细胞角蛋白-19 成分和异位激素等。

(四)有创检查方法

1.纤维支气管镜检查

其管径细,可弯曲,易插入段支气管和亚段支气管,可直接观察肿块,并且能够取得病理组织进行活检,还能直接对病灶进行处理,已成为确诊肺癌最重要的手段。

2.胸腔镜检查

其适用于肺部肿块,经纤维支气管镜或经皮肺穿刺活检未能得到组织学诊断,且不能耐受开胸手术的患者。其优点在于直观、准确,并可做活检。

3.纵隔镜检查

其是一种用于上纵隔探查和活检的方法,由于其具有高度的敏感性和特异性,在国外被广泛应用于肺癌的术前分期。

4.经胸壁穿刺活检

在 CT 引导下,用细针穿刺肺部,采取活检组织做病理学或细胞学检查,此方法用于周围型＞1cm 的肺部病灶以及不能耐受支气管镜检查或开胸活检的患者,阳性率可达 80%。

5.转移病灶活检

已有颈部、锁骨上、腋下及全身其他部位肿块或结节的患者,可行肿块切除活检,以明确病理类型及转移情况,为选择治疗方案提供依据。

八、治疗要点

(一)手术治疗

1.肺楔形及局部切除术

适用于年老体弱,肺功能低下,难以耐受肺叶切除者的肺周边结节型分化程度较高的原发性癌或转移性病灶。但有报道,无淋巴结转移的Ⅰ期肺癌患者楔形切除的复发率明显高于肺叶切除术,因此对该种术式的选择必须慎重。

2.肺段切除术

适用于肺内良性病变及老年人患者,肺功能差的周围型孤立性癌肿。目前大多用楔形切除术代替。但对于接近肺段根部的肿瘤,肺段切除较为安全彻底。

3.肺叶切除术

目前国内外均以肺叶切除作为肺癌手术的首选方式,适用于局限一个肺叶内的肿瘤,叶支气管可受累,但须有足够安全切除部分,确保残端切缘无癌浸润。

4.全肺切除术

指一侧全肺切除,适用于肺功能良好,估计可耐受一侧全肺切除,癌肿病变较为广泛的病例。因全肺切除手术病死率明显高于肺叶切除术,因此在病灶能完全彻底切除的前提下,尽一切努力通过运用支气管成形和血管成形的办法完成肺叶切除术,而避免全肺切除。

5.支气管袖状肺叶切除术

既可切除累及主支气管的肿瘤,又能保留健康的肺组织,对心肺功能不全或不能耐受全肺切除的患者,此术式安全并取得良好的效果。

6.隆突切除术

指气管隆嵴或邻近区域受肿瘤侵犯时,将隆突和原发病变一并切除,行主支气管、支气管和气管吻合重建呼吸道。此术式复杂,难度大。

7.电视辅助胸腔镜手术(VATS)

是一种比较新的微创外科治疗技术,无须采用常规开胸切口即能进行复杂的胸腔手术。有资料显示电视辅助胸腔镜手术与标准开胸手术相比,对患者创伤和生理扰乱小,术后并发症和病死率低,减少了术后疼痛,降低了术后的医疗工作量,缩短了住院时间,可促进患者早日康复。通过电视辅助胸腔镜手术可行肺活检术,肺楔形切除术,肺叶切除术等。但电视辅助胸腔镜手术仍有许多不足之处,如费用高、麻醉要求高、手术适应证有限等。

(二)综合治疗

第39届美国临床肿瘤学会(ASCO)大会上将多学科治疗列为肿瘤工作的重点。目前肺癌综合治疗手段除手术外还包括以下几个方面。

1.术后放、化疗

传统方法,根据患者手术情况给予适当的辅助治疗,在小细胞肺癌(SCLC)已有肯定结果,在非小细胞肺癌(NSCLC)仍有争议。

2.术前化疗或放疗(新辅助治疗)

无论小细胞肺癌和非小细胞肺癌近年来都有比较肯定的结果,非小细胞肺癌(ⅢA 期)的术前新辅助化疗目前很受重视,可使 N 分期下调($N_2 \rightarrow N_1$),获得手术机会,减少术中肿瘤细胞播散概率,消灭微小转移灶。

3.放、化疗结合

对于局部晚期的非小细胞肺癌的治疗,有强烈证据表明放、化疗比单纯放疗好,同期放、化疗优于序贯放、化疗。当然,全量的化疗和放疗同期使用的前提,是患者必须有良好的状态和脏器功能,如果达不到这样的条件的话,有循证医学研究的结果是对局部晚期的非小细胞肺癌,为了达到全量和及时的主要目的,宁可选择序贯化放疗模式,而不要一味地强调同期化、放疗模式。

4.生物治疗

(1)局部治疗:癌性胸腔积液引流排液后注入生物反应调节药,如溶链菌制剂、白细胞介素-2、干扰素等。

(2)免疫治疗:发挥宿主治疗的自身免疫功能,提高人体防御机制,杀伤肿瘤细胞或抑制肿瘤的转移灶形成,而无损于人体器官功能。现在较为成熟有效的免疫调节药有白细胞介素-2,干扰素,肿瘤坏死因子。文献报道,免疫调节药与化疗联合应用可提高疗效,手术后长期应用免疫调节药有减少转移的作用。

(3)分子靶向治疗:利用肿瘤细胞可以表达特定的基因或基因的表达产物,将抗癌药物定位到靶细胞的生物大分子或小分子上,抑制肿瘤细胞的增生,最后使其死亡。分子靶向药物作用的分子,正常细胞很少或不表达,在最大程度杀伤肿瘤细胞的同时,对正常细胞杀伤最小。分子靶向治疗药物包括:①以表皮生长因子受体(EGFR)为靶点的药物,如吉非替尼(易瑞沙),伊马替尼(格列卫)、HER-2抑制药(赫赛汀);②以血管内皮生长因子(VEGF)为靶点的药物,如贝伐单抗(阿瓦斯汀)。

(4)基因治疗:大致可分为基因替代、基因修饰、基因添加、基因补充和基因封闭,较为推崇的是基因添加,即额外地将外源基因导入细胞使其表达。目前肺癌的基因治疗策略为将含特异性肿瘤坏死因子(TAA)编码序列的基因导入人体内,产生免疫应答杀伤肿瘤细胞。

九、护理评估

评估患者是否出现刺激性干咳,痰中带血,血痰,间断少量咯血;有无呼吸困难,发绀,杵状指(趾);有无肿瘤压迫、侵犯邻近器官组织引起与受累组织相关征象,如持续性,剧烈胸痛等。

十、护理措施

(一)呼吸道护理

1.戒烟

因为吸烟会刺激肺、气管及支气管,使气管、支气管分泌物增加,妨碍纤毛的活动和清洁功能,易致肺部感染,故术前应指导并劝告患者戒烟。

2.保持呼吸道的通畅

术前痰量超过50mL/d的患者应先行体位引流;痰多不易咳出者,可行雾化吸入每日3～4次,每次20～30分钟,必要时经支气管镜吸出分泌物。注意观察痰液的量、色、黏稠度及气味;遵医嘱给予支气管扩张药、祛痰药、抗生素等药物,以改善呼吸状况,控制呼吸道感染。

3.氧气吸入

术后由于麻醉药物的抑制,手术创伤及胸带包扎等,呼吸频率和幅度受限,患者常有缺氧表现,应持续吸氧以维持有效的呼吸功能,必要时使用面罩吸氧。护士应注意监测血氧饱和度,保持其在90%以上,能够达到95%以上为最佳。

4.雾化吸入

术后第1天起需遵医嘱给予雾化吸入治疗,以达到稀释痰液、消炎、解痉、抗感染的目的。若患者痰液黏稠,可酌情增加雾化吸入次数。

5.有效排痰

(1)腹式呼吸与咳嗽训练:腹式呼吸及咳嗽是开胸术后患者必须进行的康复锻炼,以促进肺的复张。一般可先进行腹式呼吸数次,将双手置于上腹部,感觉腹肌用力状况,然后执行"咳嗽三部曲",即第一步深吸气、第二步憋住气、第三部声门紧闭,使膈肌抬高,增加胸腔内压力,最后突然放开声门,收缩腹肌使气体快速冲出将痰液咳出。护士需鼓励并协助患者进行,每1~2小时进行1次。护士可在协助患者咳嗽时固定其胸部伤口,以减轻疼痛。

(2)叩击排痰:护士在指导患者进行有效咳嗽的同时,可通过叩击其背部的方法,使痰液松动脱落至气道,利于患者咳出。具体方法为,协助患者取半坐卧位或侧卧位,护士手指并拢弯曲成杯状,利用腕部力量,避开胸部切口,从肺的下叶部开始,自下而上,由边缘向中央有节律地叩拍患者背部,每4~6小时重复1次。叩击不可在肋骨以下、脊柱或乳房上,以避免软组织损伤。叩击用力需适当,老年患者切勿用力过猛,以免造成肋骨骨折,肺泡破裂等意外发生。在患者呼气或咳嗽时,可用双手在胸壁上加压以加强咳嗽效果。每次叩击时间为3~5分钟。

(3)胸骨上窝刺激排痰:当患者咳嗽反应弱,无法掌握有效咳嗽的方法时,可在其吸气终末,用一手指稍用力按压其环状软骨下缘与胸骨交界处,刺激其咳嗽,或稍用力按压胸骨上窝的气管,并同时行横向滑动,可重复数次,以刺激气管促使其深部的痰液咳出,每4小时做1次。在操作过程中,应注意观察患者的神态,面色,脉搏等,防止发生意外。

(4)鼻导管刺激排痰:对于痰多且咳痰无力的患者,在叩击和振动的操作下还不能有效排痰时,可考虑鼻导管刺激法,诱导患者主动排痰。方法为:将吸痰管从鼻腔缓慢放入,在10~15cm长度时(接近声门处)上下轻轻移动,刺激患者产生咳嗽。操作过程中应注意避免误吸的发生。

(5)纤维支气管镜吸痰:各种辅助咳痰方法均无效时,可由医生利用纤维支气管镜进行吸痰。纤维支气管镜可在直视状态下充分清除支气管和肺泡内痰液,避免由于盲吸造成的吸痰管内负压对支气管壁的损伤,并减少呼吸道感染。

(6)气管插管或气管切开:对于上述任何方法都不能有效排痰,患者术后出现因咳痰不畅造成严重低氧血症、心律失常,甚至呼吸衰竭时,可行气管切开术进行急救。通过人工建立的气管切口完成吸痰,并经呼吸机治疗,纠正呼吸衰竭的症状。

(二)胸腔闭式引流的护理

胸腔闭式引流的目的是排除胸腔内的积气、积血和积液,重建和保持胸腔内负压,预防纵隔移位,促进肺复张。

1.置管位置

引流气体时,常放置在锁骨中线第2肋间;引流液体时,常放置于腋中线第6~8肋间。一般来说,肺叶切除术,肺楔形切除术者常于开胸侧放置1根胸腔引流管以排出积血,积液;肺上叶、中叶,肺段切除术者需同时安置用于排气和排液的2根胸腔引流管。

2.胸管的固定

应保证胸腔闭式引流管接水封长玻璃管置于液面下2~3cm,并保持直立位。水封瓶液面应低于引流管胸腔出口平面60~100cm,并放在床下固定位置,防止碰倒或打碎。患者带管下床时应注意引流瓶位置低于膝关节。

3.胸管的挤压

术后初期每 30～60 分钟向水封瓶方向挤压引流管 1 次,促进引流,防止凝结的血块堵塞管道。方法为双手握住引流管距胸腔出口插管处 10～15cm,挤压时双手前后相接,后面的手捏闭引流管,前面的手快速挤压引流管,使管路内气体反复冲击引流管口。近年来主动挤压胸腔闭式引流管的做法受到质疑,Joanna Briggs Institute(JBI)循证护理中心关于"胸腔引流患者的护理"进行了系统综述,推荐的做法是只在管道内出现血块阻塞时才挤压,并且只在阻塞部位局部挤压,保证产生最小的负压。

4.胸管的观察

护士检查引流管是否通畅的最直接的方法是观察玻璃管水柱是否随呼吸波动,正常水柱上下波动为 4～6cm。若引流管水柱停止波动,有以下两种情况:①引流管阻塞,失去引流作用;②引流侧肺复张良好,无残腔。

(三)体位护理

(1)手术当日,患者麻醉未清醒前取去枕平卧位,头偏向一侧,以避免舌后坠或呕吐物、分泌物误吸入呼吸道引起窒息。清醒后应给予垫枕并抬高床头 30°,可减轻疼痛,有利于呼吸及引流。

(2)术后第 1 天起,肺叶切除术或肺楔形切除术者,应避免手术侧卧位,最好坐位、半坐卧位或不完全健侧卧位,以促进患侧肺组织扩张;全肺切除术者,应避免过度侧卧,可采取 1/4 侧卧位,以预防纵隔移位导致呼吸循环功能障碍;气管、隆突重建术后,采用缝线将下颌固定于前胸壁 7～10d,以减轻吻合口张力,防止吻合口瘘的发生。术后应避免患者采用头低仰卧位,以防膈肌上升妨碍通气。

(四)疼痛护理

开胸手术创伤大,加上胸腔引流管的刺激,胸肌及神经均受到损伤,切口疼痛较剧烈,患者常常不敢深呼吸、咳嗽,引起分泌物潴留,导致肺炎、肺不张。有研究表明良好的术后镇痛可使术后肺功能改善 10%～15%。目前用于临床的开胸术后的镇痛方法主要有以下几种。

(1)临时肌内注射和口服镇痛药,但不良反应较大,如呼吸抑制、恶心呕吐、胃肠道反应等,另外还具有用药不灵活、药物依赖、给药不及时等缺点。

(2)硬膜外置管注射麻醉药或镇痛药的方法,常发生低血压、恶心、呕吐、嗜睡、尿潴留等并发症,且操作较复杂,麻醉平面不易控制,且硬膜外置管还可能引起严重的硬膜外腔感染等并发症。

(3)患者自控镇痛(PCA)可维持药物的有效浓度,避免不同个体使用常规剂量不足或用药过量的情况,但其配方中麻醉药同样具有各种相应的不良反应,年龄过大或过小,精神异常、无法控制按钮及不愿接受者不适合使用,同时仍存在尿潴留、便秘、嗜睡、恶心、呕吐甚至呼吸抑制等并发症。

(4)肋间神经冷冻,是用高压气流使局部产生低温,使引起疼痛的肋间神经的功能暂时被阻断而处于"休眠"状态而导致无痛的方法。有研究表明,冷冻肋间神经镇痛作用持续时间长,能覆盖整个围术期,不良反应小,无嗜睡、恶心、呕吐、皮肤瘙痒、尿潴留、呼吸困难等不良反应,是一种值得推广的食管癌术后镇痛方法,但近期有研究发现,肋间神经冷冻镇痛后,慢性疼痛发生率增加,是值得注意的事件。

(五)术后活动

术后第1天起即可进行主动活动,应注意劳逸结合,量力而行,不进行活动或活动过量均对康复不利。

1.肩关节活动

术后第1天开始可指导患者进行术侧手臂上举、外展、爬墙以及肩关节向前,向后旋转、拉绳运动等肩臂的主动运动,以使肩关节活动范围恢复至术前水平,预防肩下垂。

2.下肢活动

主要目的在于预防深静脉血栓形成(DVT)。有资料统计,行外科手术而未采取预防措施者,深静脉血栓形成的发病率为25%。预防深静脉血栓形成的方法包括以下几个方面。

(1)膝关节伸屈运动及足踝主、被动运动,可以增加腓肠肌泵的作用。足踝的屈伸、内外翻及环转运动能增加股静脉的血流速度,其中以主动环转运动对股静脉血流的促进作用最强,预防效果最为理想。术后第1天起即可开始进行,每天不少于3次。

(2)据患者体质、病情,酌情鼓励患者进行术后床旁活动,活动需循序渐进,可于术后第1~2天开始进行。下床活动宜采取逐渐改变体位的方式进行,如坐起→双腿下垂床边→缓慢站立,这样可增加循环系统的适应时间。若患者感觉眩晕,应让其平卧,待症状缓解后,间隔几个小时再下床。床旁活动的量不宜过大,以患者不感到疲倦为宜。

(3)应用弹力袜。弹力袜可产生由下到上的压力,适度压迫浅静脉,增加静脉回流量以及维持最低限度的静脉压,可在早期离床活动时穿戴。不足之处是不同患者腿粗细不同,无法完全适合腿形,尤其是腿长型,有可能不能完全符合压力梯度;若使用不当可能引起水肿,浅表性血栓性静脉炎等并发症。

(4)下肢间歇充气泵的应用。下肢间歇充气泵是通过间歇充气的长筒靴使小腿由远而近地顺序受压,利用机械原理促使下肢静脉血流加速,减少血流瘀滞,可在手术当天使用。使用器械辅助预防深静脉血栓形成时需注意评估皮肤的情况,观察有无红、肿、痛及皮肤温度的变化,了解血液循环情况。

(六)皮肤护理

1.术前皮肤准备

有研究结果表明,术前适当的清洁手术野皮肤,其预防切口感染的效果同常规术前剃毛相类似,而剃毛则可造成肉眼看不见的表皮组织损伤,成为细菌进入体内的门户,易导致术后切口感染,同时会给患者带来不适。根据国内外学者的研究结果,结合临床实际情况,患者术前以淋浴清洁皮肤为主,只需剃去腋下及胸背部浓密部位毛即可,若手术涉及腹部切口,还应包括会阴部。有国外学者提倡使用脱毛剂脱毛,但其费用较高,对国内患者是否适用有待于进一步探讨。

2.术后皮肤保护

有研究表明,压力是导致压疮发生的重要原因,并与受压时间密切相关,术后压疮85%发生于骶尾部。护士应对患者的病情及营养状况进行正确评估,对于有压疮风险的患者,可提前在受压部位贴透明敷料保护,帮助改善局部供血供养,减少摩擦力,减少受压部位的剪切力,预防压疮的发生。

(七)化疗患者的护理

(1)护士应了解药物的作用与毒性反应,并对患者做详细的说明。

(2)安全用药,选择合适的静脉,注射过程中严禁药物外渗。

(3)密切观察和发现药物的毒性反应,及时给予处理。

1)评估患者应用化疗药物后机体是否产生毒性反应,严重程度如何。

2)恶心呕吐的护理:①患者出现恶心呕吐时,嘱家属不要紧张,以免增加患者的心理负担,减慢药物滴注速度,并遵医嘱给予止吐药物,以减轻药物反应;②化疗期间进食较清淡的饮食,少食多餐,避免过热、粗糙的刺激性食物,化疗前后 2 小时内避免进食;③患者感恶心时,嘱患者做深呼吸,或饮少量略带酸性的饮料,有助于抑制恶心反射;④如化疗明显影响进食,出现口干,皮肤干燥等脱水表现,应静脉补充水电解质及营养。

3)骨髓抑制的护理:①检测患者的白细胞,当白细胞总数降至 $3.5 \times 10^9/L$ 或以下时应及时通知医师;②当白细胞总数降至 $1.0 \times 10^9/L$ 时,遵医嘱使用抗生素预防感染,并嘱患者注意预防感冒,做好保护性隔离。

4)口腔护理:应用化疗药物后患者唾液腺分泌减少,易致牙周病和口腔真菌感染,嘱患者不要进食较硬的食物,用软毛牙刷刷牙,并用盐水漱口。

5)其他毒性反应:①对患者化疗后产生脱发,向患者解释,停药后毛发可以再生,消除患者的顾虑;②色素沉着等反应影响患者,做好解释和安慰工作。

(八)饮食营养

术后患者意识恢复且无恶心现象时,即可少量饮水;肠蠕动恢复后可开始进食清淡流食、半流食;若患者进食后无任何不适可改为普食。术后饮食宜为高蛋白、高热量、丰富维生素、易消化,以保证营养,提高机体抵抗力,促进切口愈合。术后应鼓励患者多饮水,补充足够水分,防止气道干燥,利于痰液稀释,便于咳出,每日饮水量 2500~3000mL(水肿、心力衰竭者除外)。

(九)心理护理

肺癌患者围术期常存在恐惧,焦虑,抑郁等心理,并且不能很好地去应对,常害怕手术后病情恶化和癌症疼痛的折磨,以及术后化疗、放疗过程中出现的不良反应。护士应给予患者同情与理解,熟悉患者的心理变化,深入患者内心与其进行沟通,取得患者信任和好感。学会转移和分散患者注意力,帮助患者获得家属和朋友的社会支持,充分调动患者自身内在的积极因素,主动配合手术和治疗,尽可能满足其心理和生理需求。

(十)特殊护理

1.全肺切除术的护理

一侧全肺切除后,纵隔可因两侧胸膜腔内压力的改变而移位。明显的纵隔移位能造成胸内大血管扭曲,心排出量减少并影响健侧肺的通气和换气,最终导致循环,呼吸衰竭。为防止纵隔的摆动,在全肺切除术后早期需夹闭胸腔引流管,使患侧胸腔内保留适量的气体及液体,以维持两侧胸腔内压力平衡。

护士需密切观察患者气管位置是否居中,如发现气管明显向健侧偏移,应立即告知医生,听诊肺呼吸音,在排除肺不张后,由医师开放胸腔引流管,排出术侧胸腔内的部分气体或液体,纵隔即可恢复至中立位。一般放出100～200mL液体及少量气体后夹闭引流管,观察1～2小时后,根据患者情况重复操作。应特别注意开放胸腔引流管一定要控制引流速度,一次过快过量地放出胸腔内气体和液体,患者可出现胸痛胸闷、呼吸困难、心动过速,甚至低血压,休克。

全肺切除术后的患者应控制静脉输液量和速度,避免发生急性心力衰竭及肺水肿。输血量不宜超过丢失的血量。输液滴速控制在每分钟40滴以内。术后第1个24小时的输液总量在2000mL左右。重力滴注的方法影响因素较多,滴速难以控制,有条件时使用输液泵控制输液速度。液体输注期间,护士应勤巡视,及时调节输液速度,防止输液过程中发生意外情况。

2.上腔静脉压迫综合征的护理

对于出现上腔静脉压迫综合征的患者,护士需给予持续吸氧,密切观察患者的神志,注意血压、脉搏、呼吸等生命体征变化。测血压时尽量避免使用上肢,最好测量腿部血压。促进患者上身的重力引流,采取抬高床头30°～45°卧位,以利于上腔静脉回流,减轻压迫症状。而且避免抬高下肢以增加血液回流至已充盈的躯干静脉。给予化学治疗时应避开上肢静脉,因上腔静脉压迫综合征会造成液体堆积在胸腔内,药物分布不均匀可能造成静脉炎或血栓,选择足背部容易暴露的静脉穿刺给药较为安全。饮食上需严格限制患者液体及食盐的摄入,以减少因钠盐摄入导致的血容量增高。

(十一)并发症的观察与护理

1.出血

观察引流液的色,量及性质。正常情况下,手术日第1个2小时内胸腔积液量100～300mL;第1个24小时胸腔积液量在500mL左右,色淡红,质稀薄。若引流液达到100mL/h呈血性,应高度警惕胸腔内存在活动性出血,需立即通知医师,密切观察病情变化。若胸腔积液量达到500mL/h,胸腔积液血红蛋白检查≥50g/L为行开胸止血术的指征。

对于可疑出血者,护士还应严密观察有无失血性休克的表现,可结合以下几方面进行综合观察并记录:①心率、血压的变化;②有无面色、口唇、甲床、眼睑苍白;③有无大汗,皮肤湿冷;④有无烦躁,意识模糊;⑤每小时记录尿量一次,正常情况下应在30mL/h以上,直至出血征象平稳。

2.肺栓塞

肺栓塞是来自静脉系统或右心室内栓子脱落或其他异物进入肺动脉,造成肺动脉或其分支栓塞,产生急性肺性心力衰竭和低氧血症。肺栓塞典型的临床表现为:呼吸困难、胸痛和咯血,多数患者是在下床活动或排便后出现。当观察到可疑肺栓塞症状时,需及时给予高流量面罩吸氧,心电监护,并及时通知医生处理,尽力做到早发现、早治疗。

将肺栓塞的预防工作前置于术前更加具有现实意义。护士应于术前告知患者及家属术后活动预防深静脉血栓的必要性,指导患者掌握床上,床旁活动原则与方法,明确告知术后勿用力排便,对于高危人群应遵医嘱预防性给予抗凝药物。

3.肺不张

肺不张多在术后24～48小时开始出现症状,一般表现为发热,胸闷,气短,心电监护示心率加快,血氧饱和度降低。肺部听诊可有管状呼吸音,血气分析显示低氧血症、高碳酸血症。胸部X线为气管偏向患侧,可见段性不张或一叶肺不张,或仅可见局部一片密度增高的阴影。

鼓励患者深呼吸、咳嗽、雾化吸入等是清除呼吸道分泌物和解除呼吸道阻塞的首选方法,特别是对轻度肺不张者效果最佳。对重度肺不张者,如呼吸道内有大量分泌物潴留并造成呼吸道梗阻的患者,可用纤维支气管镜吸痰。

4.支气管胸膜瘘

多发生于术后1周左右。常见原因有:支气管残端处理不当;术后胸腔感染侵蚀支气管残端;支气管黏膜本身有病变,影响残端愈合;一般情况差、严重贫血等。患者常出现刺激性咳嗽,发热,呼吸短促,胸闷等症状。尤其会随体位变化会出现刺激性的剧烈咳嗽,早期痰量多,陈旧血性痰液,有腥味,性质类似胸腔积液,以后则逐渐呈果酱色,当已发生脓胸时,可咳出胸腔内的浓汁痰。

在支气管胸膜瘘进行保守治疗期间,护士应协助医师做到:①及时行胸腔闭式引流术,保持引流通畅,排出脓液,控制感染;②帮助患者掌握日常管路放置位置,指导带管活动方法,嘱患者取患侧卧位,以防漏出液流向健侧;③注意观察有无张力性气胸;④当引流管间断开放时,应注意观察敷料情况,潮湿时及时更换,保护管口周围皮肤不被脓液腐蚀;⑤遵医嘱给予有效抗生素,积极控制感染;⑥加强营养,改善全身状况,促进瘘口愈合。

(十二)健康教育

1.环境

保持休养环境的安静,舒适,室内保持适宜的温湿度,每日上、下午各开窗通风至少0.5小时,以保持空气新鲜。根据天气变化增减衣服,不要在空气污浊的场所停留,避免吸入二手烟,尽量避免感冒。

2.饮食

只需维持正常饮食即可,饮食宜清淡、新鲜、富于营养、易于消化。不吃或少吃辛辣刺激的食物,禁烟酒。

3.活动

术后保持适当活动,每日坚持进行低强度的有氧锻炼,如散步、打太极等,多做深呼吸运动,锻炼心肺功能。注意保持乐观开朗的心态,充分调动身体内部的抗病机制。

4.其他

术后切口周围可能会出现的疼痛或麻木属于正常反应,随时间推移,症状会逐渐减轻或消失,不影响活动。出院后3个月复查。如有不适,随时就诊。

第二章　消化内科疾病

第一节　消化性溃疡病

消化性溃疡主要指发生于胃和十二指肠黏膜的慢性溃疡,即胃溃疡(GU)和十二指肠溃疡(DU)。溃疡的形成与多种因素有关,其中胃酸和胃蛋白酶的消化作用是溃疡形成的基本因素。全世界约有10％的人口一生中患过此病。临床上DU较GU多见,两者之比约为3∶1。DU好发于青壮年,GU的发病年龄一般较DU约迟10年。秋冬和冬春之交是本病的好发季节。

一、临床表现

临床表现不一,少数患者可无症状,或以出血、穿孔等并发症作为首发症状。多数消化性溃疡有慢性过程、周期性发作和节律性疼痛的特点。其发作常与不良精神刺激、情绪波动、饮食失调等有关。

(一)症状

1.腹痛

上腹部疼痛是本病的主要症状,可为钝痛、灼痛、胀痛甚至剧痛,或呈饥饿样不适感。疼痛多位于上腹中部、偏左或偏右。多数患者疼痛有典型的节律,与进食有关。DU的疼痛常在餐后3～4小时开始出现,如不服药或进食则持续至下次进餐后才缓解,即疼痛进餐－缓解,故又称空腹痛。约半数患者于午夜出现疼痛,称午夜痛。GU的疼痛多在餐后0.5～1小时出现,至下次餐前自行消失,即进餐－疼痛－缓解,午夜痛也可发生,但较DU少见。部分患者无上述典型疼痛,而仅表现为无规律性的上腹隐痛不适,也可因并发症的出现而发生疼痛性质及节律的改变。

2.其他

消化性溃疡除上腹疼痛外,尚可有反酸、嗳气、恶心、呕吐、食欲减退等消化不良症状。也可有失眠、多汗、脉缓等自主神经功能失调表现。

(二)体征

溃疡活动期可有剑突下固定而局限的压痛点,缓解期则无明显体征。

(三)并发症

1.出血

发生于15％～25％的患者,DU比GU容易发生。常因服用NSAID而诱发,部分患者(10％～25％)以上消化道出血为首发症状。出血引起的临床表现取决于出血的速度和量。轻者表现为黑便、呕血;重者出现周围循环衰竭,甚至低血容量性休克,应积极抢救。

2.穿孔

见于2％～10％的病例。消化性溃疡穿孔的后果有3种：①溃疡穿透浆膜层达腹腔致弥散性腹膜炎，称游离穿孔；②溃疡穿透并与邻近实质性器官相连，称为穿透性溃疡；③溃疡穿孔入空腔器官形成瘘管。游离穿孔引起突发的剧烈腹痛，多自上腹开始迅速蔓延至全腹，腹肌呈板样僵直，有明显压痛和反跳痛，肝浊音区消失，肠鸣音减弱或消失，部分患者出现休克。穿透性溃疡所致的症状不如游离穿孔剧烈，往往表现为腹痛规律发生改变，变得顽固而持久。

3.幽门梗阻

见于2％～4％的病例。大多由DU或幽门管溃疡引起。急性梗阻多因炎症水肿和幽门部痉挛所致，梗阻为暂时性，随炎症好转而缓解；慢性梗阻主要由于溃疡愈合后瘢痕收缩而呈持久性。幽门梗阻使胃排空延迟，患者可感上腹饱胀不适，疼痛于餐后加重，且有反复大量呕吐，呕吐物呈酸腐味的宿食，大量呕吐后疼痛可暂缓解。严重频繁呕吐可致失水和低氯低钾性碱中毒，常继发营养不良。上腹饱胀和逆蠕动的胃型，以及空腹时检查胃内有振水音、抽出胃液量大于200mL，是幽门梗阻的特征性表现。

4.癌变

少数GU可发生癌变，癌变率在1％以下，DU则极少见。对长期GU病史，年龄在45岁以上，经严格内科治疗4～6周症状无好转，大便隐血试验持续阳性者，应怀疑是否癌变，需进一步检查和定期随访。

二、辅助检查

(一)胃镜检查和黏膜活检

胃镜检查和黏膜活检是确诊消化性溃疡的首选方法。可直接观察溃疡部位、病变大小、性质，并可在直视下取活组织做病理检查和Hp检测。其诊断的准确性高于X线钡餐检查。

(二)X线钡餐检查

适用于对胃镜检查有禁忌或不愿做胃镜检查者。溃疡的X线直接征象是龛影，对溃疡诊断有确诊价值。

(三)幽门螺杆菌检测

Hp感染的检测方法主要包括快速尿素酶试验、组织学检查、^{13}C或^{14}C尿素呼气试验和血清学试验等。其中^{13}C或^{14}C尿素呼气试验检测Hp感染的敏感性和特异性均较高，常作为根除治疗后复查的首选方法。

(四)胃液分析

GU患者胃酸分泌正常或稍低于正常，1/4～1/3的DU患者有胃酸分泌增高，以基础分泌(BAO)和夜间最大排酸量(MAO)最明显，其余则在正常偏高范围。如果MAO证明胃酸阙如，应高度怀疑溃疡为癌性。如果BAO>15mmol/h、MAO>60mmol/h，BAO/MAO>60％，提示有促胃液素瘤的可能。

(五)大便隐血试验

隐血试验阳性提示溃疡有活动，如GU患者持续阳性，应怀疑癌变的可能。

三、治疗要点

(1)对于Hp阳性的消化性溃疡患者，应首先给予根除Hp治疗。

(2)降低胃酸的药物治疗:包括碱性抗酸药和抑制胃酸分泌药两类。

(3)保护胃黏膜治疗:常用的胃黏膜保护剂包括硫糖铝和枸橼酸铋钾(CBS)。

四、护理评估

(一)了解病史

询问有关疾病的诱因和病因。如发病是否与天气变化、饮食不当或情绪激动等有关;有无暴饮暴食、喜食酸辣等刺激性食物的习惯;是否嗜烟酒;有无经常服用阿司匹林等药物;家族中有无患溃疡病者等。询问疼痛发作的过程。如首次发作的时间;疼痛与进食的关系,是餐后还是空腹出现,有无规律,部位及性质如何,应用何种方法能缓解疼痛;是否伴有恶心、呕吐、嗳气、反酸等其他消化道症状。有无呕血、黑便、频繁呕吐等并发症的征象。此次发病与既往有无不同。曾做过何种检查和治疗,结果如何。

(二)观察临床症状

观察患者有无痛苦表情,有无消瘦、贫血貌,生命体征是否正常。

(三)伴随症状体征

上腹部有无固定压痛点,有无胃蠕动波,全腹有无压痛、反跳痛,有无腹肌紧张,有无肠鸣音减弱或消失等。

(四)患者心理状态

评估患者及家属对疾病的认识程度,患者有无焦虑或恐惧等心理,了解患者家庭经济状况和社会支持情况,患者所能得到的社区保健资源和服务如何。

(五)辅助检查

血常规有无红细胞、血红蛋白减少;大便隐血试验是否为阳性;Hp检测是否为阳性;胃液分析是否异常;X线钡餐检查有无典型的溃疡龛影,部位如何;胃镜及黏膜活检所见溃疡的部位、大小及性质如何;有无活动性出血。

五、护理诊断

(一)疼痛

腹痛,与胃酸刺激溃疡面,引起化脓性炎症反应有关。

(二)营养失调

低于机体需要量,与摄入量减少及消化吸收障碍有关。

(三)知识缺乏

缺乏有关溃疡的预防知识。

(四)潜在并发症

上消化道大量出血、穿孔等。

六、护理措施

(一)一般护理

1.休息和活动

对溃疡活动期患者,症状较重或有上消化道出血等并发症时,应卧床休息,可使疼痛等症状缓解。溃疡缓解期,应鼓励适当活动,根据病情严格掌握活动量,工作宜劳逸结合,以不感到劳累和诱发疼痛为原则,餐后避免剧烈活动。有夜间疼痛时,指导患者遵医嘱夜间加服一次抑酸剂,以保证夜间睡眠。

2.饮食护理

进餐方式:患者应定时进食,以维持正常消化活动的节律,在溃疡活动期,宜少食多餐,避免餐间零食和睡前进食,使胃酸分泌有规律。饮食不宜过饱,以免胃窦部过度扩张而增加促胃液素的分泌。一旦症状得到控制,应尽快恢复正常的饮食规律。进餐时注意细嚼慢咽,咀嚼可增加唾液分泌,后者具有稀释和中和胃酸的作用。食物选择:应选择营养丰富,易于消化的食物。症状较重的患者可以面食为主,因面食较柔软、易消化,且含碱,能有效中和胃酸,不习惯于面食则以软米饭或米粥代替。由于蛋白质类食物具有中和胃酸作用,可摄取适量脱脂牛奶,宜安排在两餐间饮用,但牛奶中的钙质反过来刺激胃酸分泌,故不宜多饮。脂肪到达十二指肠时虽能刺激小肠黏膜分泌肠抑胃液素,抑制胃酸分泌,但同时又可引起胃排空减慢,胃窦扩张,致胃酸分泌增多,故脂肪摄取也应适量。避免食用机械性刺激强的食物(指生、冷、硬、粗纤维多的蔬菜、水果,如葱头、韭菜、芹菜等)和化学性刺激强的食物(如浓肉汤、咖啡、浓茶和辣椒、酸醋等调味品)。

(二)疼痛护理

注意观察及详细了解患者疼痛的规律和特点,并按其特点指导缓解疼痛的方法。如DU表现为空腹痛或午夜痛,患者可准备制酸性食物(苏打饼干等)在疼痛前进食,或服用制酸剂以防疼痛。也可采用局部热敷或针灸止痛等。在症状较重时,嘱患者卧床休息,可使疼痛等症状缓解。病情许可的患者则应鼓励适当活动,以分散注意力。

(三)用药护理

遵医嘱给患者进行药物治疗,并注意观察药效及不良反应。

1.抗酸药

如氢氧化铝凝胶,应在饭后1小时和睡前服用。服用片剂时应嚼服,乳剂给药前应充分摇匀。抗酸药应避免与奶制品同时服用,因两者相互作用形成络合物。酸性的食物及饮料不宜与抗酸药同服。氢氧化铝凝胶能阻碍磷的吸收,引起磷缺乏症,表现为食欲缺乏、软弱无力等症状,甚至可导致骨质疏松。长期服用还可引起严重便秘、代谢性碱中毒与钠潴留,甚至造成肾损害。服用镁制剂则易引起腹泻。

2.H_2受体拮抗剂

药物应在餐中或餐后即刻服用,也可把一日剂量在睡前服用。如需同时服用抗酸药,则两药应间隔1小时以上。如静脉给药时应注意控制速度,速度过快可引起低血压和心律失常。西咪替丁对雄激素受体有亲和力,可产生男性乳腺发育,阳痿以及性功能紊乱,肾脏是其主要排泄器官,应用期间应注意患者肾功能。此外,少数患者还可出现一过性肝功能损害和粒细胞缺乏,可出现头痛、头晕、疲倦、腹泻及皮疹等反应,如出现上述反应,需及时协助医生进行处理。药物可从母乳排除,哺乳期应停止用药。

3.其他药物

奥美拉唑可引起头晕,特别是用药初期,应嘱患者用药期间避免开车或做其他必须高度集中注意力的工作。硫糖铝片宜在进餐前1小时服用,可有便秘、口干、皮疹、眩晕、嗜睡等不良反应。该药含糖量较高,糖尿病患者应慎用。不能与多酶片同服,以免降低两者的效价。

(四)心理护理

由于本病病程长,病情反复发作,有周期性发作和节律性疼痛的特点,在患者及家属中产生两种截然不同的心理反应,一种是对疾病认识不足,持无所谓的态度;另一种是产生紧张、焦虑心理,尤其是在并发出血、梗阻时,患者易产生恐惧心理。上述两种消极反应都不利于疾病的康复,特别是紧张恐惧的精神因素,又可诱发和加重病情。因此,护理人员应正确评估患者及家属对疾病的认识程度和心理状态。护理人员在全面评估患者及家属对疾病的认识程度,了解患者及家属的心理状态,其家庭经济状况和社会支持情况后,有针对地对患者及家属进行健康教育。向担心预后不良的患者说明,经过正规治疗和积极预防,溃疡是可以痊愈的。向患者说明紧张焦虑的心理,可增加胃酸分泌,诱发和加重溃疡,指导患者采用放松技术,如转移注意力、听音乐等,放松全身,保持乐观精神。

七、健康教育指导

(1)向患者及家属讲解引起和加重溃疡病的相关因素。

(2)指导患者保持乐观的情绪、规律的生活,避免过度紧张与劳累。

(3)指导患者建立合理的饮食习惯,戒除烟酒,避免摄入刺激性食物。

(4)嘱患者慎用或勿用致溃疡药物,如阿司匹林、咖啡因、泼尼松等。

(5)指导患者按医嘱正确服药,学会观察药效及不良反应,不随便停药,以减少复发。

(6)嘱患者定期复诊,若上腹疼痛节律发生变化并加剧,或者出现呕血、黑便时,应立即就医。

第二节　胃癌

胃癌(gastric carcinoma)是人类常见的恶性肿瘤,居全球肿瘤发病率和癌症病死率的第二位。其发病率在不同年龄、各国家地区和种族间有较大差异。男性胃癌的发病率和病死率高于女性,男女之比约为2∶1,发病年龄以中老年居多,55～70岁为高发年龄段。一般而言,有色人种比白种人易患本病。日本、智利、俄罗斯和爱尔兰为高发区,而北美、西欧、澳大利亚和新西兰发病率较低。我国的发病率亦较高,尤以西北地区发病率最高,中南和西南地区则较低。全国平均每年病死率约为16/10万。

一、临床表现

(一)症状

1.早期胃癌

早期多无症状,部分患者可出现消化不良表现。

2.进展期胃癌

上腹痛为最早出现的症状,可急可缓,开始仅有上腹饱胀不适,餐后加重。继之有隐痛不适,偶呈节律性溃疡样疼痛,最后逐渐加重而不能缓解。患者常同时有胃食欲缺乏、体重进行性下降。胃壁受累时可有早饱感,即虽感饥饿,但稍进食即感饱胀不适;贲门癌累及食管下端时可出现吞咽困难;胃窦癌引起幽门梗阻时出现严重恶心、呕吐;黑便或呕血常见于溃疡型胃癌。转移至身体其他脏器可出现相应的症状,如转移至骨骼时,可有全身骨骼剧痛;转移至肝可引起右上腹痛、黄疸和(或)发热;转移至肺可引起咳嗽、咯血、呃逆等;胰腺转移则会出现持续性上腹痛并放射至背部等。

(二)体征

早期胃癌多无明显体征,进展期主要体征为腹部肿块,多位于上腹部偏右,呈坚实可移动结节状,有压痛。肝脏转移可出现肝大,并扪及坚硬结节,常伴黄疸,腹膜转移时可发生腹腔积液,出现移动性浊音。远处淋巴结转移时可扪及 Virchow 淋巴结,质硬不活动。直肠指诊时在直肠膀胱间凹陷可触及一硬板样肿块。此外,某些胃癌患者可出现伴癌综合征,包括反复发作的浅表性血栓静脉炎、黑棘皮病(皮肤皱褶处有色素沉着,尤其在两腋)和皮肌炎等,可有相应的体征,有时可在胃癌被察觉前出现。

(三)并发症

可并发胃出血、贲门或幽门梗阻、穿孔等。

二、辅助检查

(一)血常规检查

多数患者有缺铁性贫血。

(二)粪便隐血试验

呈持续阳性。

(三)胃镜检查

胃镜直视下可观察病变部位、性质,并取黏膜做活组织检查,是目前最可靠的诊断手段,早期胃癌可表现为小的息肉样隆起或凹陷,或粗糙不平呈颗粒状,有时不易辨认;进展期胃癌可表现为凹凸不平、表面污秽的肿块或不规则较大溃疡,常见渗血及溃烂。目前可用超声内镜(EUS)检查,它是一种将超声探头引入内镜的检查,可判断胃内或胃外的肿块,观察肿瘤侵犯胃壁的深度,对肿瘤侵犯深度的判断准确率可达 90%,有助于区分早期和进展期胃癌。

(四)X 线钡餐检查

早期胃癌可表现为局限性表浅的充盈缺损;或呈边缘锯齿状不规则的龛影。进展期胃癌X 线的诊断率可达 90% 以上。凸入胃腔的肿块,表现为较大而不规则的充盈缺损;溃疡型表现为龛影位于胃轮廓之内,边缘不整齐,周围黏膜僵直,蠕动消失,并见皱襞中断现象;浸润型胃癌表现为胃壁僵直,蠕动消失,胃腔狭窄。

三、治疗要点

(一)手术治疗

是目前唯一有可能根治胃癌的方法,治疗效果取决于胃癌的病期,癌肿侵袭深度和扩散范围。对早期胃癌,一般首选胃部分切除术,如已有局部淋巴结转移,则应同时予以清扫。对进展期患者,如无远处转移,应尽可能手术切除。

(二)化学治疗

应用抗肿瘤药物辅助手术治疗,在术前、术中及术后使用,以抑制癌细胞的扩散和杀伤残存的癌细胞,从而提高手术效果。联合化疗亦可用于晚期胃癌不能施行手术者,常用药物有氟尿嘧啶、丝裂霉素、阿霉素等。

(三)内镜下治疗

对早期胃癌可在内镜下行高频电凝切除术、光动力治疗、内镜下激光等治疗。内镜下微波凝固疗法可用于早期胃癌以及进展期胃癌发生梗阻者。

(四)支持治疗

应用高能量静脉营养疗法以提高患者的体质,使其能耐受手术和化疗;此外,香菇多糖、沙培林等,能调节机体免疫力,在胃癌治疗上有一定的作用。

四、护理评估

(一)了解病史

询问有关疾病的诱因和病因。如发病是否与天气变化、饮食不当或情绪激动等有关;有无暴饮暴食、喜食酸辣等刺激性食物的习惯;是否嗜烟酒;有无经常服用阿司匹林等药物;家族中有无溃疡病者等。询问疼痛发作的过程。如首次发作的时间;疼痛与进食的关系,是餐后还是空腹出现,有无规律,部位及性质如何,应用何种方法能缓解疼痛;是否伴有恶心、呕吐、嗳气、反酸等其他消化道症状。有无呕血、黑便、频繁呕吐等并发症的征象。此次发病与既往有无不同。曾做过何种检查和治疗,结果如何。

(二)身体评估

观察患者全身状况:有无痛苦表情,有无消瘦、贫血貌,生命体征是否正常。腹部体征:上腹部有无固定压痛点,有无胃蠕动波,全腹有无压痛、反跳痛,有无腹肌紧张,有无肠鸣音减弱或消失等。

(三)患者心理状态

评估患者及家属对疾病的认识程度,患者有无焦虑或恐惧等心理,了解患者家庭经济状况和社会支持情况,患者所能得到的社区保健资源和服务如何。

(四)辅助检查

血常规:有无红细胞、血红蛋白减少;大便隐血试验:是否为阳性;X线钡餐检查有无充盈缺损或不规则龛影;胃镜检查和组织活检结果如何。

五、护理诊断

(一)疼痛、腹痛

疼痛、腹痛与癌细胞浸润有关。

(二)有感染的危险

感染与化疗致白细胞减少、免疫功能降低有关。

(三)预感性悲哀

预感性悲哀与患者知道疾病的预后有关。

(四)活动无耐力

活动无耐力与疼痛及患者机体消耗有关。

(五)潜在并发症

潜在并发症为上消化道大量出血;穿孔、幽门梗阻、癌变。

六、护理措施

(一)一般护理

1.休息与活动

轻症患者可适当参加日常活动、进行身体锻炼,以不感到劳累、疼痛为原则。重症患者应卧床休息,给予舒适体位,避免诱发疼痛。

2.饮食护理

让患者了解充足的营养支持对机体恢复有重要作用,对能进食者鼓励其尽可能进食易消化、营养丰富的流质或半流质饮食。提供清洁的进食环境,并注意增加食物的色、香、味,增进患者的食欲。定期测量体重,监测血清清蛋白和血红蛋白等营养指标。

3.静脉营养支持

对贲门癌有吞咽困难者,中、晚期患者应按医嘱静脉输注高营养物质,以维持机体代谢需要。幽门梗阻时,可行胃肠减压,同时遵医嘱静脉补充液体。

(二)病情观察

1.疼痛观察与处理

注意评估疼痛的性质、部位,是否伴有严重的恶心和呕吐、吞咽困难、呕血及黑便等症状。如出现剧烈腹痛和腹膜刺激征,应考虑发生穿孔的可能性,及时协助医师进行有关检查或手术治疗。

教会患者一些放松和转移注意力的技巧,减少对患者不良的心理和生理刺激,有助于减轻疼痛。疼痛剧烈时,可腹部热敷、针灸止痛,必要时根据医嘱采用药物止痛或患者自控镇痛(PCA)法进行止痛。

2.监测患者的感染征象

密切观察患者的生命体征及血常规检查的改变,询问患者有无咽痛、尿痛等不适,及时发现感染迹象并协助医生进行处理。病房应定时消毒,减少探视,保持室内空气新鲜;严格遵循无菌原则进行各项操作,防止交叉感染。协助患者做好皮肤、口腔护理,注意会阴部及肛门的清洁,减少感染的机会。

(三)用药护理

1.化疗药物

遵医嘱进行化学治疗,以抑制杀伤癌细胞,使疼痛减轻,病情缓解。

2.止痛药物

遵医嘱给予相应的止痛药,目前治疗癌性疼痛的主要药物有4类。

(1)非麻醉镇痛药:阿司匹林、吲哚美辛、对乙酰氨基酚等。

(2)弱麻醉性镇痛药:可待因、布桂嗪等。

(3)强麻醉性镇痛药:吗啡、哌替啶等。

(4)辅助性镇痛药:地西泮、异丙嗪、氯丙嗪等。给药时应遵循WHO推荐的三阶梯疗法,即选用镇痛药必须从弱到强,先以非麻醉药为主,当其不能控制疼痛时依次加用弱麻醉性及强麻醉性镇痛药,并配以辅助用药,采取复合用药的方式达到镇痛效果。

(四)心理护理

患者在知晓自己的诊断后,预感疾病的预后不佳,加之躯体的痛苦,会出现愤怒、抑郁、焦虑,甚至绝望等负性心理反应,而患者的负性情绪又会加重其躯体不适;因此,护理人员应与患者建立良好的护患关系,运用倾听、解释、安慰等技巧与患者沟通,表示关心与体贴,并及时取得家属的配合,以避免自杀等意外的发生。耐心听取患者自身感受的叙述,并给予支持和鼓励。同时介绍有关胃癌治疗进展信息,提高患者治疗的信心;指导患者保持乐观的生活态度,用积极的心态面对疾病,树立战胜疾病、延长生存期的信心。此外,协助患者取得家庭和社会的支持,对稳定患者的情绪,也有不可忽视的作用。

七、健康教育指导

(一)疾病预防指导

对健康人群开展卫生宣教,提倡多食富含维生素 C 的新鲜水果、蔬菜,多食肉类、鱼类、豆制品和乳制品;避免高盐饮食,少进咸菜、烟熏和腌制食品;食品贮存要科学,不食霉变食物。对胃癌高危人群如中度或重度胃黏膜萎缩、中度或重度肠化生、不典型增生或有胃癌家族史者应遵医嘱给予根除幽门螺杆菌治疗。对癌前状态者,应定期复查,以便早期诊断及治疗。

(二)患者一般指导

指导患者生活规律,保证充足的睡眠,根据病情和体力,适量活动,增强机体抵抗力。注意个人卫生,特别是体质衰弱者,应做好口腔、皮肤黏膜的护理,防止继发性感染。指导患者运用适当的心理防御机制,保持乐观态度和良好的心理状态、以积极的心态面对疾病。

(三)治疗指导

指导患者合理使用止痛药,发挥自身积极的应对能力,以提高控制疼痛的效果。嘱患者定期复诊,以监测病情变化和及时调整治疗方案。教会患者及家属如何早期识别并发症,及时就诊。

第三节　炎症性肠病

炎症性肠病(IBD)是一种病因不明的直肠和结肠慢性非特异性炎症性疾病。包括溃疡性结肠炎(UC)和克罗恩病(CD),病变主要位于大肠的黏膜与黏膜下层。主要症状有腹泻、黏液脓血便和腹痛,病程漫长,病情轻重不一,常反复发作。本病多见于 20～40 岁,男女发病率无明显差别。

一、临床表现

(一)症状

1.消化系统表现

主要表现为腹泻与腹痛。

(1)腹泻:为最主要的症状,黏液脓血便是本病活动期的重要表现。腹泻主要与炎症导致大肠黏膜对水钠吸收障碍以及结肠运动功能失常有关。粪便中的黏液或黏液脓血,为炎症渗出和黏膜糜烂及溃疡所致。排便次数和便血程度可反映病情程度,轻者每天排便 2～4 次,粪便呈糊状,可混有黏液、脓血,便血轻或无;重者腹泻每天可达 10 次以上,大量脓血,甚至呈血水样粪便。病变局限于直肠和乙状结肠的患者,偶有腹泻与便秘交替的现象,与病变直肠排空功能障碍有关。

(2)腹痛:轻者或缓解期患者多无腹痛或仅有腹部不适,活动期有轻或中度腹痛,为左下腹的阵痛,亦可涉及全腹。有疼痛-便意-便后缓解的规律,大多伴有里急后重,为直肠炎症刺激所致。若并发中毒性巨结肠或腹膜炎,则腹痛持续且剧烈。

其他症状:可有腹胀、食欲缺乏、恶心、呕吐等。

2.全身表现

中、重型患者活动期有低热或中等度发热,高热多提示有并发症或急性暴发型。重症患者可出现衰弱、消瘦、贫血、低清蛋白血症、水和电解质平衡紊乱等表现。

3.肠外表现

本病可伴有一系列肠外表现,包括口腔黏膜溃疡、结节性红斑、外周关节炎、坏疽性脓皮病、虹膜睫状体炎等。

(二)体征

患者呈慢性病容,精神状态差,重者呈消瘦贫血貌。轻者仅有左下腹轻压痛,有时可触及痉挛的降结肠和乙状结肠。重症者常有明显腹部压痛和鼓肠。若有反跳痛、腹肌紧张、肠鸣音减弱等应注意中毒性巨结肠和肠穿孔等并发症。

(三)并发症

可并发中毒性巨结肠、直肠结肠癌变、大出血、急性肠穿孔、肠梗阻等。

二、辅助检查

(一)血液检查

可有红细胞和血红蛋白减少。活动期白细胞计数增高。红细胞沉降率增快和 C 反应蛋白增高是活动期的标志。重症患者可有血清清蛋白下降、凝血酶原时间延长和电解质紊乱。

(二)粪便检查

粪便肉眼检查常可见血、脓和黏液,显微镜检查可见多量红细胞和脓细胞,急性发作期可见巨噬细胞。粪便病原学检查的目的是排除感染性结肠炎,是本病诊断的一个重要步骤。

(三)自身抗体检测

血中外周型抗中性粒细胞胞质抗体和抗酿酒酵母抗体分别为 UC 和 CD 的相对特异性抗体,这两种抗体的检测有助于 UC 和 CD 的诊断和鉴别诊断。

(四)结肠镜检查

结肠镜检查是本病诊断的最重要手段之一,可直接观察病变肠黏膜并进行活检,内镜下可见病变黏膜充血和水肿,粗糙呈颗粒状,质脆易出血。黏膜上有多发性浅溃疡,散在分布,亦可融合,表面附有脓性分泌物。也可见假息肉形成,结肠袋变钝或消失。

(五)X 线钡剂灌肠检查

可见黏膜粗乱或有细颗粒改变,也可呈多发性小龛影或小的充盈缺损,有时病变肠管缩短,结肠袋消失,肠壁变硬,可呈铅管状。重型或暴发型一般不宜做此检查,以免加重病情或诱发中毒性巨结肠。

三、治疗要点

治疗目的在于控制急性发作,缓解病情,减少复发,防治并发症。

四、护理评估

(一)了解病史

了解患者腹泻史,家族遗传病史;了解患者是否抽烟,每天抽烟的量,抽烟有多少年;了解患者既往每日腹泻次数、性质,以及腹泻伴随症状,如发热、腹痛等情况。了解以往用药及治疗情况。

(二)身体评估

观察患者全身状况:有无痛苦表情,有无消瘦、贫血貌,生命体征是否正常。腹部体征:上腹部有无固定压痛点,有无胃蠕动波,全腹有无压痛、反跳痛,有无腹肌紧张,有无肠鸣音减弱或消失等。

(三)患者心理状态

患者有无自卑、忧虑、恐惧等不良情绪反应。

(四)辅助检查

查看血常规检查结果,有无白细胞变化,血红蛋白有无变化;粪便检查有无黏液脓血,镜检有无红细胞和脓细胞;结肠镜检和组织活检结果如何;X线钡剂检查结果如何。

五、护理诊断

(一)疼痛

疼痛与肠道炎症、溃疡有关。

(二)腹泻

腹泻与结肠炎症有关。

(三)营养失调

营养低于机体需要量,与机体丢失及吸收障碍有关。

六、护理措施

(一)一般护理

1.休息和活动

轻症者注意休息,减少活动量,防止劳累;重症者应卧床休息,保证睡眠,以减少肠蠕动,减轻腹泻、腹痛症状。

2.饮食护理

指导患者食用质软、易消化、少纤维素又富含营养的食物。一般为高热量、高蛋白、低渣饮食,以利于吸收,减轻对肠黏膜的刺激,供给足够的热量,维持机体代谢的需要。为患者提供良好的进餐环境,增加食欲。避免食用刺激性食物,急性发展期患者应进流质或半流质饮食,禁食冷饮、水果等,减轻黏膜的炎症,防止肠出血等并发症。病情严重者应禁食,按医嘱给予静脉高营养,利于炎症减轻。定期对患者进行营养监测,以了解营养改善状况。

(二)病情观察

观察患者腹泻的次数、性质,腹泻伴随症状,如发热、腹痛等,监测粪便检查结果。严密观察腹痛的性质、部位以及生命体征的变化,以了解病情的进展情况,如腹痛性质突然改变,应注意是否发生大出血、肠梗阻、中毒性巨结肠、肠穿孔等并发症。

(三)对症护理

1.腹泻护理

全身症状明显的患者应卧床休息,注意腹部保暖,可用暖水袋腹部热敷,以减轻肠道运动,减少排便次数,并有利于腹痛等症状的减轻。加强肛周皮肤的护理,排便后应用温水清洗肛周,保持清洁干燥,涂无菌凡士林或抗生素软膏以保护肛周皮肤,或促进损伤处愈合。稳定患者情绪,以减轻症状。

2.疼痛护理

给患者耐心解释疼痛的原因,使其减轻焦虑、恐惧等不良情绪,增强自信心,配合治疗。教给患者缓解疼痛的方法,如放松、转移注意力,也可用针灸等止疼。

(四)用药护理

遵医嘱给予柳氮磺吡啶(SASP)、糖皮质激素、免疫抑制剂等治疗,以控制病情,使腹痛缓解。注意药物的疗效及不良反应,如应用 SASP 时,患者可出现恶心、呕吐、皮疹、粒细胞减少及再生障碍性贫血等。应嘱患者餐后服药,服药期间定期复查血常规,应用糖皮质激素者,要注意激素不良反应,不可随意停药,防止反跳现象,应用硫唑嘌呤或巯嘌呤时患者可出现骨髓抑制的表现,应注意监测白细胞计数。

(五)心理护理

由于病因不明,病情反复发作,迁延不愈,常给患者带来痛苦,尤其是排便次数的增加,给患者的精神和日常生活带来很多困扰,易产生自卑、忧虑,甚至恐惧心理。应鼓励患者树立信心,以平和的心态应对疾病,自觉地配合治疗。尊重患者,为患者提供相对私密的空间,如尽量安排患者在有卫生间的单人病室等。帮助患者及家属认识患者的实际健康状态,明确精神因素可成为溃疡性结肠炎的诱发和加重因素,缓解焦虑、恐惧心理。

七、健康教育指导

(一)生活指导

指导患者正确对待疾病,保持稳定的情绪,树立战胜疾病的信心。指导患者合理选择饮食,摄入足够的营养,避免多纤维及刺激性食物,忌冷食。

(二)用药指导

嘱患者坚持治疗,不要随意更换药物或停药。教会患者识别药物的不良反应,出现异常情况如疲乏、头痛、发热、手脚发麻、排尿不畅等症状要及时就诊,以免耽搁病情。

第四节　肝硬化

肝硬化(cirrhosis of liver)是一种由不同病因引起的慢性进行性弥散性肝病。病理特点为广泛的肝细胞变性坏死、再生结节形成、结缔组织增生,致使正常肝小叶结构破坏和假小叶形成。临床可有多系统受累,主要表现为肝功能损害和门静脉高压,晚期出现消化道出血、肝性脑病、感染等严重并发症。

在我国,肝硬化是常见疾病和主要死因之一。本病占内科总住院人数的 4.3%～14.2%。患者以青壮年男性多见,35～48 岁为发病高峰年龄,男女比例为 3.6∶1～8∶1。

一、临床表现

肝硬化的病程发展通常比较缓慢,可隐伏 3～5 年或更长时间。临床上分为肝功能代偿期和失代偿期,但两期的界限并不清晰,有时不易划分,现分述如下。

(一)代偿期

早期症状轻,以乏力、食欲缺乏为主要表现,可伴有恶心、厌油腻、腹胀、上腹隐痛及腹泻等。症状常因劳累或伴发病而出现,经休息或治疗可缓解。患者营养状况一般或消瘦,肝轻度大,质地偏硬,可有轻度压痛,脾轻至中度大。肝功能多在正常范围内或轻度异常。

(二)失代偿期

主要为肝功能减退和门静脉高压所致的全身多系统症状和体征。

1.肝功能减退的临床表现

(1)全身症状和体征:一般状况与营养状况均较差,乏力、消瘦、不规则低热、面色灰暗黝黑(肝病面容)、皮肤干枯粗糙、水肿、舌炎、口角炎等。

(2)消化道症状:食欲减退甚至畏食、进食后上腹饱胀不适、恶心、呕吐、稍进油腻肉食易引起腹泻,因腹腔积液和胃肠积气而腹胀不适。上述症状的出现与胃肠道瘀血水肿、消化吸收功能紊乱和肠道菌群失调等因素有关。肝细胞有进行性或广泛性坏死时可出现黄疸。

(3)出血倾向和贫血:常有鼻出血、牙龈出血、皮肤紫癜和胃肠出血等倾向,系肝合成凝血因子减少、脾功能亢进和毛细血管脆性增加所致。贫血可因缺铁、缺乏叶酸和维生素 B_{12},脾功能亢进等因素引起。

(4)内分泌失调

1)雌激素增多、雄激素和糖皮质激素减少:肝对雌激素的灭活功能减退,故体内雌激素增多。雌激素增多时,男性患者常有性欲减退、睾丸萎缩、毛发脱落及乳房发育;女性患者可有月经失调、闭经、不孕等。部分患者出现蜘蛛痣,主要分布在面颈部、上胸、肩背和上肢等上腔静脉引流区域;手掌大小鱼际和指端腹侧部位皮肤发红称为肝掌。肾上腺皮质功能减退,表现为面部和其他暴露部位皮肤色素沉着。

2)醛固酮和抗利尿激素增多:肝功能减退时对醛固酮和抗利尿激素的灭活作用减弱,致体内醛固酮及抗利尿激素增多。醛固酮作用于远端肾小管,使钠重吸收增加;抗利尿激素作用于集合管,使水的重吸收增加。水钠潴留导致尿少、水肿,并促进腹腔积液形成。

2.门静脉高压的临床表现

门静脉高压症的三大临床表现是脾大;侧支循环建立和开放;腹腔积液。

(1)脾大:门静脉高压致脾静脉压力增高,脾瘀血而肿大。一般为轻、中度大,有时可为巨脾。上消化道大量出血时,脾脏可暂时缩小,待出血停止并补足血容量后,脾脏再度增大。晚期脾大常伴有对血细胞破坏增加,使周围血中白细胞、红细胞和血小板减少,称为脾功能亢进。

(2)侧支循环的建立和开放:正常情况下,门静脉系与腔静脉系之间的交通支很细小,血流量很少。门静脉高压形成后,来自消化器官和脾脏的回心血液流经肝脏受阻,使门腔静脉交通支充盈扩张,血流量增加,建立起侧支循环。临床上重要的侧支循环有:

1)食管下段和胃底静脉曲张,主要是门静脉系的胃冠状静脉和腔静脉系的食管静脉、奇静脉等沟通开放,常在恶心、呕吐、咳嗽、负重等使腹内压突然升高,或因粗糙食物机械损伤、胃酸反流腐蚀损伤时,导致曲张静脉破裂出血,出现呕血、黑便及休克等表现。

2)腹壁静脉曲张,由于脐静脉重新开放,与附脐静脉、腹壁静脉等连接,在脐周和腹壁可见迂曲静脉以脐为中心向上及下腹壁延伸。

3)痔核形成,为门静脉系的直肠上静脉与下腔静脉系的直肠中、下静脉吻合扩张形成,破裂时引起便血。

(3)腹腔积液:是肝硬化肝功能失代偿期最为显著的临床表现。腹腔积液出现前,常有腹胀,以饭后明显。大量腹腔积液时腹部隆起,腹壁绷紧发亮,患者行动困难,可发生脐疝;膈抬高,出现呼吸困难、心悸,部分患者伴有胸腔积液。腹腔积液形成的因素有:

1)门静脉压力增高:使腹腔脏器毛细血管床静水压增高,组织间液回吸收减少而漏入腹腔。

2)低清蛋白血症:系指血浆清蛋白低于30g/L,肝功能减退使清蛋白合成减少及蛋白质摄入和吸收障碍,低清蛋白血症时血浆胶体渗透压降低,血管内液外渗。

3)肝淋巴液生成过多:肝静脉回流受阻时,肝内淋巴液生成增多,超过胸导管引流能力,淋巴管内压力增高,使大量淋巴液自肝包膜和肝门淋巴管渗出至腹腔。

4)抗利尿激素及继发性醛固酮增多,引起水钠重吸收增加。

5)肾脏因素:有效循环血容量不足致肾血流量减少,肾小球滤过率降低,排钠和排尿量减少。

3.肝脏情况

早期肝脏增大,表面尚平滑,质中等硬;晚期肝脏缩小,表面可呈结节状,质地坚硬;一般无压痛,但在肝细胞进行性坏死或并发肝炎和肝周围炎时可有压痛与叩击痛。

(三)并发症

1.上消化道出血

为本病最常见的并发症。由于食管下段或胃底静脉曲张破裂,引起突然大量的呕血和黑便,常引起出血性休克或诱发肝性脑病,病死率高。应注意鉴别的是,部分肝硬化患者上消化道出血的原因是并发急性胃黏膜糜烂或消化性溃疡。

2.感染

由于患者抵抗力低下、门腔静脉侧支循环开放等因素,增加细菌入侵繁殖机会,易并发感染如肺炎、胆道感染、败血症、自发性腹膜炎等。

3.肝性脑病

是晚期肝硬化的最严重并发症。

4.原发性肝癌

肝硬化患者短期内出现肝脏迅速增大、持续性肝区疼痛、腹腔积液增多且为血性、不明原因的发热等,应考虑并发原发性肝癌,需作进一步检查。

5.功能性肾衰竭

功能性肾衰竭又称肝肾综合征。表现为少尿或无尿、氮质血症、稀释性低钠血症和低尿钠,但肾无明显器质性损害。主要由于肾血管收缩和肾内血液重新分布,导致肾皮质血流量和肾小球滤过率下降等因素引起。

6.电解质和酸碱平衡紊乱

出现腹腔积液和其他并发症后患者电解质紊乱趋于明显,常见如下。

(1)低钠血症:长期低钠饮食致原发性低钠,长期利尿和大量放腹腔积液等致钠丢失。

(2)低钾低氯血症与代谢性碱中毒:与进食少、呕吐、腹泻、长期应用利尿剂或高渗葡萄糖液、继发性醛固酮增多等有关。

二、辅助检查

(一)血常规

代偿期多正常,失代偿期常有不同程度的贫血。脾功能亢进时白细胞和血小板计数亦减少。

(二)尿常规

代偿期正常,失代偿期可有蛋白尿;血尿和管型尿。有黄疸时可有胆红素,尿胆原增加。

(三)肝功能试验

代偿期正常或轻度异常,失代偿期多有异常。重症患者血清胆红素增高,胆固醇酯低于正常。转氨酶轻、中度增高,一般以 ALT(GPT)增高较显著,但肝细胞严重坏死时则 AST(GOT)活力常高于 ALT。血清总蛋白正常、降低或增高,但清蛋白降低,球蛋白增高,清蛋白/球蛋白比例降低或倒置;在血清蛋白电泳中,清蛋白减少,γ 球蛋白显著增高。凝血酶原时间有不同程度延长。

(四)免疫功能检查

血清 IgG 显著增高,T 淋巴细胞数常低于正常;可出现抗核抗体、抗平滑肌抗体等非特异性自身抗体;病毒性肝炎者,肝炎病毒标记可呈阳性反应。

(五)腹腔积液检查

一般为漏出液,并发自发性腹膜炎、结核性腹膜炎或癌变时腹腔积液性质发生相应变化。

(六)影像学检查

X 线钡餐检查示食管静脉曲张者钡剂在黏膜上分布不均,显示虫蚀样或蚯蚓状充盈缺损,纵行黏膜皱襞增宽;胃底静脉曲张时钡剂呈菊花样充盈缺损。超声显像可显示肝大小和外形改变,脾大,门脉高压症时可见门静脉、脾静脉直径增宽,有腹腔积液时可见液性暗区。CT 和 MRI 检查可显示肝脾形态改变、腹腔积液。放射性核素检查可见肝摄取核素稀疏,脾核素浓集等。

(七)纤维内镜检查

可直视静脉曲张及其分布和程度。

(八)腹腔镜检查

可直接观察肝脾情况,在直视下对病变明显处进行穿刺做活组织检查。

三、治疗要点

目前尚无特效治疗,应重视早期诊断,加强病因及一般治疗,以缓解病情,延长代偿期和保持劳动力。肝硬化代偿期患者可服用抗纤维化的药物(如秋水仙碱)及中药,不宜滥用护肝药物,避免应用对肝有损害的药物。

失代偿期主要是对症治疗、改善肝功能和处理并发症,有手术适应证者慎重选择时机进行手术治疗。

四、护理评估

(一)了解病史

询问本病的有关病因,例如,有无肝炎或输血史、心力衰竭、胆道疾病史;有无长期接触化学毒物、使用损肝药物或嗜酒史,其用量和持续时间;有无慢性肠道感染、消化不良、消瘦、黄疸、出血史。

(二)身体评估

注意观察患者的精神状态,对人物、时间、地点的定向力。表情淡漠、性格改变或行为异常多为肝性脑病的前驱表现;评估患者营养状况,是否消瘦及其程度,有无水肿。应注意当有腹腔积液或皮下水肿时,不能以体重判断患者的营养状况;观察皮肤和黏膜有无黄染、出血点、蜘蛛痣、肝掌、腹壁静脉显露;患者肝脾触诊情况:大小、质地、表面情况、有无压痛。腹腔积液体征;检查有无移动性浊音。有无腹部膨隆、腹壁紧张度增加、脐疝、腹式呼吸减弱。有无因呼吸困难、心悸而不能平卧。

(三)患者心理状态

评估时应注意患者有无个性、行为的改变,有无焦虑、抑郁、易怒、悲观等情绪。应注意鉴别患者是心理问题抑或并发肝性脑病时的精神障碍表观。

(四)辅助检查

血常规、肝功能检查、超声波检查和 X 线钡餐检查结果如何。

五、护理诊断

(一)营养失调

低于机体需要量,与肝功能减退、门静脉高压引起食欲减退、消化和吸收障碍有关。

(二)体液过多

体液过多与肝功能减退、门静脉高压引起水钠潴留有关。

(三)活动无耐力

活动无耐力与肝功能减退、大量腹腔积液有关。

(四)有皮肤完整性受损的危险

皮肤完整性受损与营养不良、水肿、皮肤干燥、瘙痒、长期卧床有关。

(五)潜在并发症

上消化道出血、肝性脑病。

六、护理措施

(一)一般护理

1.休息与活动

休息可以减轻患者能量的消耗,减轻肝代谢的负担,有助于肝细胞修复和改善腹腔积液和水肿。但过多的躺卧易引起消化不良、情绪不佳,故应视病情安排适量的活动。代偿期患者无明显的精神、体力减退,可参加轻工作,避免过度疲劳;失代偿期患者以卧床休息为主,活动量以不感到疲劳、不加重症状为度。体液过多时,应多卧床休息,卧床时尽量取平卧位,以增加肝、肾血流量,改善肝细胞的营养,提高肾小球滤过率。可抬高下肢,以减轻水肿。阴囊水肿者可用托带托起阴囊,以利水肿消退。大量腹腔积液者卧床时可取半卧位,以使膈下降,有利于呼吸运动,减轻呼吸困难和心悸。

2.饮食护理

既保证饮食营养又遵守必要的饮食限制是改善肝功能、延缓病情进展的基本措施。应向患者及家属说明导致营养状况下降的有关因素、饮食治疗的意义及原则,与患者共同制订符合治疗需要而又为其接受的饮食计划。饮食治疗原则:高热量、高蛋白质、高维生素、易消化饮食,并根据病情变化及时调整。

(1)蛋白质:是肝细胞修复和维持血浆清蛋白正常水平的重要物质基础,应保证其摄入量。蛋白质来源以豆制品、鸡蛋、牛奶、鱼、鸡肉、瘦猪肉为主。血氨升高时应限制或禁食蛋白质,待病情好转后再逐渐增加摄入量,并应选择植物蛋白,例如豆制品,因其含蛋氨酸、芳香氨基酸和产氨的氨基酸较少。

(2)维生素:新鲜蔬菜和水果含有丰富的维生素,如西红柿、柑橘等富含维生素C,日常食用可保证维生素的摄取。

(3)限制水钠:有腹腔积液者应低盐或无盐饮食,钠限制在每日500～800mg(氯化钠1.2～2.0g),进水量限制在每日1000mL左右。应向患者介绍各种食物的成分,如高钠食物有咸肉、酱菜、酱油、罐头食品、含钠味精等,应尽量少食用;含钠较少的食物有粮谷类、瓜茄类、水果等;含钾多的食物有水果、硬壳果、马铃薯、干豆、肉类等。评估患者有无不恰当的饮食习惯而加重水钠潴留,切实控制钠和水的摄入量。限钠饮食常使患者感到食物淡而无味,可适量添加柠檬汁、食醋等,改善食品的调味,以增进食欲。

(4)避免损伤曲张静脉:食管胃底静脉曲张者应食菜泥、肉末、软食,进餐时细嚼慢咽,咽下的食团宜小且外表光滑,切勿混入糠皮、硬屑、鱼刺、甲壳等,药物应磨成粉末,以防损伤曲张的静脉导致出血。

(5)营养支持:必要时遵医嘱给予静脉补充足够的营养,如高渗葡萄糖液、复方氨基酸、清蛋白或新鲜血。

(6)营养状况监测:经常评估患者的饮食和营养状况,包括每日的食品和进食量,体重和实验室检查有关指标的变化。

3.皮肤护理

肝硬化患者因常有皮肤干燥、水肿、有黄疸时可有皮肤瘙痒、长期卧床等因素,易发生皮肤破损和继发感染。除常规的皮肤护理、预防压疮措施外,应注意沐浴时避免水温过高,避免使用有刺激性的皂类和沐浴液,沐浴后可使用性质柔和的润肤品,以减轻皮肤干燥和瘙痒;皮肤瘙痒者给予止痒处理,嘱患者勿用手搔抓,以免皮肤破损。

(二)病情观察

观察腹腔积液和下肢水肿的消长,准确记录出入量,测量腹围、体重,并教会患者正确的测量和记录方法。进食量不足、呕吐、腹泻者,应遵医嘱应用利尿剂、放腹腔积液后更应密切观察。监测血清电解质和酸碱度的变化,以及时发现并纠正水电解质、酸碱平衡紊乱,防止肝性脑病、功能性肾衰竭的发生。

(三)用药护理

使用利尿剂时应特别注意维持水电解质和酸碱平衡。利尿速度不宜过快,以每日体重减轻不超过 0.5kg 为宜。

(四)心理护理

初次住院治疗的患者由于对疾病知识的缺乏,常表现为焦虑;病情严重或因患病需长期住院的患者则常常表现消极悲观,甚至绝望的心理反应,故常不配合治疗或过分依赖医护人员。因此,护理人员增加与患者交谈的时间,鼓励患者说出其内心的感受和忧虑,与患者一起讨论其可能面对的问题,在精神上给患者真诚的安慰和支持。应注重家庭的支持作用,指导患者家属在情感上关心支持患者,从而减轻患者的心理压力。对表现出严重焦虑和抑郁的患者,应加强巡视并及时进行干预,以免发生意外。

七、健康教育指导

(1)护士应帮助患者和家属掌握本病的有关知识和自我护理方法,分析和消除不利于个人和家庭应对的各种因素,树立治病信心,保持愉快心情,把治疗计划落实到日常生活中。

(2)保证身心两方面的休息,应有足够的休息和睡眠,生活起居有规律。活动量以不加重疲劳感和其他症状为度。应十分注意情绪的调节和稳定。在安排好治疗、身体调理的同时,勿过多考虑病情,遇事豁达开朗。

(3)注意保暖和个人卫生,预防感染。

(4)切实遵循饮食治疗原则和计划,安排好营养食谱。

(5)按医师处方用药,加用药物需征得医生同意,以免服药不当而加重肝脏负担和肝功能损害。应向患者详细介绍所用药物的名称、剂量、给药时间和方法,教会其观察药物疗效和不良反应。例如服用利尿剂者,如出现软弱无力、心悸等症状时,提示低钠、低钾血症,应及时就医。

(6)家属应理解和关心患者,给予精神支持和生活照顾。细心观察、及早识别病情变化,例如当患者出现性格、行为改变等可能为肝性脑病的前驱症状时,或消化道出血等其他并发症时,应及时就诊。定期门诊随诊。

第五节　原发性肝癌

原发性肝癌(primary carcinoma of the liver)指原发于肝细胞和肝内胆管细胞的癌肿,为我国常见恶性肿瘤之一,其病死率在消化系统恶性肿瘤中排列第 3 位,仅次于胃癌和食管癌。肝癌在世界各地的发病率虽有所不同,但均有上升趋势。本病可发生于任何年龄,以 40～49 岁为最多,男女之比为(2～5):1。

一、临床表现

(一)症状

1.肝区疼痛

半数以上患者有肝区疼痛,多呈持续性钝痛或胀痛,由癌肿迅速生长使肝包膜绷紧所致。若肿瘤侵犯膈,疼痛可放射至右肩;如肿瘤生长缓慢,则无或仅有轻微钝痛。当肝表面癌结节包膜下出血或向腹腔破溃,腹痛突然加剧,可有急腹症的表现,如出血量大,则引起昏厥和休克。

2.消化道症状

常有食欲减退、腹胀,也可有恶心、呕吐、腹泻等。

3.全身症状

有乏力、进行性消瘦、发热、营养不良、晚期患者可呈恶病质等。少数患者由于癌肿本身代谢异常,进而对机体产生影响引起内分泌或代谢异常,可有自发性低血糖、红细胞增多症、高血钙、高血脂等伴癌综合征。对肝大伴有此类表现的患者,应警惕肝癌的存在。

4.转移灶症状

肿瘤转移之处有相应症状。如转移至肺可引起胸痛和血性胸腔积液;胸腔转移以右侧多见,可有胸腔积液征;骨骼和脊柱转移,可引起局部压痛或神经受压症状;颅内转移可有相应的神经定位症状和体征。

(二)体征

1.肝大

肝呈进行性肿大,质地坚硬,表面及边缘不规则,有大小不等的结节或巨块,常有不同程度的压痛。如癌肿突出于右肋弓下或剑突下,上腹可呈现局部隆起或饱满;如癌肿位于膈面,则主要表现为膈抬高而肝下缘可不大;如压迫血管,致动脉内径变窄,可在腹壁上听到吹风样血管杂音。

2.黄疸

一般在晚期出现,由于肝细胞损害,或癌肿压迫、侵犯肝门附近的胆管,或癌组织和血块脱落引起胆道梗阻所致。

3.肝硬化征象

肝癌伴肝硬化门脉高压者可有脾大、静脉侧支循环形成及腹腔积液等表现。腹腔积液一般为漏出液,也有血性腹腔积液出现。

(三)并发症

1.肝性脑病

常为肝癌终末期的并发症,约1/3的患者因此死亡。

2.上消化道出血

约占肝癌死亡原因的15%。肝癌常因合并肝硬化或门静脉、肝静脉癌栓致门静脉高压,引起食管胃底静脉曲张破裂出血。也可因胃肠道黏膜糜烂、凝血功能障碍等而出血。

3.肝癌结节破裂出血

约10%的肝癌患者因癌结节破裂出血致死。肝癌组织坏死、液化可致自发破裂,或因外力作用而破裂。如限于包膜下,可形成压痛性包块,破入腹腔可引起急性腹痛和腹膜刺激征。

4.继发感染

本病患者在长期消耗或因放射、化学治疗而致白细胞减少的情况下,抵抗力减弱,加之长期卧床等因素,容易并发各种感染,如肺炎、败血症、肠道感染等。

二、辅助检查

(一)癌肿标志物的检测

1.甲胎蛋白(AFP)

AFP 是诊断肝细胞癌最特异性的标志物,现已广泛用于肝癌的普查、诊断、判断治疗效果和预测复发。普查中阳性发现可早于症状出现 8～11 个月,肝癌 AFP 阳性率为 70%～90%。AFP 浓度通常与肝癌大小呈正相关。在排除妊娠和生殖腺胚胎瘤的基础上,AFP 检查诊断肝细胞癌的标准为:①AFP 大于 $500\mu g/L$,持续 4 周。②AFP 由低浓度逐渐升高不降。③AFP 在 $200\mu g/L$ 以上的中等水平持续 8 周。

2.γ－谷氨酰转移酶同工酶Ⅱ(GGT$_2$)

GGT$_2$ 在原发性和转移性肝癌的阳性率可达到 90%,特异性达 97.1%。在小肝癌中 GGT$_2$ 阳性率为 78.6%。

3.其他

异常凝血酶原(AP)、α－L－岩藻糖苷酶(AFU)等活性升高。

(二)超声显像

可显示直径为 2cm 以上的肿瘤,对早期定位诊断有较大价值,结合 AFP 检测,已广泛用于普查肝癌,有利于早期诊断。近年发展的彩色多普勒血流成像可分析测量进出肿瘤的血液,根据病灶供血情况,鉴别病变良性或恶性。

(三)电子计算机 X 线体层显像(CT)

CT 可显示 2cm 以上的肿瘤,阳性率在 90%以上。如结合肝动脉造影,或注射碘油的肝动脉造影,对 1cm 以下肿瘤的检出率可达 80%以上,是目前诊断小肝癌和微小肝癌的最佳方法。

(四)X 线肝血管造影

选择性腹腔动脉和肝动脉造影能显示直径 1cm 以上的癌结节,阳性率可达 87%以上,结合 AFP 检测的阳性结果,常用于小肝癌的诊断。

(五)磁共振显像(MRI)

能清楚显示肝细胞癌内部结构特征,对显示子瘤和瘤栓有价值。

(六)肝穿刺活检

近年来在超声或 CT 引导下用细针穿刺癌结节,吸取癌组织检查,癌细胞阳性者即可诊断。

(七)剖腹探查

疑有肝癌的病例,经上述检查仍不能证实,如患者情况许可,应进行剖腹探查以争取早期诊断和手术治疗。

三、治疗要点

早期肝癌应尽量采取手术切除,对不能切除的大肝癌可运用多种治疗措施。

四、护理评估

(一)了解病史

询问患者是否患有乙型或丙型肝炎及患病时间;有无食用霉变的食物,有无长期大量饮酒及酒精肝病史;了解患者既往治疗的情况及用药情况。

(二)身体评估

评估患者营养状况,是否消瘦及其程度,有无水肿。观察皮肤和黏膜有无黄染、出血点、蜘蛛痣、肝掌、腹壁静脉显露;患者肝脾触诊情况:大小、质地、表面情况、有无压痛。

(三)患者心理状态

患者是否出现焦虑、恐惧、消极、绝望等不良情绪。

(四)辅助检查

甲胎蛋白(AFP)检测结果如何;超声显像检查和 CT、MRI 检查的结果怎样;肝组织穿刺检测有无发现癌细胞。

五、护理诊断

(一)疼痛

肝区痛,与肿瘤增长迅速,肝包膜被牵拉或肝动脉栓塞术后产生栓塞后综合征有关。

(二)营养失调

低于机体需要量,与恶性肿瘤对机体的慢性消耗、化疗所致胃肠道反应有关。

(三)有感染的危险

感染与长期消耗及化疗、放疗而致白细胞减少、抵抗力下降有关。

(四)恐惧

恐惧与腹部剧烈疼痛或担心预后有关。

(五)潜在并发症

上消化道出血、肝性脑病、癌结节破裂出血。

六、护理措施

(一)一般护理

1.饮食护理

向患者解释进食的意义,鼓励患者进食。安排良好的进食环境,保持患者口腔清洁,以增加患者的食欲。饮食以高蛋白、适当热量、高维生素为宜,避免摄入高脂、高热量和刺激性食物,使肝脏负担加重。如疼痛剧烈应暂停进食,待疼痛减轻再进食。有恶心、呕吐时,于服用止吐剂后进少量食物,增加餐次,尽量增加摄入量。如有肝性脑病倾向,应减少蛋白质摄入,以免诱发肝昏迷。对晚期肝癌患者,可根据医嘱静脉补充营养,维持机体代谢需要。应及时根据患者营养状况,调整饮食计划。

2.加强临床护理减少感染

病房应减少探视,定期空气、衣物消毒,保持室内空气新鲜。严格遵循无菌原则进行各项操作,防止交叉感染。指导并协助患者作好皮肤、口腔护理,注意会阴部及肛门的清洁,减少感染的机会。

(二)病情观察

监测患者的疼痛及感染征象,注意经常评估患者疼痛的强度、性质、部位及伴随症状,及时发现和处理异常情况。密切观察患者体温、脉搏、呼吸及血常规改变,询问患者有无咽痛、咳嗽、尿痛等不适,及时发现感染迹象并协助医生进行处理。

(三)疼痛护理

教会患者一些放松和转移注意力的技巧,如作深呼吸、听音乐、与病友交谈等,有利于缓解疼痛。保持环境安静、舒适,减少对患者的不良刺激和心理压力。尊重患者,认真倾听患者述说疼痛的感觉,及时做出适当的反应,可以减轻患者的孤独无助感和焦虑,使其保持稳定的情绪而有助于减轻疼痛。根据医嘱采用患者自控镇痛(PCA)法进行止痛。

(四)肝动脉栓塞化疗的护理

对实施肝动脉栓塞化疗的患者,应作好术前及术后护理。术前给患者及家属解释有关治疗的必要性、方法和效果,使其减轻对手术的疑虑,配合手术治疗。术后由于肝动脉血供突然减少,可产生栓塞后综合征,即出现腹痛、发热、恶心、呕吐、血清清蛋白降低;肝功能异常等改变,应做好相应护理。

1.术后禁食 2~3d,逐渐过渡到流质饮食,并注意少量多餐,以减轻恶心、呕吐。

2.穿刺部位压迫止血 15min 再加压包扎,沙袋压迫 6h,保持穿刺侧肢体伸直 24h,并观察穿刺部位有无血肿及渗血。

3.密切观察病情变化,多数患者于术后 4~8h 体温升高,持续 1 周左右,是机体对坏死肿瘤组织重吸收的反应。高热者应采取降温措施,避免机体大量消耗。注意有无肝性脑病前驱症状,一旦发现异常,及时配合医生进行处理。

4.鼓励患者深呼吸、有效排痰,必要时吸氧,以提高血氧分压,利于肝细胞的代谢。

5.栓塞术 1 周后,常因肝缺血影响肝糖原储存和蛋白质合成,应根据医嘱静脉输注清蛋白,适量补充葡萄糖液。准确记录出入量,以作为补液的依据。

(五)用药护理

根据医嘱给患者应用抗肿瘤的化学药物治疗,注意药物疗效及不良反应。鼓励患者保持积极心态,坚持完成化疗。

(六)心理护理

1.充分认识患者的心理—社会反应

与其他癌症患者一样,肝癌患者往往出现否认、愤怒、忧伤、接受几个心理反应阶段。在疾病诊断初期,患者多存在侥幸心理,希望自己的诊断是错误的,故患者表现为经常提问,十分关心自己的各项检查,焦虑和恐惧的心理反应并存。一旦患者确定自己的诊断,会表现愤怒或逃避现实,部分患者会出现过激的心理反应,出现绝望甚至自杀的行为。如果给予正确的心理疏导,患者会很快接受疾病诊断的事实,并配合治疗和护理,从而延缓生命。

2.建立良好的护患关系

应注意与患者建立良好的护患关系,多与患者交谈以深入了解其内心活动,鼓励患者说出其内心感受,给予适当的解释。

3.减轻患者的恐惧

患者一旦得知被诊断为癌症,将直接面对死亡的威胁,常常产生极度的恐惧心理。因此,应及时对患者的恐惧心理的程度进行正确的评估,以确定对患者进行心理辅导的强度。对于那些由于极度恐惧而可能有危险行为发生的患者,应加强患者的监控,并尽快将患者的心理状况与患者家属沟通,取得患者家属的配合,从而避免意外发生。

4.临终护理

对于疾病晚期的患者,尤应注意维护患者的尊严,耐心处理患者提出的各种要求,并积极协助处理患者出现的各种不适症状,以稳定患者的情绪。此外给患者亲属以心理支持和具体指导,提高家庭的应对能力,鼓励家庭成员多陪伴患者,减轻患者的恐惧并稳定患者的情绪。

七、健康教育指导

(1)指导患者保持乐观情绪,建立积极的生活方式,有条件者可参加社会性抗癌组织活动,增加精神支持,以提高机体抗癌功能。

(2)保持生活规律,注意劳逸结合,避免情绪剧烈波动和劳累,以减少肝糖原分解,减少乳酸和血氨的产生。

(3)指导患者合理进食,增强机体抵抗力。戒烟、酒,减轻对肝的损害。注意饮食和饮水卫生。

(4)指导患者和家属熟悉肝癌的有关知识和并发症的预防及识别,以便随时发现病情变化,及时就诊。

(5)按医嘱服药,忌服损肝药物。

第六节 肝性脑病

肝性脑病(hepatic encephalopathy,HE)过去称肝性昏迷(hepatic coma),是严重肝病引起的、以代谢紊乱为基础的中枢神经系统功能失调的综合病征,其主要临床表现是意识障碍、行为失常和昏迷。若脑病的发生是由于门静脉高压、广泛门一腔静脉侧支循环形成所致,则称为门体分流性脑病(potto—systemic encephalopathy,PSE)。无明显临床表现和生化异常,仅能用精细的智力试验和(或)电生理检测才能做出诊断的肝性脑病,称为亚临床或隐性肝性脑病(subclinical or latent HE)。

一、临床表现

肝性脑病的临床表现常因原有肝病的性质、肝细胞损害的轻重缓急以及诱因的不同而很不一致。一般根据意识障碍程度、神经系统表现和脑电图改变,将肝性脑病由轻到重分为4期。

(一)一期(前驱期)

轻度性格改变和行为异常,如欣快激动或淡漠少言、衣冠不整或随地便溺。应答尚准确,但吐词不清楚且较缓慢。可有扑翼样震颤:嘱患者两臂平伸,肘关节固定,手掌向背侧伸展,手指分开时,可见到手向外侧偏斜,掌指关节、腕关节、甚至肘与肩关节急促而不规则地扑击样抖动。脑电图多数正常。此期历时数日或数周,有时症状不明显,易被忽视。

(二)二期(昏迷前期)

以意识错乱、睡眠障碍、行为异常为主要表现。前一期的症状加重。定向力和理解力均减退,对时间、地点、人物的概念混乱,不能完成简单的计算和智力构图,言语不清、书写障碍、举止反常,并多有睡眠时间倒错;昼睡夜醒,甚至有幻觉、恐惧、狂躁而被视为一般精神病。患者有明显神经体征,如腱反射亢进、肌张力增高、踝阵挛及 Babinski 征阳性等。此期扑翼样震颤存在,脑电图有特异性异常。患者可出现不随意运动及运动失调。

(三)三期(昏睡期)

以昏睡和精神错乱为主,大部分时间患者呈昏睡状态,但可以唤醒,醒时尚可应答,但常有神志不清和幻觉。各种神经体征持续或加重,肌张力增高,四肢被动运动常有抵抗力,锥体束征常阳性。扑翼样震颤仍可引出,脑电图有异常波形。

(四)四期(昏迷期)

神志完全丧失,不能唤醒。浅昏迷时,对疼痛等强刺激尚有反应,腱反射和肌张力仍亢进,由于患者不能合作,扑翼样震颤无法引出;深昏迷时,各种反射消失,肌张力降低,瞳孔常散大,可出现阵发性惊厥、踝阵挛和换气过度。脑电图明显异常。

以上各期的分界常不清楚,前后期临床表现可有重叠,其程度可因病情发展或治疗好转而变化。少数慢性肝性脑病患者还可因中枢神经系统不同部位有器质性损害而出现暂时性或永久性智能减退、共济失调、锥体束征阳性或截瘫。

亚临床或隐性肝性脑病患者,由于没有临床表现而被视为健康人,但在驾驶各种交通工具时,有发生交通事故的危险。肝功能损害严重的肝性脑病患者有明显黄疸、出血倾向和肝臭,易并发各种感染、肝肾综合征和脑水肿等。

二、辅助检查

(一)血氨

正常人空腹静脉血氨为 $40\sim70\mu g/dL$,动脉血氨含量为静脉血的 $0.5\sim2$ 倍。慢性肝性脑病特别是门体分流性脑病患者多有血氨增高;急性肝衰竭所致脑病的血氨多正常。

(二)脑电图检查

典型改变为节律变慢,主要出现普遍性每秒 $4\sim7$ 次 δ 波或三相波,也可有每秒 $1\sim3$ 次的 δ 波。对诊断和预后的判断有意义。

(三)心理智力测验

测验内容包括书写、构词、画图、搭积木、用火柴搭五角星等,常规使用的数字连接试验和符号数字试验,结果容易计量,便于随访。简易智力测验对于诊断早期肝性脑病包括亚临床肝性脑病最有价值。

三、治疗要点

本病尚无特效疗法,常采用综合治疗措施。

四、护理评估

(一)了解病史

了解有关诱发因素,如有无上消化道出血、感染、使用镇静药物等;近日是否进食大量的动物蛋白,有无恶心、呕吐、腹泻或便秘;有无低血糖;近期有无大量利尿和放腹腔积液;是否进行外科手术。了解患者所患为哪种类型肝病,是否行门-体静脉分流术,有无长期使用损肝药物或嗜酒。既往有无精神病史,既往及目前检查和治疗情况如何。

(二)身体评估

意识状态:注意观察患者的性格和行为表现,对时间、地点、人物的定向力和理解力是否正常,有无幻觉及意识障碍。评估时注意患者的语言和非语言行为,向其提出有助于评估的具体问题,如"您现在住在哪里? 您家里有几口人? 您家住在哪儿? 今天是星期几?"等,并注意所提出问题应在患者智力所能回答的范围内。营养状况:患者的身高、体重及全身营养状况。皮肤和黏膜:有无黄染、出血点、蜘蛛痣、肝掌、腹壁静脉曲张等。腹部体征:有无腹部膨隆,腹式呼吸减弱;有无腹壁紧张度增加,肝脾大小、质地、表面情况,有无压痛;有无移动性浊音等。神经系统检查:有无扑翼样震颤,有无肌张力及腱反射的改变,锥体束征是否为阳性。

(三)患者心理状态

了解患者的心理状态,鉴别患者是因疾病所产生的心理问题还是出现精神障碍的表现。评估患者及家属对疾病的认识程度,家庭经济状况和家属对待患者的态度。患者意识障碍时,主要了解家属对患者当前身体状况的看法,应对能力如何,有哪些困难等。

(四)辅助检查

血氨是否增高,以空腹动脉血氨较可靠;有无电解质和酸碱平衡紊乱;脑电图检查有无异常;简易智力测验结果有无异常。

五、护理诊断

1.意识模糊

意识模糊与血氨增高,干扰脑细胞能量代谢和神经传导有关。

2.照顾者角色困难

照顾者角色困难与患者意识障碍、照顾者缺乏有关照顾知识及经济负担过重有关。

3.营养失调

低于机体需要量与肝功能减退、消化吸收障碍以及控制蛋白摄入有关。

4.知识缺乏

缺乏预防肝性脑病的有关知识。

六、护理措施

(一)一般护理

1.合理饮食

因食物中的蛋白质可被肠菌的氨基酸氧化酶分解产生氨,故肝性脑病患者应限制蛋白质的摄入。在发病开始数日内禁食蛋白质,每日供给足够的热量和维生素,以糖类为主要食物,可口服蜂蜜、葡萄糖、果汁、面条、稀饭等。昏迷患者以鼻饲 25% 葡萄糖液供给热量。以减少体内蛋白质分解。糖类可促使氨转变为谷氨酰胺,有利于降低血氨。注意胃排空不良时应停止鼻饲,改用深静脉插管滴注 25% 葡萄糖溶液维持营养。患者神志清楚后,可逐步增加蛋白质饮食,每天 20g,以后每 3～5d 增加 10g,但短期内不能超过 40～50g/d,以植物蛋白为好。因植物蛋白含支链氨基酸较多,而含蛋氨酸、芳香族氨基酸较少,且能增加粪氮排泄。此外,植物蛋白含非吸收性纤维,被肠菌酵解产酸有利于氨的排除,并有利于通便。脂肪可延缓胃的排空,应尽量少用。不宜用维生素 B$_6$,因其可使多巴在周围神经处转为多巴胺,影响多巴进入脑组织,减少中枢神经系统的正常递质传导。

2.加强临床护理,提供情感支持

尽量安排专人护理,训练患者的定向力,利用电视、收音机、报纸、探视者等提供环境刺激。对烦躁患者应注意保护,可加床栏,必要时使用约束带,防止发生坠床及撞伤等意外。在患者清醒时向其讲解意识模糊的原因,安慰患者,尊重患者的人格,切忌嘲笑患者的异常行为。

(二)病情观察

密切注意肝性脑病的早期征象,如患者有无冷漠或欣快,理解力和近期记忆力减退,行为异常(哭泣、叫喊、当众便溺),以及扑翼样震颤。观察患者思维及认知的改变,采用给患者刺激,定期唤醒等方法判断其意识障碍的程度。监测并记录患者生命体征及瞳孔变化。定期复查血氨、肝肾功能、电解质。

(三)去除和避免诱发因素

应协助医生迅速去除本次发病的诱发因素,并注意避免其他诱发因素。

1.避免应用催眠镇静药、麻醉药等,因其可直接抑制大脑和呼吸中枢,造成缺氧。脑细胞缺氧又可降低脑对氨毒的耐受性。

2.避免快速利尿和大量放腹腔积液,及时处理严重的呕吐和腹泻,以防止有效循环血容量减少、大量蛋白质丢失及水电解质平衡紊乱,加重肝脏损害。

3.防止感染,机体感染一方面加重肝脏吞噬、免疫和解毒功能的负荷,另一方面使组织分解代谢提高而增加产氨和机体耗氧量。故发生感染时,应遵医嘱及时、准确地应用抗生素,有效控制感染。

4.禁止大量输液,过多液体可引起低血钾、稀释性低血钠、脑水肿等,从而加重肝性脑病。

5.保持大便通畅,防止便秘。肝性脑病患者由于肠蠕动减弱、长期卧床等因素,易发生便秘。便秘使含氨、胺类和其他有毒物质与结肠黏膜接触时间延长,促进毒物的吸收,可采用灌肠和导泻的方法清除肠内毒物。灌肠应使用生理盐水或弱酸性溶液(生理盐水 1～2L 加用食醋 100mL);忌用肥皂水,因其为碱性,可增加氨的吸收。

6.积极预防和控制上消化道出血,上消化道出血可使肠道产氨增多,从而使血氨增高而诱发本病,故出血停止后也应灌肠和导泻,以清除肠道内积血,减少氨的吸收。

7.禁食或限食者;避免发生低血糖。因葡萄糖是大脑产生能量的重要燃料,低血糖时能量减少,脑内去氨活动停滞,氨的毒性增加。

(四)昏迷患者的护理

1.患者取仰卧位,头略偏向一侧以防舌后坠阻塞呼吸道。

2.保持呼吸道通畅,深昏迷患者应作气管切开以排痰,保证氧气的供给。

3.做好口腔、眼部的护理,对眼睑闭合不全角膜外露的患者可用生理盐水纱布覆盖眼部。

保持床褥干燥、平整,定时协助患者翻身,按摩受压部位,防止压疮。

4.尿潴留患者给予留置导尿,并详细记录尿量、颜色、气味。

5.给患者做肢体的被动运动,防止静脉血栓形成及肌肉萎缩。

(五)用药护理

1.应用谷氨酸钾和谷氨酸钠时,两者比例应根据血清钾、钠浓度和病情而定。患者尿少时少用钾剂,明显腹腔积液和水肿时慎用钠剂。

2.应用精氨酸时,滴注速度不宜过快,否则可出现流涎、呕吐、面色潮红等反应。因精氨酸呈酸性,含氯离子,不宜与碱性溶液配伍使用。

3.乳果糖因在肠内产气较多,可引起腹胀、腹绞痛、恶心、呕吐及电解质紊乱等,应用时应从小剂量开始。

4.长期服用新霉素的患者中少数可出现听力或肾功能损害,故服用新霉素不宜超过一个月,用药期间应做好听力和肾功能的监测。

5.大量输注葡萄糖的过程中,必须警惕低钾血症、心力衰竭和脑水肿。

(六)心理护理

本病常发生在各类严重肝病的基础上,随病情发展而加重,使患者逐渐丧失工作和自理能力。长期治病影响家庭生活并给家庭带来沉重的经济负担,使患者及家属出现抑郁、焦虑、恐惧等各种心理问题,故应注意患者的心理状态,鉴别患者是因疾病所产生的心理问题还是出现精神障碍的表现。评估患者及家属对疾病的认识程度,家庭经济状况和家属对待患者的态度。患者意识障碍时,主要了解家属对患者当前身体状况的看法,应对能力如何,有哪些困难等。

七、健康指导

(1)向患者和家属介绍肝脏疾病和肝性脑病的有关知识,防止和减少肝性脑病的发生。

(2)指导患者和家属认识肝性脑病的各种诱发因素,要求患者自觉避免诱发因素,如限制蛋白质的摄入,不滥用对肝有损害的药物,保持大便通畅,避免各种感染,戒烟酒等。

(3)告诉患者家属肝性脑病发生时的早期征象,以便患者发病时能及时得到诊治。

(4)使患者及家属认识疾病的严重性,嘱患者要加强自我保健意识,树立战胜疾病的信心。家属要给予患者精神支持和生活照顾。

(5)指导患者按医嘱规定的剂量、用法服药,了解药物的主要不良反应,定期随访复诊。

第七节　急性胰腺炎

急性胰腺炎(acute pancreatitis)是指胰腺分泌的消化酶引起胰腺组织自身消化的化学性炎症。临床主要表现为急性上腹痛、发热、恶心、呕吐、血和尿淀粉酶增高,重症伴腹膜炎、休克等并发症。本病可见于任何年龄,但以青壮年居多。

一、临床表现

急性胰腺炎的临床表现和病程,取决于其病因、病理类型和治疗是否及时。轻者以胰腺水肿为主,临床多见,病情常呈自限性,预后良好,又称为轻症急性胰腺炎(MAP)。少数重者常继发感染、腹膜炎和休克等多种并发症,病死率高,称为重症急性胰腺炎(SAP)。

（一）症状

1.腹痛

为本病的主要表现和首发症状,常在暴饮暴食或酗酒后突然发生。疼痛剧烈而持续,呈钝痛、钻痛、绞痛或刀割样痛,可有阵发性加剧。腹痛常位于中上腹,向腰背呈带状放射,取弯腰抱膝位可减轻疼痛,一般胃肠解痉药无效。水肿型腹痛一般 3~5d 后缓解。坏死型腹部剧痛,持续较长,由于渗液扩散可引起全腹痛。极少数年老体弱患者腹痛极轻微或无腹痛。腹痛发生的机制包括:①炎症刺激和牵拉胰腺包膜上的神经末梢。②炎性渗出液和胰液外渗刺激腹膜和腹膜后组织。③炎症累及肠道引起肠胀气和肠麻痹。④胰管阻塞或伴胆囊炎、胆石症引起疼痛。

2.恶心、呕吐及腹胀

起病后多出现恶心、呕吐,大多频繁而持久,吐出食物和胆汁,呕吐后腹痛并不减轻。常同时伴有腹胀,甚至出现麻痹性肠梗阻。

3.发热

多数患者有中度以上发热,一般持续 3~5d。若持续发热 1 周以上并伴有白细胞升高,应考虑有胰腺脓肿或胆道炎症等继发感染。

4.水、电解质及酸碱平衡紊乱

多有轻重不等的脱水,呕吐频繁者可有代谢性碱中毒。重症者可有显著脱水和代谢性酸中毒,伴血钾、血镁、血钙降低,部分可有血糖增高,偶可发生糖尿病酮症酸中毒或高渗昏迷。

5.低血压和休克

见于急性坏死型胰腺炎,极少数患者可突然出现休克,甚至发生猝死。亦可逐渐出现,或在有并发症时出现。其主要原因为有效循环血容量不足、胰腺坏死释放心肌抑制因子致心肌收缩不良、并发感染和消化道出血等。

（二）体征

1.轻症急性胰腺炎

腹部体征较轻,可有上腹压痛,但无腹肌紧张和反跳痛,可有肠鸣音减弱。

2.重症急性胰腺炎

患者常呈急性重病面容,痛苦表情,脉搏增快,呼吸急促,血压下降。患者腹肌紧张,全腹显著压痛和反跳痛,伴麻痹性肠梗阻时有明显腹胀,肠鸣音减弱或消失。可出现移动性浊音,腹腔积液多呈血性。少数患者由于胰酶或坏死组织液沿腹膜后间隙渗到腹壁下,致两侧腰部皮肤呈暗灰蓝色,称 Grey—Turner 征,或出现脐周围皮肤青紫,称 Cullen 征。如有胰腺脓肿或假性囊肿形成,上腹部可扪及肿块。胰头炎性水肿压迫胆总管时,可出现黄疸。低血钙时有手足抽搐,提示预后不良。

（三）并发症

主要见于重症急性胰腺炎。局部并发症有胰腺脓肿和假性囊肿。全身并发症在病后数天出现,如急性肾衰竭、急性呼吸窘迫综合征、心力衰竭、消化道出血、胰性脑病、弥散性血管内凝血、肺炎、败血症、高血糖等,病死率极高。

二、辅助检查

(一)白细胞计数

多有白细胞增多及中性粒细胞核左移。

(二)淀粉酶测定

血清淀粉酶一般在起病后 6～12 小时开始升高,48 小时后开始下降,持续 3～5d。血清淀粉酶超过正常值 3 倍即可诊断本病,但淀粉酶的高低不一定反映病情轻重,出血坏死型胰腺炎血清淀粉酶值可正常或低于正常。尿淀粉酶升高较晚,常在发病后 12～14h 开始升高,持续1～2周逐渐恢复正常,但尿淀粉酶受患者尿量的影响。

(三)血清脂肪酶测定

血清脂肪酶常在病后 24～72 小时开始升高,持续 7～10d,超过 1.5U/L 时有意义。

(四)C 反应蛋白(CRP)

CRP 是组织损伤和炎症的非特异性标志物,在胰腺坏死时明显升高。

(五)其他生化检查

有血钙降低,低血钙程度与临床严重程度平行,若低于 1.5mmol/L 则预后不良。暂时性血糖升高较常见,持久空腹血糖高于 10mmol/L 反映胰腺坏死。此外可有血清 AST、LDH 增加,血清清蛋白降低。

(六)影像学检查

腹部 X 线平片可见"哨兵袢"和"结肠切割征"为胰腺炎的间接指征,并可发现肠麻痹或麻痹性肠梗阻征象;腹部 B 超与 CT 显像可见胰腺弥散增大,其轮廓与周围边界模糊不清,坏死区呈低回声或低密度图像,对并发胰腺脓肿或假性囊肿的诊断有帮助。

三、治疗要点

治疗原则为减轻腹痛、减少胰腺分泌、防治并发症。多数患者属于轻症急性胰腺炎,经3～5d积极治疗多可治愈。重症胰腺炎必须采取综合性治疗措施,积极抢救。

四、护理评估

(一)了解病史

了解患者腹痛发生的原因或诱因,起病急骤或缓慢、持续时间,腹痛的部位、性质和程度;腹痛与进食、活动、体位等因素的关系;腹痛发生时的伴随症状,如有无恶心、呕吐、腹泻、呕血、便血、血尿、发热等;有无缓解疼痛的方法;有无精神紧张、焦虑不安等心理反应。询问既往病史,家族史。

(二)身体评估

全身情况:患者的生命体征、神志、营养状况,有无失水表现,以及有关疾病的相应体征,是否伴有黄疸、休克等;腹部检查:有无腹胀、腹肌紧张,有无压痛、反跳痛及其部位、程度,肠鸣音是否正常。

(三)患者心理状态

了解患者是否有焦虑、不安、恐惧等不良情绪。

(四)辅助检查

血常规检查白细胞计数情况;血、尿淀粉酶的数值;C反应蛋白(CRP)检查结果;影像学检查如CT、B超、X线检查结果。

五、护理诊断

(一)疼痛

腹痛,与胰腺及其周围组织炎症、水肿或出血坏死有关。

(二)有体液不足的危险

体液不足与呕吐、禁食、胃肠减压、出血有关。

(三)体温过高

体温过高与胰腺炎症、坏死和继发感染有关。

(四)潜在并发症

急性肾衰竭、心功能不全、DIC、败血症、急性呼吸窘迫综合征。

六、护理措施

(一)一般护理

1.休息与体位

患者应绝对卧床休息,以降低机体代谢率,增加脏器血流量,促进组织修复和体力恢复。协助患者取弯腰、屈膝侧卧位,以减轻疼痛。因剧痛辗转不安者应防止坠床,周围不要有危险物品,以保证安全。

2.禁饮食和胃肠减压

多数患者需禁饮食1~3d,明显腹胀者需行胃肠减压,其目的在于减少胃酸分泌,进而减少胰液分泌,以减轻腹痛和腹胀。应向患者及家属解释禁饮食的意义,患者口渴时可含漱或湿润口唇,并做好口腔护理。

(二)疼痛的护理

1.解痉止痛治疗

遵医嘱给予解痉止痛药,如阿托品能抑制腺体分泌,解除胃、胆管及胰管痉挛,但持续应用应注意有无心动过速等不良反应。止痛药效果不佳时遵医嘱配合使用其他止痛药如哌替啶。注意禁用吗啡,以防引起Oddi括约肌痉挛,加重病情。

2.观察用药前、后疼痛的改变

注意用药前、后疼痛有无减轻,疼痛的性质和特点有无改变。若疼痛持续存在伴高热,则应考虑可能并发胰腺脓肿;如疼痛剧烈,腹肌紧张、压痛和反跳痛明显,提示并发腹膜炎,应报告医师及时处理。

3.指导患者采取减轻疼痛的方法

安慰患者,满足患者的需要,使其避免紧张、恐惧。指导患者减轻疼痛的方法,如松弛疗法,皮肤针刺疗法等。

(三)持水、电解质平衡

1.病情观察

注意观察呕吐物的量及性质,行胃肠减压者,观察和记录引流量及性质。观察患者皮肤黏膜的色泽与弹性有无变化,判断失水程度。准确记录24h出入量,作为补液的依据。定时留取标本,监测血、尿淀粉酶、血糖、血清电解质的变化,做好动脉血气分析的测定。重症胰腺炎患者如有条件应收住重症监护病房(ICU),严密监测患者生命体征,定时测定患者的体温、血压、脉搏、呼吸,注意有无多器官功能衰竭的表现,如尿量减少、呼吸急促、脉搏细速等。

2.维持有效循环血容量

禁食患者每天的液体入量常需达到3000mL以上,故应迅速建立有效静脉通路输入液体及电解质,以维持有效循环血容量。注意根据患者脱水程度、年龄和心肺功能调节输液速度,及时补充因呕吐、发热和禁食所丢失的液体和电解质,纠正酸碱平衡失调。

3.防治低血容量性休克

定时测定患者的体温、血压、脉搏、呼吸,特别注意患者血压、神志及尿量的变化,如出现神志改变、血压下降、尿量减少、皮肤黏膜苍白、冷汗等低血容量性休克的表现,应积极配合医生进行抢救:

(1)迅速准备好抢救用物如静脉切开包、人工呼吸器、气管切开包等。

(2)患者取平卧位,注意保暖,给予氧气吸入。

(3)尽快建立静脉通路,必要时静脉切开,按医嘱输注液体或全血,补充血容量。根据血压调整给药速度,必要时测定中心静脉压,以决定输液量和速度。

(4)如循环衰竭持续存在,按医嘱给予升压药。

(四)用药护理

持续应用阿托品应注意有无心动过速,加重麻痹性肠梗阻等不良反应。有高度腹胀或肠麻痹时,不宜用阿托品。抗生素应用时应注意过敏反应等不良反应。

(五)心理护理

由于本病呈急性起病,患者出现剧烈腹痛,一般止痛药无效。而出血坏死型则症状重,预后差,常使患者及家属产生不良的心理反应,出现烦躁不安、恐惧、焦虑等。护理人员经常巡视患者,了解其需要,并及时做出反应。向患者及家属解释引起疼痛的原因、治疗方法和预后,以排除患者的忧虑,从而帮助患者树立战胜疾病的信心。

七、健康教育指导

(一)疾病知识指导

向患者及家属介绍本病的主要诱发因素和疾病的过程,教育患者积极治疗胆道疾病,注意防治胆道蛔虫。

(二)生活指导

指导患者及家属掌握饮食卫生知识,患者平时应养成规律进食习惯,避免暴饮暴食。腹痛缓解后,应从少量低脂、低糖饮食开始逐渐恢复正常饮食,应避免刺激性强,产气多、高脂肪和高蛋白食物,戒除烟酒,防止复发。

第八节 上消化道大量出血

上消化道出血(upper gastrointestinal hemorrhage)是指 Treitz 韧带以上的消化道,包括食管、胃、十二指肠、胰、胆道病变引起的出血,以及胃空肠吻合术后的空肠病变出血。出血的病因可为上消化道疾病或全身性疾病。

上消化道大量出血一般指在数小时内失血量超过 1000mL 或循环血容量的 20%,主要临床表现为呕血和(或)黑便,常伴有血容量减少而引起急性周围循环衰竭,严重者导致失血性休克而危及患者生命。本病是常见的临床急症,在老年人、伴有生命器官严重疾患的患者病死率相当高。及早识别出血征象,严密观察周围循环状况的变化,迅速准确的抢救治疗和细致的临床护理,均是抢救患者生命的关键环节。

一、临床表现

上消化道大量出血的临床表现取决于出血病变的性质、部位、出血量与速度,并与患者出血前的全身状况如有无贫血及心、肾、肝功能有关。

(一)呕血与黑便

是上消化道出血的特征性表现。上消化道出血者均有黑便,但不一定有呕血。出血部位在幽门以上者常有呕血和黑便,在幽门以下者可仅表现为黑便。但出血量少而速度慢的幽门以上病变亦可仅见黑便,而出血量大、速度快的幽门以下病变可因血液反流入胃,引起恶心、呕吐而出现呕血。

呕血与黑便的颜色、性质亦与出血量和速度有关。呕血呈鲜红色或血块提示出血量大且速度快,血液在胃内停留时间短,未经胃酸充分混合即呕出;如呕血呈棕褐色咖啡渣样,表明血液在胃内停留时间长,经胃酸作用形成正铁血红素所致。柏油样黑便,黏稠而发亮,是因血红蛋白中铁与肠内硫化物作用形成硫化铁所致;当出血量大且速度快时,血液在肠内推进快,粪便可呈暗红甚至鲜红色,需与下消化道出血鉴别;反之,空肠、回肠的出血如出血量不大,在肠内停留时间较长,也可表现为黑便,需与上消化道出血鉴别。

(二)失血性周围循环衰竭

上消化道大量出血时,由于循环血容量急剧减少,静脉回心血量相应不足,导致心排出量降低,常发生急性周围循环衰竭,其程度轻重因出血量大小和失血速度快慢而异。患者可出现头昏、心悸、乏力、出汗、口渴、昏厥等一系列组织缺血的表现。

出血性休克早期体征有脉搏细速、脉压变小,血压可因机体代偿作用而正常甚至一时偏高,此时应特别注意血压波动,并予以及时抢救,否则血压将迅速下降。

呈现休克状态时,患者表现为面色苍白、口唇发绀、呼吸急促,皮肤湿冷,呈灰白色或紫灰花斑,施压后退色经久不能恢复,体表静脉塌陷,精神萎靡、烦躁不安,重者反应迟钝、意识模糊;收缩压降至 80mmHg 以下,脉压小于 25~30mmHg,心率加快至 120 次/分以上。休克时尿量减少,若补足血容量后仍少尿或无尿,应考虑并发急性肾衰竭。

老年人因器官储备功能低下,且常有脑动脉硬化、高血压病、冠心病、慢性阻塞性肺疾病等老年基础病变,即使出血量不大也可引起多器官功能衰竭,增加病死率。

(三)发热

大量出血后,多数患者在 24h 内出现发热,一般不超过 38.5℃,可持续 3～5d。发热机制可能与循环血容量减少,急性周围循环衰竭,导致体温调节中枢功能障碍有关,失血性贫血亦为影响因素之一。临床上分析发热原因时,要注意寻找有无并发肺炎或其他感染等引起发热的因素。

(四)氮质血症

可分为肠源性、肾前性和肾性氮质血症。

上消化道大量出血后,肠道中血液的蛋白质消化产物被吸收,引起血中尿素氮浓度增高,称为肠性氮质血症。尿素氮多在一次出血后数小时上升,24～48h 达到高峰,一般不超过 14.3mmol/L(40mg/dL),3～4d 恢复正常。如患者尿素氮持续增高超过 3～4d,血容量已基本纠正且出血前肾功能正常,则提示有上消化道继续出血或再次出血。

出血导致周围循环衰竭,使肾血流量和肾小球滤过率减少,以致氮质潴留,是尿素氮增高的肾前性因素。

如无活动性出血的证据,且血容量已基本补足而尿量仍少,尿素氮不能降至正常,则应考虑是否因严重而持久的休克造成急性肾衰竭,或失血加重了原有肾病的肾损害而发生肾衰竭。

(五)血常规

上消化道大量出血后,均有急性失血性贫血。出血早期血红蛋白浓度、红细胞数与血细胞比容的变化可能不明显,经 3～4h 后,因组织液渗入血管内,使血液稀释,才出现失血性贫血的血常规改变。贫血程度取决于失血量、出血前有无贫血、出血后液体平衡状态等因素。出血 24h 内网织红细胞即见增高,出血停止后逐渐降至正常,如出血不止则可持续升高。白细胞计数在出血后 2～5h 升高,可达(10～20)×10⁹/L,血止后 2～3d 恢复正常。肝硬化脾功能亢进者白细胞计数可不升高。

二、辅助检查

(一)实验室检查

测定红细胞、白细胞和血小板计数,血红蛋白浓度、血细胞比容、肝功能、肾功能、大便隐血等,有助于估计失血量及动态观察有无活动性出血,判断治疗效果及协助病因诊断。

(二)内镜检查

内镜检查是上消化道出血病因诊断的首选检查方法。出血后 24～48h 内行急诊内镜检查,可以直接观察出血部位,明确出血的病因,同时对出血灶进行止血治疗。胶囊内镜对排除小肠病变引起的出血有特殊价值。

(三)X 线钡剂造影检查

对明确病因亦有价值。主要适用于不宜或不愿进行内镜检查者,内镜检查未能发现出血原因,需排除十二指肠降段以下的小肠段有无出血病灶者。由于活动性出血时胃内有积血,且患者处于抢救阶段不能满意配合,一般主张在出血停止且病情基本稳定数天后进行检查。

(四)其他

放射性核素扫描或选择性动脉造影如腹腔动脉、肠系膜上动脉造影帮助确定出血部位,适用于内镜及 X 线钡剂造影未能确诊而又反复出血者。不能耐受 X 线、内镜或动脉造影检查的患者,可作吞线试验,根据棉线有无沾染血迹及其部位,可以估计活动性出血部位。

三、治疗要点

上消化道大量出血为临床急症,应采取积极措施进行抢救:迅速补充血容量,纠正水电解质失衡,预防和治疗失血性休克,给予止血治疗,同时积极进行病因诊断和治疗。

四、护理评估

(一)了解病史

了解患者既往有无胃肠道疾病,如胃炎、胃、十二指肠溃疡、胃癌等疾病;有无肝胆疾病,如肝炎、肝硬化、肝癌、胆道疾病;有无血液疾病,如白血病、再生障碍性贫血、血小板减少性紫癜、血友病等疾病;既往有无呕血、便血现象;了解患者发病的原因或诱因,如严重感染、休克、创伤、手术、精神刺激、应激反应等;了解患者有无精神紧张、焦虑不安等心理反应。询问既往病史,家族史。

(二)身体评估

全身情况:患者的生命体征、神志、营养状况,有无失水表现,以及有关疾病的相应体征,是否伴有黄疸、休克等;腹部检查:有无腹胀、腹肌紧张,有无压痛、反跳痛及其部位、程度,肠鸣音是否正常。

(三)患者心理状态

了解患者是否有焦虑、不安、恐惧等不良情绪。

(四)辅助检查

了解红细胞、白细胞和血小板计数,血红蛋白浓度、血细胞比容、肝功能、肾功能、大便隐血试验检查结果;内镜检查观察出血部位,明确出血的病因;X 线钡剂造影检查结果。

五、护理诊断

(一)体液不足

体液不足与上消化道大量出血有关。

(二)活动无耐力

活动无耐力与失血性周围循环衰竭有关。

(三)有受伤的危险

创伤、窒息、误吸与气囊压迫使食管胃底黏膜长时间受压、气囊阻塞气道、血液或分泌物反流入气管有关。

六、护理措施

(一)一般护理

1.休息与体位

大出血时患者应绝对卧床休息,取平卧位并将下肢略抬高,以保证脑部供血。呕吐时头偏向一侧,防止窒息或误吸;必要时用负压吸引器清除气道内的分泌物、血液或呕吐物,保持呼吸道通畅,给予吸氧。协助患者取舒适体位并定时变换体位,注意保暖,治疗和护理工作应有计划集中进行,以保证患者的休息和睡眠。病情稳定后,逐渐增加活动量。

2.饮食护理

急性大出血伴恶心、呕吐者应禁食。少量出血无呕吐者,可进温凉、清淡流质,这对消化性溃疡患者尤为重要,因进食可减少胃收缩运动并可中和胃酸,促进溃疡愈合。出血停止后改为营养丰富、易消化、无刺激性半流质、软食,少量多餐,逐步过渡到正常饮食。

(二)病情观察

上消化道大量出血在短期内易出现休克症状,为临床常见的急症,应做好病情观察。

1.监测指标

(1)生命体征:有无心率加快、心律失常、脉搏细弱、血压降低、脉压变小、呼吸困难、体温不升或发热,必要时进行心电监护。

(2)精神和意识状态:有无精神疲倦、烦躁不安、嗜睡、表情淡漠、意识不清甚至昏迷。

(3)观察皮肤和甲床色泽,肢体温暖或是湿冷,周周静脉特别是颈静脉充盈情况。

(4)准确记录出入量,疑有休克时留置导尿管,测每小时尿量,应保持尿量大于 30mL/h。

(5)观察呕吐物和粪便的性质、颜色及量。

(6)定期复查红细胞计数、血细胞比容、血红蛋白、网织红细胞计数、尿素氮、大便隐血,以了解贫血程度、出血是否停止。

(7)监测血清电解质和血气分析的变化:急性大出血时,由呕吐物、鼻胃管抽吸和腹泻,可丢失大量水分和电解质,应注意维持水电解质、酸碱平衡。

2.周围循环状况的观察

周围循环衰竭的临床表现对估计出血量有重要价值,关键是动态观察患者的心率、血压。可采用改变体位测量心率、血压并观察症状和体征来估计出血量:先测平卧时的心率与血压,然后测由平卧位改为半卧位时的心率与血压,如改为半卧位时出现心率增快 10 次/分以上、血压下降幅度为 15～20mmHg、头晕、出汗甚至昏厥,则表示出血量大,血容量已明显不足。如患者烦躁不安、面色苍白、皮肤湿冷、四肢冰凉提示体循环血液灌注不足;而皮肤逐渐转暖、出汗停止则提示血液灌注好转。

3.出血量的估计

详细询问呕血和(或)黑便的发生时间、次数、量及性状,以便估计出血量和速度:

(1)大便隐血试验阳性提示每天出血量大于 5～10mL。

(2)出现黑便表明出血量在 50～70mL 以上,1 次出血后黑便持续时间取决于患者排便次数,如每天排便 1 次,粪便色泽约在 3d 后恢复正常。

(3)胃内积血量达 250～300mL 时可引起呕血。

(4)1 次出血量在 400mL 以下时,可因组织液与脾贮血补充血容量而不出现全身症状。

(5)出血量超过 400～500mL,可出现头晕、心悸、乏力等症状。

(6)出血量超过 1000mL,临床即出现急性周围循环衰竭的表现,严重者引起失血性休克。

应该指出,呕血与黑便的频度与数量虽有助于估计出血量,但因呕血与黑便分别混有胃内容物及粪便,且出血停止后仍有部分血液贮留在胃肠道内,故不能据此准确判断出血量。

4.继续或再次出血的判断

观察中出现下列迹象,提示有活动性出血或再次出血:

(1)反复呕血,甚至呕吐物由咖啡色转为鲜红色。

(2)黑便次数增多且粪质稀薄,色泽转为暗红色,伴肠鸣音亢进。

(3)周围循环衰竭的表现经补液、输血而未改善,或好转后又恶化,血压波动,中心静脉压不稳定。

(4)红细胞计数、血细胞比容、血红蛋白测定不断下降,网织红细胞计数持续增高。

(5)在补液足够、尿量正常的情况下,尿素氮持续或再次增高。

(6)门静脉高压的患者原有脾大,在出血后常暂时缩小,如不见脾恢复肿大亦提示出血未止。

5.患者原发病的病情观察

例如肝硬化并发上消化道大量出血的患者,应注意观察有无并发感染、黄疸加重、肝性脑病等。

(三)用药护理

立即建立静脉通道。配合医生迅速、准确地实施输血、输液、各种止血治疗及用药等抢救措施,并观察治疗效果及不良反应。输液开始宜快,必要时测定中心静脉压作为调整输液量和速度的依据。避免因输液、输血过多、过快而引起急性肺水肿,对老年患者和心肺功能不全者尤应注意。肝病患者忌用吗啡、巴比妥类药物,宜输新鲜血,因库存血含氨量高,易诱发肝性脑病。血管升压素可引起腹痛、血压升高、心律失常、心肌缺血,甚至发生心肌梗死,故滴注速度应准确,并严密观察不良反应。患有冠心病的患者忌用血管升压素。

(四)三(四)腔二囊管的应用与护理

熟练的操作和插管后的密切观察及细致护理是达到预期止血效果的关键。插管前仔细检查,确保食管引流管、胃管、食管囊管、胃囊管通畅并分别做好标记,检查两气囊无漏气后抽尽囊内气体,备用。协助医生为患者作鼻腔、咽喉部局部麻醉,经鼻腔或口腔插管至胃内。插管至 65cm 时抽取胃液,检查管端确在胃内,并抽出胃内积血。先向胃囊注气 150~200mL,至囊内压约 50mmHg(6.7kPa)时封闭管口,缓缓向外牵引管道,使胃囊压迫胃底部曲张静脉。如单用胃囊压迫已止血,则食管囊不必充气。如未能止血,继继向食管囊注气约 100mL 至囊内压约 40mmHg(5.3kPa)并封闭管口,使气囊压迫食管下段的曲张静脉。管外端以绷带连接 0.5kg 沙袋,经牵引架作持续牵引。将食管引流管、胃管连接负压吸引器或定时抽吸,观察出血是否停止,并记录引流液的性状、颜色及量;经胃管冲洗胃腔,以清除积血,可减少氨在肠道的吸收,以免血氨增高而诱发肝性脑病。

出血停止后,放松牵引,放出囊内气体,保留管道继续观察 24h,未再出血可考虑拔管,对昏迷患者亦可继续留置管道用于注入流质食物和药液。拔管前口服液状石蜡 20~30mL,润滑黏膜及管、囊的外壁,抽尽囊内气体,以缓慢、轻巧的动作拔管。气囊压迫一般以 3~4d 为限,继续出血者可适当延长。

留置管道期间应注意的事项:定时做好鼻腔、口腔的清洁,用液状石蜡润滑鼻腔、口唇。床旁放置备用三(四)腔二囊管、血管钳及换管所需用品,以便紧急换管时用。

1.防创伤

留置三(四)腔二囊管期间,定时测量气囊内压力,以防压力不足而不能止血,或压力过高而引起组织坏死。气囊充气加压 12~24h 应放松牵引,放气 15~30min,如出血未止,再注气加压,以免食管胃底黏膜受压时间过长而发生糜烂、坏死。

2.防窒息

当胃囊充气不足或破裂时,食管囊和胃囊可向上移动,阻塞于喉部而引起窒息,一旦发生应立即抽出囊内气体,拔出管道。对昏迷患者尤应密切观察有无突然发生的呼吸困难或窒息表现。必要时约束患者双手,以防烦躁或神志不清的患者试图拔管而发生窒息等意外。

3.防误吸

应用四腔管时可经食管引流管抽出食管内积聚的液体,以防误吸引起吸入性肺炎;三腔管无食管引流管腔,必要时可另插一管进行抽吸。床旁置备弯盘、纸巾,供患者及时清除鼻腔、口腔分泌物,并嘱患者勿咽下唾液等分泌物。

(五)心理护理

突然大量的呕血,常使患者及家属极度的恐惧不安。慢性病或全身性疾病致反复出血者,常对治疗失去信心,不合作。解释安静休息有利于止血,关心、安慰患者。抢救工作应迅速而不忙乱,以减轻患者的紧张情绪。经常巡视,大出血时陪伴患者,使其有安全感。呕血或解黑便后及时清除血迹、污物,以减少对患者的不良刺激。解释各项检查、治疗措施,听取并解答患者或家属的提问,以减轻他们的疑虑。

七、健康指导

(一)针对原发病的指导

引起上消化道出血的病因很多,各原发病的健康指导参见有关章节。应帮助患者和家属掌握自我护理的有关知识,减少再度出血的危险。

(二)一般知识指导

1.注意饮食卫生和饮食的规律;进食营养丰富、易消化的食物;避免过饥或暴饮暴食;避免粗糙、刺激性食物,或过冷、过热、产气多的食物、饮料;应戒烟、戒酒。

2.生活起居有规律,劳逸结合,保持乐观情绪,保证身心休息;避免长期精神紧张、过度劳累。

3.在医生指导下用药,以免用药不当。

(三)识别出血并及时就诊

患者及家属应学会早期识别出血征象及应急措施:出现头晕、心悸等不适,或呕血、黑便时,立即卧床休息,保持安静,减少身体活动;呕吐时取侧卧位以免误吸;立即送医院治疗。慢性病者定期门诊随访。

第三章　心内科疾病

第一节　慢性心力衰竭

慢性心力衰竭也称慢性充血性心力衰竭,是大多数心血管疾病的最终归宿,也是最主要的死亡原因。在西方国家心力衰竭的基础心脏病构成以高血压、冠心病为主。我国从前以心瓣膜病为主,但近年来高血压、冠心病所占比例呈明显上升趋势。

一、临床表现

(一)左心衰竭

主要表现为心排出量低和肺循环瘀血的综合征。

1.症状

(1)呼吸困难:劳力性呼吸困难是左心衰竭最早出现的症状,开始多发生在较重体力活动时,休息后可缓解。病情进展后,轻度体力活动时也可出现,有的患者还可出现夜间阵发性呼吸困难,此为左心衰竭的典型表现。严重时可出现端坐呼吸、心源性哮喘和急性肺水肿。患者采取的坐位越高说明左心衰竭的程度越重,可据此估计左心衰竭的严重程度。

(2)咳嗽、咳痰、咯血:咳嗽是较早出现的症状,常发生在夜晚,患者坐起或站立时可减轻或消失,常咳白色泡沫状痰,有时痰中带血丝;当肺瘀血明显加重或肺水肿时,可咳粉红色泡沫状痰。

(3)低心排出量症状:如有头晕、乏力、心悸、失眠或嗜睡、尿少、发绀等症状,其主要原因是心、脑、肾、骨骼肌等脏器组织血液灌注不足。

2.体征

呼吸加快、血压升高、心率增快,可有交替脉,多数患者出现左心室增大。心尖部可闻及舒张期奔马律,肺动脉瓣区第二心音亢进。两肺底可闻及细湿啰音。原有瓣膜病变可闻及杂音及原有心脏病的体征。

(二)右心衰竭

主要表现为体循环瘀血的综合征。

1.症状

患者可有食欲缺乏、恶心、呕吐、右上腹痛、腹胀、腹泻、尿少、夜尿等症状。原因是各脏器慢性持续性瘀血所致。

2.体征

(1)颈静脉充盈、怒张,肝颈静脉反流征阳性。

(2)肝大:肝大伴有上腹部饱胀不适及明显压痛,还可出现黄疸和血清转氨酶水平升高,晚期可出现心源性肝硬化。

（3）水肿：双下肢及腰骶部水肿，严重的全身水肿，伴有胸、腹腔积液。

（4）其他：胸骨左缘第3～4肋间可闻及舒张期奔马律。右心室增大或全心增大时心浊音界向两侧扩大。三尖瓣区可闻及收缩期吹风样杂音。

（三）全心衰竭

此时左心和右心衰竭的临床表现同时存在。由于右心衰竭时右心排出量减少，能减轻肺瘀血和肺水肿，故左心衰竭的症状和体征有所减轻。

心功能分级可以正确评价患者心功能，对于判断病情轻重和指导患者活动量具有重要意义。根据患者的临床症状和活动受限制的程度，可将心功能分4级。

Ⅰ级：体力活动不受限制。日常活动不引起心悸、乏力、呼吸困难等症状。

Ⅱ级：体力活动轻度受限。休息时无症状，日常活动即可引起以上症状，休息后很快缓解。

Ⅲ级：体力活动明显受限。休息时无症状，轻于日常活动即可引起以上症状，休息后较长时间症状才可缓解。

Ⅳ级：不能进行任何活动。休息时也有症状，稍活动后加重。

二、辅助检查

1.心电图检查。

2.胸部X线片及影像学检查。

3.超声心动图检查。

4.实验室检查：动脉血气分析、血常规、生化和心肌酶谱。

5.放射性核素心室造影检查。

6.创伤性血流动力学检查等。

三、治疗原则和目的

慢性心力衰竭的短期治疗如纠正血流动力学异常、缓解症状等，并不能降低患者病死率和改善长期预后。因此，治疗心力衰竭必须从长计议，采取综合措施，包括治疗病因、调节心力衰竭代偿机制以及减少其负面效应如拮抗神经体液因子的过分激活等。既要改善症状，又要达到下列目的：①提高运动耐量，改善生活质量；②阻止或延缓心室重构，防止心肌损害进一步加重；③延长寿命，降低病死率。

四、护理评估

（一）病史评估

详细询问患者起病情况，了解有无感染、过度劳累、情绪激动等诱因；有无活动后心悸、气促或休息状态下的呼吸困难，若有劳力性呼吸困难，还需了解患者产生呼吸困难的活动类型和轻重程度，如步行、爬楼、洗澡等，以帮助判断患者的心功能；询问患者有无咳嗽、咳痰，有无夜间阵发性呼吸困难。对于右心衰竭的患者，应注意了解患者是否有恶心、呕吐、食欲缺乏、腹胀、体重（体质量）增加及身体低垂部位水肿等情况。了解患者既往的健康状况，评估有无引起心力衰竭的基础疾病，如冠心病、风湿性心脏病、心肌病等。

（二）身体评估

1.左心衰竭

评估患者有无活动后心悸、气促，有无夜间阵发性呼吸困难，有无咳嗽、咳痰、咯血等症状；了解患者有无心脏扩大及心脏杂音。应注意患者的心理反应，了解心理压力的原因。

2.右心衰竭

了解患者有无上腹部不适和食欲缺乏等右心衰竭的早期表现;评估有无肝大、水肿、腹腔积液、颈静脉怒张等特征。

3.全心衰竭

了解患者有无左心衰竭和右心衰竭的症状、体征;评估心力衰竭的基础疾病、扩张型心肌病及各种心脏病的晚期往往出现全心衰竭表现。

(三)日常生活评估

了解患者的饮食习惯,是否喜爱咸食、腊制品及发酵食品,是否吸烟、嗜酒、爱喝浓茶、咖啡等;了解患者的睡眠情况及排便情况,是否有便秘;评估患者的日常活动情况,是否为活动过度导致的心力衰竭。

(四)心理-社会评估

长期的疾病折磨和心力衰竭的反复出现,使患者生活能力降低,生活上需要他人照顾;反复住院治疗造成的经济负担,常使患者陷于焦虑不安、内疚、恐惧、绝望之中;家属和亲人也可因长期照顾患者而身心疲惫。

五、护理诊断

(一)气体交换受损

气体交换受损与左心衰竭致肺循环瘀血有关。

(二)活动无耐力

活动无耐力与心排出量下降有关。

(三)潜在并发症

洋地黄中毒。

六、护理目标

1.患者呼吸困难、咳嗽等症状明显减轻,发绀消失,血气指标在正常范围。

2.胸、腹腔积液,水肿减轻或消失。

3.患者能知道限制最大活动量的指征,按计划活动,主诉活动耐力增强。

4.患者能说出洋地黄中毒的表现,能及时发现和控制中毒。

七、护理措施

(一)一般护理

(1)休息与活动:休息是减轻心脏负荷的重要方法,包括体力的休息、精神的放松和充足的睡眠。应根据患者心功能分级及患者基本状况决定活动量。

Ⅰ级:不限制一般的体力活动,积极参加体育锻炼,但要避免剧烈运动和重体力劳动。

Ⅱ级:适当限制体力活动,增加午休,强调下午多休息,可不影响轻体力工作和家务劳动。

Ⅲ级:严格限制一般的体力活动,每天有充分的休息时间,但日常生活可以自理或在他人协助下自理。

Ⅳ级:绝对卧床休息,生活由他人照顾。可在床上做肢体被动运动,轻微的屈伸运动和翻身,逐步过渡到坐或下床活动。鼓励患者不要延长卧床时间,当病情好转后,应尽早做适量的活动,因为长期卧床易导致血栓形成、肺栓塞、便秘、虚弱、直立性低血压的发生。

(2)饮食：低盐、低脂、低热量、高蛋白、高维生素、清淡易消化，少食多餐。

1)限制食盐及含钠食物：Ⅰ级心力衰竭患者每日钠摄入量应限制在2g（相当于氯化钠5g）左右；Ⅱ级心力衰竭患者每日钠摄入量应限制在1g（相当于氯化钠2.5g）左右；Ⅲ级心力衰竭患者每日钠摄入量应限制在0.4g（相当于氯化钠1g）左右。但应注意在用强效利尿剂时，可放宽限制，以防发生电解质紊乱。

2)限制饮水量：高度水肿或伴有腹腔积液者，应限制饮水量，24h饮水量一般不超过800mL。应尽量安排在白天间歇饮水，避免大量饮水，以免增加心脏负担。

(3)排便的护理：指导患者养成按时排便的习惯，预防便秘。排便时切忌过度用力，以免增加心脏负担，诱发严重心律失常。

(二)对症护理及病情观察护理

1.呼吸困难

(1)休息与体位：让患者取半卧位或端坐位，安静休息，鼓励患者多翻身，咳嗽时尽量做缓慢的深呼吸。

(2)吸氧：根据缺氧程度及病情进展情况选择氧流量。

(3)遵医嘱给予强心、利尿、扩血管药物：注意观察药物作用及不良反应，如血管扩张剂可致头痛及血压下降等；血管紧张素转换酶抑制剂的不良反应有直立性低血压、咳嗽等。

(4)病情观察：应观察呼吸困难的程度、发绀情况、肺部啰音的变化，血气分析和血氧饱和度等，以判断药物疗效和病情进展。

2.水肿

(1)观察水肿的消长程度：每日测量体重，准确记录出入液量并适当控制液体摄入量。

(2)限制钠盐摄入：每日食盐摄入量少于5g，服利尿剂者可适当放宽。限制含钠高的食品、饮料和调味品，如发酵面食、腌制品、味精、糖果、番茄酱、啤酒、汽水等。

(3)加强皮肤护理：协助患者经常更换体位，嘱患者穿质地柔软的衣服，经常按摩骨隆突处，预防压疮的发生。

(4)遵医嘱：正确使用利尿剂，密切观察其不良反应，主要为水、电解质紊乱。利尿剂的应用时间选择早晨或日间为宜，避免夜间排尿过频而影响患者的休息。

(三)用药观察与护理

1.利尿剂

电解质紊乱是利尿剂最易出现的不良反应，应随时注意观察。氢氯噻嗪类排钾利尿剂，作用于肾远曲小管，抑制Na^+的重吸收，并可通过Na^+-K^+交换机制降低K^+的吸收，易出现低钾血症，应监测血钾浓度，给予含钾丰富的食物，遵医嘱及时补钾；氨苯蝶啶直接作用于肾远曲小管远端，排钠保钾，利尿作用不强，常与排钾利尿剂合用，起保钾作用。出现高钾血症时，遵医嘱停用保钾利尿剂，嘱患者禁食含钾高的食物，严密观察心电监护变化，必要时给予胰岛素等紧急降钾处理。

2.ACE抑制剂

ACE抑制剂的不良反应有低血压、肾功能一过性恶化、高钾血症、干咳、血管神经性水肿以及少见的皮疹、味觉异常等。对无尿性肾衰竭、妊娠哺乳期妇女和对该类药物过敏者禁止应用,双侧肾动脉狭窄、血肌酐水平明显升高(>225μmol/L)、高钾血症(>5.5mmol/L)、低血压(收缩压<90mmHg,1mmHg=0.133kPa)或不能耐受本药者也不宜应用本类药物。

3.洋地黄类药物

加强心肌收缩力,减慢心率,从而改善心功能不全患者的血流动力学变化。其用药安全范围小,易发生中毒反应。

(1)严格按医嘱给药:教会患者服地高辛时应自测脉搏,如脉搏<60次/分或节律不规则应暂停服药并告诉医生;毛花苷C或毒毛花苷K静脉给药时需稀释后缓慢静脉注射,并同时监测心率、心律及心电图变化。

(2)密切观察洋地黄中毒表现,包括:a.心律失常:洋地黄中毒最重要的反应是出现各种类型的心律失常,是由心肌兴奋性过强和传导系统传导阻滞所致,最常见者为室性期前收缩(多表现为二联律)、非阵发性交界区心动过速、房性期前收缩、心房颤动以及房室传导阻滞;快速房性心律失常伴房室传导阻滞是洋地黄中毒的特征性表现。洋地黄可引起心电图ST-T改变,但不能据此诊断为洋地黄中毒。b.消化道症状:食欲减退、恶心、呕吐等(需与心力衰竭本身或其他药物所引起的胃肠道反应相鉴别)。c.神经系统症状:头痛、头晕、抑郁、嗜睡、精神改变等。d.视觉改变:视物模糊、黄视、绿视等。测定血药浓度有助于洋地黄中毒的诊断。

(3)洋地黄中毒的处理:a.发生中毒后应立即停用洋地黄药物及排钾利尿剂。b.单发室性期前收缩、一度房室传导阻滞等在停药后常自行消失。c.对于快速性心律失常患者,若血钾浓度低则静脉补钾,如血钾不低可用利多卡因或苯妥英钠;有传导阻滞及缓慢性心律失常者,可用阿托品0.5~1.0mg皮下或静脉注射,必要时安置临时心脏起搏器。

4.β受体阻滞剂

必须从极小剂量开始逐渐加大剂量,每次剂量增加的时间梯度不宜少于5天,同时严密监测血压、体重、脉搏及心率变化,防止出现传导阻滞和心力衰竭加重。

5.血管扩张剂

(1)硝普钠:用药过程中,要严密监测血压,根据血压调节滴速,一般剂量为0.5~3μg/(kg·min),连续用药不超过7天,嘱患者不要自行调节滴速,体位改变时动作宜缓慢,防止直立性低血压的发生;注意避光,现配现用,液体配制后无论是否用完需6~8h更换;长期用药者,应监测血氰化物浓度,防止氰化物中毒,临床用药过程中发现老年人易出现精神方面的症状,应注意观察。

(2)硝酸甘油:用药过程中可出现头胀、头痛、面色潮红、心率加快等不良反应,改变体位时易出现直立性低血压。用药时从小剂量开始,严格控制输液速度。做好宣传教育工作,以取得配合。

(四)心理护理

(1)护士自身应具备良好的心理素质:沉着、冷静,用积极乐观的态度影响患者及家属,使患者增强战胜疾病的信心。

(2)建立良好的护患关系:关心体贴患者,简要解释使用监测设备的必要性及作用,得到患者的充分信任。

(3)对患者及家属进行适时的健康指导:强调严格遵医嘱服药、不随意增减或撤换药物的重要性,如出现中毒反应,应立即就诊。

八、健康教育指导

(一)指导内容

1.疾病知识教育

对慢性心力衰竭及原发病的基本知识进行宣教,包括发病机制、临床表现、诱发因素、简要的治疗方案、护理措施、应急情况的处理等,使患者对疾病有进一步的了解,正确、客观地对待疾病,正视危险因素的存在。积极遵从医嘱,接受长期家庭康复治疗的现实,尽可能避免生活中的危险因素。定期门诊随访,防止复发。

2.休息与活动指导

良好的体力和休息是减轻心脏负担的重要措施。慢性心力衰竭患者要注意多休息,保证充足的睡眠,避免疲劳。日常活动应根据不同患者的原发疾病性质、体力及心功能情况等给予具体指导,适当的体力活动可使毛细血管床开放,降低外周血管阻力,减轻心脏的后负荷,改善运动耐力,同时可以预防长时间卧床带来的压疮、下肢静脉血栓、胃肠蠕动减弱致食欲下降、直立性低血压等危险。活动形式以散步、慢跑、打太极拳、做保健操等有氧运动为宜。活动量的增加要循序渐进、量力而行,以不引起胸闷、憋气、心悸等不适为宜。

3.饮食指导

总的饮食原则是进食低盐、低脂、低胆固醇、高蛋白、高维生素、易消化食物,少食多餐。控制钠盐摄入可以减轻慢性心力衰竭患者体内水钠潴留,减轻心脏的前负荷。食盐的摄入量可限制在23g/d,长期维持,以防止心力衰竭的复发。在低盐饮食基础上可食用五谷类、豆类,各种新鲜蔬菜、水果,菌藻类(如香菇、黑木耳),植物油等;动物内脏和脑、动物油、肥肉、含钠调味品、辛辣刺激性食物等尽量少吃。适当限制水分的摄入,以1.52L/d为宜,以免过多的水分进入体内,增加循环血量,加重心脏的负担。

4.服药指导

患者出院时心功能已明显改善或恢复正常,但绝大多数患者需用药维持和巩固,要使患者充分认识到坚持用药的重要性,并讲明出院所带药物的作用、用法、剂量、不良作用及注意事项等。如服用利尿剂以早晨为宜,以使利尿作用发生在白天,避免影响夜间休息。在服用利尿剂期间尿量多时要定期复查电解质,了解有无电解质紊乱情况,一旦出现疲倦、肌肉无力、腹胀、恶心等低血钾症状时应及时就诊,遵医嘱给予补钾药物。饮食上可多吃红枣、橘子、香蕉、韭菜等含钾高的食物。服用洋地黄类药物时,严格遵守医嘱服药,不得随意增减剂量或停药;服药前要测脉搏,若脉率<60次/分,应立即停药;若出现恶心、呕吐、食欲减退、黄视或绿视等不良反应症状时应及时就诊,给予相应的处理。

5.心理指导

良好的心理状态对疾病的转归起着十分重要的作用。不良心态能引起人体多系统功能的失调,同时也是慢性心力衰竭复发、加重的诱发因素。因此日常生活中要保持心情愉快,处事积极乐观,避免情绪激动,学会调节和控制自己的情绪,以积极的心态对待疾病和生活。

6.避免诱因,防止复发

尽量避免诱发因素,对于慢性心力衰竭患者减缓病情发展、减少住院率非常重要。

(1)积极治疗引起心力衰竭的原发疾病如冠心病、高血压、风心病等。

(2)保持情绪稳定,勿激动。避免观看竞争激烈的比赛或惊险刺激的电视剧。

(3)饮食结构合理,少食多餐,避免过饱。戒烟、酒。

(4)注意休息,避免疲劳。

(5)养成定时排便习惯,保持大便通畅。勿用力排便,以免加重心脏负担。

(6)注意保暖。预防受凉感冒,积极防止呼吸道感染。

(7)育龄妇女应注意安全避孕。

(二)指导方法

1.口头讲解与书面指导相结合。患者出院前12天,根据患者心功能情况及原发病性质等进行认真评估,给予全面的出院健康指导。告知科室联系电话及急救电话。同时发放《心力衰竭患者出院健康教育》书面资料,方便患者出院后长期保留及查阅。

2.口头讲解与示教相结合。对于需要患者或家属掌握的简单操作,如正确测量脉搏的方法、高血压患者测量血压方法、如何采取舒适的卧位等,在口头讲解的同时,应加强示范训练,直到患者或家属正确掌握为止。

3.因人而异,有针对性地进行宣教。根据患者性别、年龄、文化程度、性格特点、病情轻重、心理状态的不同有针对性地进行宣教。如对文化程度较低、理解能力较差的患者宜采用通俗易懂的语言,反复多次强化讲解,尽量避免使用医学术语。对于文化程度较高者,除一般宣教外,还可向其推荐一些医学科普书籍,使患者对疾病有更深入的了解。对于年龄较大、听力障碍、自理能力差或智能减退患者,则宣教对象重点是患者家属,使患者家属了解发病原因、病理生理过程及治疗方法,掌握紧急情况的处置方法等,以保证患者出院后家庭治疗的长期持续进行。

第二节 急性心力衰竭

急性心力衰竭是指因急性心脏病变引起心排出量急剧降低而导致的组织器官灌注不足和急性瘀血综合征。临床上以急性左心衰竭较为常见,主要表现为肺水肿或心源性休克,是严重的急危重症,抢救是否及时合理与患者预后密切相关。急性右心衰竭即急性肺源性心脏病,主要由大面积肺梗死所致。

一、临床表现

急性左心衰竭主要表现为急性肺水肿。患者表现突发严重呼吸困难,呼吸频率常达30~40次/分,吸气时肋间隙和锁骨上窝内陷,同时频繁咳嗽,咳大量粉红色泡沫状痰。患者常取坐位,两腿下垂,极度烦躁不安、大汗淋漓、皮肤湿冷、面色灰白,极重者可因脑缺氧而致神志模糊。急性心肌梗死引起心力衰竭者常有剧烈胸痛。

急性肺水肿早期可因交感神经激活,血压可一度升高,随着病情进展,血压常下降,严重者可出现心源性休克。听诊时,两肺布满湿性啰音和哮鸣音;心尖部第一心音减弱,心率增快,同时有舒张早期奔马律、肺动脉瓣第二心音亢进。

二、救治原则

急性左心衰竭是危重急症,应积极而迅速地抢救。

(一)吗啡

吗啡是治疗急性肺水肿极为有效的药物。吗啡可减弱中枢交感冲动,使外周静脉和小动脉扩张而减轻心脏负荷。其镇静作用又可减轻患者躁动所带来的额外心脏负担。5～10mg静脉缓慢推注,于3min内推完,必要时每间隔15min重复1次,共2～3次。应用时随时准备好吗啡拮抗药。肺水肿伴颅内出血、意识障碍及慢性肺部疾病者禁用吗啡,年老体弱者应酌情减量或改为皮下或肌内注射。

(二)快速利尿

呋塞米20～40mg静脉注射,于2min内推完,4h后可重复1次,可减少血容量,扩张静脉,缓解肺水肿。应注意观察并准确记录尿量,必要时行导尿。

(三)血管扩张药

硝酸甘油、硝普钠、酚妥拉明等。

(四)洋地黄类药物

一般选用毛花苷C或毒毛花苷K。应先利尿,后强心,避免左、右心室排出量不均衡而加重肺瘀血和肺水肿。

(五)氨茶碱

可解除支气管痉挛,并有一定的正性肌力及扩血管、利尿作用,可起辅助作用。

三、护理评估

(一)病史评估

评估急性发作的诱因,了解患者的既往健康状况;评估有无引起心力衰竭的基础疾病,如冠心病、风心病、心肌病。

(二)身体评估

评估有无急性肺水肿的体征;了解呼吸困难,端坐呼吸,频繁咳嗽,咳大量粉红色泡沫状痰是否为突发严重;有无面色青灰,口唇发绀,大汗淋漓,皮肤湿冷;患者有无心源性休克和意识障碍。

(三)心理-社会状况评估

评估因急性发作后而窒息感,导致患者极度烦躁不安、恐惧,应注重患者的心理反应,了解心理压力的原因;患者家属可因患者病情急性加重的恐惧、慌乱、不理解,也可因为长期照顾患者而身心疲惫,失落感增强。

(四)辅助检查

急性发作时积极处理,稳定后行心脏三位片、心电图、超声心动图可帮助了解心脏大小及供血情况;胸部X线检查可了解肺瘀血情况及有无肺部感染;无创性和有创性血流动力学测定,对心功能不全的诊断、预后、评价治疗措施具有重要意义。

四、护理诊断

(一)气体交换受损

气体交换受损与急性肺水肿有关。

(二)恐惧

恐惧与突发病情加重而担心疾病预后有关。

(三)清理呼吸道无效

清理呼吸道无效与呼吸道分泌物增多、咳嗽无力有关。

(四)潜在并发症

心源性休克。

五、护理目标

1.患者呼吸困难、咳嗽等症状减轻。

2.患者焦虑/恐惧程度减轻,配合治疗及护理。

3.患者呼吸道通畅,呼吸道分泌物减少并能咳出。

4.患者得到及时治疗与处理,血流动力学稳定。

六、护理措施

(一)心理护理

急性心力衰竭时患者往往会产生濒死感,有些患者会因此失去信心,拒绝与医护人员合作。护理人员应态度和蔼,技术娴熟,从容镇定,积极给予患者安慰、鼓励,增强信任感。允许并倾听患者表达对死亡的恐惧,劝说家属保持冷静,以免给患者造成不良刺激,减轻焦虑与恐惧。对于过度紧张、焦虑的患者,遵医嘱可给予镇静剂。

(二)体位

取坐位或半卧位,双腿下垂,也可用止血带四肢轮扎,以减少静脉回流。还可根据需要提供倚靠物如枕头等,以节省患者体力。同时加床挡板防止患者坠床。

(三)给氧

遵医嘱给予高流量 6~8L/min 氧气吸入,湿化瓶内加入 25%~50%的酒精,降低肺泡内泡沫表面张力,改善通气功能。必要时给予麻醉剂加压吸氧或双水平气道正压通气,但应注意观察患者的二氧化碳潴留情况,对已经出现严重低氧血症合并二氧化碳潴留时可考虑行有创通气进行治疗。

例如,合理氧疗:治疗患者的低氧血症,可以给予患者低流量吸氧,并通过湿化瓶增加空气湿度,避免患者鼻黏膜干燥。如患者出现发绀等严重缺氧症状,可适当加大吸氧流量,待患者病情缓解后再适当降低氧流量。

(四)生命体征监测

对患者进行心电、呼吸、血压等监护,并详细记录。测量脉率时注意脉律,同时测心率和心律。观察患者有无缺氧所致的意识障碍、思维紊乱,并做好用药护理。判断呼吸困难程度,观察咳嗽情况、痰的量及颜色。观察患者皮肤颜色,并注意患者意识的变化。定时翻身、叩背,协助排痰。

例如,排痰护理:急性呼吸道感染是患者发病的主要诱因,发病时患者呼吸困难,气道中脓性黏痰不易排出,因此应积极给予患者排痰护理。采取护理措施包括:对患者胸背部进行节奏性叩击,促进患者排痰;间歇性对患者进行雾化吸入,使患者呼吸道湿润,促进患者痰液排出;引导患者多饮水,湿润气道,降低痰液黏度。

(五)其他

各项检查、治疗前向患者说明目的、意义,让患者明白医护人员正积极采取措施,使患者建立病情会好转的信念。

例如,饮食干预:引导患者饮食时保持坐位,并且不要饮食过快,避免呛咳发生。同时禁止患者进食一些刺激性食物,不要暴食暴饮,多食用蔬菜、水果。患者的食盐用量要根据电解质情况进行及时调整。

七、健康教育指导

(一)合理休息

休息可减轻心脏负担,使机体耗氧减少、水肿减退。

(二)注意防寒保暖

气候转冷时注意加强室内保暖,防止上呼吸道感染诱发心力衰竭。

(三)采取低盐(钠)饮食

因为盐会让水分在体内潴留,引起水肿,从而导致心脏负担加重。护理时要注意日常饮食以低热量、清淡易消化食物为主,并摄入充足维生素和糖类。让患者每日摄入食盐控制在 5g 以下,重度心力衰竭在 1g 以下。不吃或少吃咸菜与带盐零食、碱发酵的馒头。适当控制水分摄入。

(四)戒烟限酒

让患者戒烟限酒,严禁进食刺激性食物;心力衰竭患者要少食多餐,每天分 4～5 顿饭,每顿切忌吃饱。进食过饱会增加心力衰竭患者的心脏负担,诱发心力衰竭。

(五)心理治疗

心力衰竭患者常年卧床遭受病痛,对生活缺乏信心,易产生悲观情绪。因此心力衰竭的护理要多从感情上帮助心力衰竭患者,助其保持良好心情。心力衰竭患者自己也要建立平和乐观的心境,过度忧虑紧张反而会加重病情。

(六)定期复查

心力衰竭病情变化快,有突然死亡的意外,因此心力衰竭的护理切记要严密观察病情。要经常注意心律和心率的变化,定期去医院复查,发现异常立即治疗。

(七)其他

心力衰竭的护理还要注意,如患者突然出现急性心力衰竭症状,如突然呼吸困难、不能平卧;或急性肺水肿症状,如气急、发绀、粉红色泡沫状痰、两肺布满湿啰音,应立即送医院抢救。长期服用地高辛的患者,应严格按医嘱服药,并注意药物的不良反应。对服用洋地黄类药物的患者,要教会患者自己测脉搏。服用血管扩张剂者,改变体位时动作不宜过快,以防止发生直立性低血压。

第三节　原发性高血压

原发性高血压是以血压升高为主要临床表现但原因不明的综合征,一般简称为高血压。高血压是导致充血性心力衰竭、脑卒中、冠心病、肾衰竭、夹层动脉瘤的发病率和病死率升高的主要危险性因素之一,严重影响人们的健康和生活质量,至今仍是心血管疾病死亡的主要原因之一。

一、临床表现

大多起病隐匿、缓慢,症状常不突出。常见症状有头痛、疲乏、眩晕、心悸、气短、耳鸣、视物模糊、颈项板紧等,呈轻度持续性,在紧张或劳累后加重,不一定与血压水平有关,休息或去除诱因血压便下降。随着病程迁延,尤其在并发靶器官损害或有并发症之后,休息或去除诱因并不能使之满意下降和恢复正常。多数症状可自行缓解。部分患者可无明显不适而体检中偶然发现高血压。

血压随季节、昼夜、情绪等因素有较大波动。冬季血压较高,夏季较低;血压有明显的昼夜波动,一般夜间血压较低,清晨起床活动后血压迅速升高,形成清晨血压高峰。体检听诊可闻及主动脉瓣第二心音亢进、主动脉瓣区收缩期杂音和收缩早期喀喇音。如伴有心肌肥厚及舒张功能障碍,可出现第四心音。当合并有收缩功能障碍时,可出现交替脉及舒张期奔马律。

二、辅助检查

(一)动态血压监测

一般监测时间为24h,测量间隔时间为15～30min,可较为客观和敏感地反映患者的实际血压水平,并可了解血压的变异性和昼夜变化节律性。

(二)心电图

主要表现为左胸前导联高电压并可合并T波深倒置和ST段改变。此外,还可出现各种心律失常、左右束支传导阻滞的图形。

(三)超声心动图

主要表现为左室向心性肥厚,早期常有舒张功能异常,后期心脏呈离心性肥大,心室收缩与舒张功能均有异常。

(四)X线检查

左室扩大,主动脉增宽、延长、扭曲,心影呈主动脉型改变,左心功能不全时可出现肺瘀血征象。

(五)眼底检查

可发现眼底的血管病变和视网膜病变。

三、治疗

治疗目的是通过降压治疗使高血压患者的血压达标,以期最大限度地降低心脑血管发病和死亡的危险。

四、护理评估

(一)病史评估

询问发现血压升高的时间、血压水平及治疗情况;了解有无家族病史及家庭饮食习惯;了解有无其他并发症,如糖尿病、高脂血症、冠心病等;评估心、脑、肾等重要脏器受损情况。

(二)身体状况

注意生命体征、意识及精神状况,评估有无血压骤高或骤低或持续升高、头痛头晕、昏厥等伴随症状及体征;了解有无夜尿增多、视力减退、活动乏力等症状。

(三)心理-社会评估

评估有无工作压力重,精神紧张,家庭、社会压力大,人际关系、经济负担,心理、精神长期紧张等因素存在。

五、护理诊断

(一)头痛

头痛与血压升高有关。

(二)有受伤的危险

受伤与头晕、急性低血压反应、视物模糊及意识改变有关。

(三)潜在并发症

心力衰竭、脑出血、肾衰竭等。

(四)焦虑

焦虑与血压控制不满意,发生并发症有关。

(五)知识缺乏

原发性高血压饮食、药物治疗相关知识。

六、护理措施

(一)生活护理

1.合理膳食

采取低热量、低脂、低胆固醇饮食,补充适量蛋白质,多吃蔬菜和水果。

2.适度运动

根据体力适当活动,一般每周 3~5 次有氧运动,每次 30~45min。

3.生活方式

生活规律,忌烟限酒,保持心情舒畅。

(二)病情观察及护理

(1)观察患者头痛情况,如头痛程度、持续时间,是否伴有头晕、耳鸣、恶心、呕吐等症状;减少引起或加重头痛的因素。

(2)观察并记录患者血压变化,做到"四定",即定时间、定体位、定部位、定血压计。

(3)提醒患者注意引起受伤的潜在危险因素,如迅速改变体位、病室内有障碍物、地面滑等,必要时使用床挡。

(4)服用利尿剂患者注意观察尿量和电解质,特别是血钾情况。

(5)脑出血患者注意观察神志、生命体征。

(6)脑出血伴烦躁患者注意安全管理,必要时使用保护性约束用具保护患者,避免受伤。

(三)用药护理

(1)指导患者遵医嘱按时正确服用降压药物。

(2)密切观察患者用药后的效果及药物不良反应。

(3)指导患者服药后动作缓慢,警惕直立性低血压的发生。

(四)应急护理措施

1.头痛

(1)嘱患者保持安静,并设法去除各种诱发因素。

(2)对有失眠或精神紧张者,在进行心理护理的同时配以药物治疗。

(3)口服或静脉使用降压药物,并注意观察其心率、呼吸、血压、意识等。

(4)冬季注意保暖,室内保持一定的室温。洗澡时避免受凉。

2.高血压急症的处理

高血压急症是指短期时间内(数小时或数天)血压极度升高,舒张压>130mmHg 和(或)收缩压>200mmHg,伴有重要器官组织如心、脑、肾、眼底大动脉的严重功能障碍或不可逆损害,处理如下。

(1)迅速降低血压:在监测血压的前提下选择适宜有效的降压药物静脉滴注给药,但短时间血压骤降,可能造成重要器官的血流灌注明显减少,应采取逐步控制性降压的方式,即开始的 24h 内血压降低 20%~25%,48h 内血压不低于 160/100mmHg,再将血压逐步降到正常水平。常用的降压药物包括:a.硝普钠:为首选药物,能同时直接扩张动脉和静脉,降低心脏前、后负荷;b.硝酸甘油:扩张静脉和选择性扩张冠状动脉与大动脉;c.尼卡地平:二氢吡啶类钙通道阻滞剂,降压同时改善脑血流量;d.地尔硫䓬:非二氢吡啶类钙通道阻滞剂,降压同时有改善冠脉血流量和控制快速室上性心律失常作用;e.拉贝洛尔:是兼有 α 受体阻断作用的 β 受体阻滞剂。

(2)有高血压脑病时宜给予脱水剂,如甘露醇;或选择快速利尿剂如呋塞米静脉注射。

(3)伴烦躁、抽搐者应用地西泮、巴比妥类药物肌内注射或水合氯醛灌肠。

(4)脑出血急性期原则上实施血压监控与管理,不实施降压治疗。只有在血压>200/130mmHg时,才考虑在严密监测血压的情况下降压治疗,使血压控制在不低于160/100mmHg的水平。

(5)急性冠脉综合征患者血压控制目标是疼痛消失,舒张压<100mmHg。

3.直立性低血压的预防和处理

(1)首先应告诉患者直立性低血压的表现为乏力、头晕、心悸、出汗、恶心、呕吐等,在联合用药、服首剂药物或加量时应特别注意。

(2)指导患者预防直立性低血压的方法,即避免长时间站立,尤其在服药后最初几个小时,因长时间站立会使腿部血管扩张,血液淤积于下肢,脑部血流量减少;改变姿势,特别是从卧位、坐位起立时动作宜缓慢;服药时间可选在平静休息时,服药后继续休息一段时间再下床活动,如在睡前服药,夜间起床排尿时应注意;避免用过热的水洗澡或蒸汽浴,更不宜大量饮酒。

(3)应指导患者在直立性低血压发生时采取下肢抬高位平卧,以促进下肢血液回流。

七、健康教育指导

(一)疾病知识指导

让患者了解自身的病情,包括高血压、危险因素及二者同时存在的临床情况,了解控制血压的重要性和终身治疗的必要性。教会患者和家属正确的测量血压方式,每次就诊携带记录,作为医生调整药量或选择用药的依据。指导患者调整心态,学会自我心理调节,避免情绪激动,以免诱发血压增高。家属应对患者充分理解、宽容和安慰。

(二)饮食护理

1.限制钠盐摄入,每天低于 6g。

2.保证充足的钾、钙摄入,多食绿色蔬菜、水果、豆类食物。油菜、芹菜、蘑菇、木耳、虾皮、紫菜等食物含钙量较高。

3.减少脂肪摄入,补充适量蛋白质,如蛋类。

4.停药:经治疗血压得到满意控制后,可以逐渐减少剂量。但如果突然停药,可导致血压突然升高,冠心病患者突然停用 β 受体阻滞剂可诱发心绞痛、心肌梗死等。

(三)合理安排运动量

指导患者根据年龄和血压水平选择适宜的运动方式,对中老年人应包括有氧、伸展及增强肌力 3 类运动,具体项目可选择步行、慢跑、太极拳等。运动度因人而异,常用的运动强度指标为运动时最大心率达到 170－年龄(如 50 岁的人运动心率为 120 次/分),运动频率一般每周 3～5 次,每次持续 30～60 分钟。注意劳逸结合,运动强度、时间和频度以不出现不适反应为度,避免竞技性和力量型运动。

(四)出院指导

1.加强患者的自我管理,定期参加相关知识的健康指导。

2.按时服药,不可随意停药或调换。

3.养成良好的健康生活习惯,适当参加锻炼。

4.养成健康的饮食习惯,适当限制钠盐的摄入,增加含钾的饮食。

5.定期复诊:根据患者的总危险分层及血压水平决定复诊时间。危险分层属低危或中危者,可安排患者每 1～3 个月随诊 1 次;若为高位者,则应至少每 1 个月随诊 1 次。

第四节　特异性心肌病

特异性心肌病(specific cardiomyopathy)是指伴有特异性心脏病或特异性系统性疾病的心肌疾病,亦即继发性心肌疾病。

特异性心肌病,包括缺血性心肌病、瓣膜性心肌病、高血压性心肌病(有左心室肥大伴扩张型或限制型心肌病心力衰竭的特点)、炎症性心肌病(有特异性自身免疫性及感染性)、代谢性心肌病(如糖原累积症、糖脂质变性、营养物质缺乏,如钾代谢异常和镁缺乏等)、内分泌性心肌病(如甲状腺功能亢进或减退)、全身系统疾病(结缔组织病、白血病等)、肌营养不良、神经肌肉病变、过敏及中毒反应（乙醇、儿茶酚胺、蒽环类药物、照射等）、围生期心肌病等。

多数特异性心肌病有心室扩张和因心肌病变所产生的心律失常或传导障碍，其临床表现类似扩张型心肌病。但淀粉样变性心肌病可类似限制型心肌病，而糖原累积病类似肥厚型心肌病。心内膜心肌活检可明确诊断。

我国采纳 WHO/ISFC 关于心肌病的定义及分类。但结合我国目前情况在特异性心肌病中高血压性心肌病和炎症性心肌病的命名暂不予采用。本节重点介绍酒精性心肌病、围生期心肌病、药物性心肌病，以及克山病（地方性心肌病）。

一、临床表现

（一）症状

起病缓慢，大多在临床症状明显时就诊。

1.充血性心力衰竭

以气急和水肿为最常见。由于心排出量低，患者常感乏力。左心衰竭时可表现有夜间阵发性呼吸困难、端坐呼吸、气喘、咳嗽、咯血；右心衰竭时可表现有腹胀、食欲减退、肝大、腹腔积液、下肢水肿等。

2.心律失常

各种类型均可出现，以异位心律和传导阻滞为主；可表现为心房扑动、心房颤动，室性期前收缩、室性心动过速、心室颤动，心室内传导阻滞，左、右束支传导阻滞，房室传导阻滞等。

3.栓塞

可发生脑、肾、肺等处的栓塞。

4.猝死

高度房室传导阻滞、心室颤动、窦房传导阻滞或暂停可导致阿—斯综合征，是猝死的常见原因。

（二）体征

心脏扩大，心率增快，可有抬举性搏动，心浊音界向左扩大，常可听到第三心音或第四心音，呈奔马律。由于心腔扩大，可有相对二尖瓣或三尖瓣关闭不全所致的收缩期吹风样杂音，此杂音在心功能改善后减轻。血压多数正常，但晚期病例血压降低，脉压小。心力衰竭时两肺底部有啰音。右心衰竭时肝大，水肿从下肢开始，胸腔积液和腹腔积液在晚期患者中常见。

二、辅助检查

（一）胸部 X 线检查

肺瘀血，心影增大，心胸比例＞50％。

（二）心电图检查

多种异常心电图改变，如房颤、传导阻滞、ST-T 改变、肢导低电压、R 波减低、病理性 Q 波等。

（三）超声心动图检查

心腔扩大以左心室为主。因心室扩大致二尖瓣、三尖瓣的相对关闭不全，而瓣膜本身无病变；室壁运动普遍减弱，心肌收缩功能下降。

(四)放射性核素检查

核素血池显像可见左心室容积增大,左室射血分数降低;心肌显像表现放射性分布不均匀或呈"条索样""花斑样"改变。

(五)心导管检查和心血管造影检查

心室舒张末压、肺毛细血管楔压增高;心室造影见心腔扩大、室壁运动减弱、射血分数下降。冠状动脉造影正常。

(六)心内膜心肌活检

心肌细胞肥大、变性,间质纤维化等。

三、治疗原则

扩张型心肌病处理原则:①有效地控制心力衰竭和心律失常,缓解免疫介导心肌损害,提高扩张型心肌病患者的生活质量和生存率;②晚期可进行心脏移植。

四、护理评估

(一)病史评估

详细询问患者起病情况,了解有无感染、过度劳累、情绪激动等诱因;了解患者心律失常的类型,评估发生栓塞和猝死的风险;了解患者既往健康状况,评估有无其他心血管疾病,如冠心病、风湿性心脏病等。

(二)身体状况

观察生命体征及意识状况,注意监测心律、心率、血压等变化。心脏扩大:听诊时常可闻及第三心音或第四心音,心率快时呈奔马律。肥厚性心肌病患者评估有无头晕、黑蒙、心悸、胸痛、劳力性呼吸困难,了解肥厚梗阻情况,评估猝死的风险。

(三)心理-社会状况评估

了解患者有无情绪低落、烦躁、焦虑、恐惧、绝望等心理;患者反复发作心力衰竭,经常住院治疗,了解患者亲属的心理压力和经济负担等情况。

五、护理诊断

(一)活动无耐力

活动无耐力与心功能不全有关。

(二)气体交换受损

气体交换受损与充血性心力衰竭、肺水肿有关。

(三)焦虑

焦虑与病程长、疗效差、病情逐渐加重有关。

(四)潜在并发症

栓塞。

六、护理措施

(一)一般护理

1.心理护理

心肌病患者多较年轻,病程长、病情复杂,预后差,因此常产生紧张、焦虑和恐惧心理,甚至对治疗悲观失望,导致心肌耗氧量增加,加重病情。所以,在护理中对患者应多关心体贴,经常鼓励和安慰,帮助其消除悲观情绪,增强治疗信心。另外,注意保持休息环境安静、整洁和舒适,避免不良刺激。对失眠者酌情给予镇静药物。

2.休息

无明显症状的早期患者可以从事轻工作,避免紧张劳累。心力衰竭患者经药物治疗症状缓解后可轻微活动,护士应根据病情协助患者安排有益的活动,但应避免剧烈运动。合并严重心力衰竭、心律失常及阵发性昏厥的患者应绝对卧床休息,以减轻心脏负荷及心肌耗氧量。护士应协助做好生活护理,对长期卧床及水肿患者应保持皮肤清洁干燥,注意翻身和防止压疮。

3.饮食

采取低脂、高蛋白和高维生素的易消化饮食,避免刺激性食物。少食多餐,每餐不宜过饱,以免增加心脏负担。对心功能不全者应予低盐饮食。耐心向患者讲解饮食治疗的重要性,以取得患者配合。另外,应戒除烟酒,保持大便通畅,勿用力。

(二)重点护理

1.密切观察病情

对危重患者应监测血压、心率及心律。当出现高度房室传导阻滞时,应立即通知医生,并备好抢救用品、药物和尽快完成心脏起搏治疗前的准备,密切观察生命体征,防止猝死。

2.对呼吸困难者

取半卧位,予以持续吸氧,氧流量视病情酌情调节。每12～24h应更换鼻导管或鼻塞。对心力衰竭者可做血气分析,了解治疗效果。

3.对合并水肿和心力衰竭者

应准确记录24h液体摄入量和出量,限制过多摄入液体,每天测量体重。在利尿治疗期间应观察患者有无乏力、四肢痉挛及脱水表现,定时复查血电解质浓度,警惕低钾血症,必要时补钾。对大量胸腔积液、腹腔积液者,应协助医生穿刺抽液,减轻压迫症状。

4.对呼吸道感染者

呼吸道感染是心肌病患者心力衰竭加重的一重要诱因。护理中应注意预防呼吸道感染,尤其是季节更换和气温骤变时。对长期卧床者应定时翻身、叩背,促进排痰。此外,在心导管等有创检查前后应给予预防性抗生素治疗,预防感染性心内膜炎等。

5.对心肌病患者

尤其是扩张型及限制型心肌病患者,应密切观察有无脑、肺和肾等内脏及周围动脉栓塞,必要时给予长期抗凝治疗。

6.对合并心力衰竭患者

值得提出的是,心脏病患者往往心肌病变广泛,对洋地黄耐受性低,易现毒性反应。因此给药需严格遵照医嘱,准确掌握剂量,密切注意洋地黄毒性反应,如恶心、呕吐和黄绿视及有无室性期前收缩和房室传导阻滞等心律失常。

(三)治疗过程中的应急护理措施

1.洋地黄中毒

该病易发生洋地黄中毒,其临床表现如下。

(1)胃肠道反应:食欲下降、厌食、恶心、呕吐。

（2）神经系统症状：视物模糊、黄视、绿视、乏力、头晕。

（3）电解质紊乱：血钾降低。

（4）心血管系统：加重心力衰竭、心律失常（双向性室性期前收缩、室性心动过速、房室传导阻滞，甚至心房颤动）。

具体处理措施如下：

1）立即停用洋地黄，补充钾盐，停用排钾利尿药，纠正心律失常。

2）轻度中毒者，停用本品及利尿治疗，如有低钾血症而肾功能尚好，可给予钾盐。

3）心律失常者可用：a.氯化钾静脉滴注，对消除异位心律往往有效。b.苯妥英钠：该药能与强心苷竞争性争夺 Na^+-K^+-ATP 酶，因而有解毒效应。成人用 $100\sim200mg$ 加注射用水 20mL 缓慢静脉注射，如情况不紧急，也可口服，每次 0.1mg，每日 $3\sim4$ 次。c.利多卡因：对消除室性心律失常有效，成人用 $50\sim100mg$ 加入葡萄糖注射液中静脉注射。d.心动过缓或完全房室传导阻滞有发生阿-斯综合征的可能时，可安置临时起搏器。e.阿托品：对缓慢性心律失常可用。成人用 $0.5\sim2mg$ 皮下或静脉注射。异丙肾上腺素，可以提高缓慢的心率。f.依地酸钙钠：以其与钙螯合的作用，也可用于治疗洋地黄所致的心律失常。g.对可能有生命危险的洋地黄中毒可经膜滤器静脉给予地高辛免疫 Fab 片段，每 40mg 地高辛免疫 Fab 片段，大约结合 0.6mg 地高辛或洋地黄毒苷。h.注意肝功能不良时应减量。

2.动脉栓塞

该病易并发血栓形成和栓塞并发症，多数研究和观察发现，扩张型心肌病形成血栓的主要部位是左心室心尖部和两心耳，血栓脱落形成栓子，造成栓塞，栓塞并发症以肺、脑、脾和肾栓塞多见。其临床表现为症状的轻重与病变进展的速度、侧支循环的多寡有密切关系。早期症状为间歇性跛行，远侧动脉搏动减弱或消失，后期可出现静息痛，皮肤温度明显减低、发绀，肢体远端坏疽和溃疡。急性动脉栓塞而又无侧支循环代偿者，病情进展快。表现为疼痛、苍白、厥冷、麻木、运动障碍和动脉搏动减弱和消失等急性动脉栓塞典型的症状。

（1）一般治疗：绝对卧床休息，取头高脚低位，使下肢低于心脏平面，同时密切观察患侧肢体皮肤颜色、皮肤温度、脉搏搏动的变化情况以及生命体征等。给予吸氧、解痉、镇痛，可采用氨茶碱、阿托品、吗啡、罂粟碱以解除支气管和血管痉挛及镇痛；如出现心力衰竭或休克者可酌情使用毛花苷 C、多巴胺、异丙肾上腺素及低分子右旋糖酐等。

（2）抗凝治疗：a.肝素疗法；b.维生素 K 拮抗剂，如醋硝香豆素（新抗凝片）或双香豆素；c.溶栓治疗，除非有溶栓禁忌，应争取在短时间内应用溶栓治疗，如链激酶、尿激酶、重组组织纤维蛋白溶酶原；d.外科手术治疗。

七、健康教育指导

（一）疾病知识指导

症状轻者可参加轻体力工作，但要避免劳累。防寒保暖，预防感冒和上呼吸道感染。肥厚型心肌病者应避免情绪激动、持重、屏气及激烈运动如球类比赛等，减少昏厥和猝死的危险。有昏厥病史或猝死家族史者应避免独自外出活动，以免发作时无人在场而发生意外。

（二）饮食护理

采取高蛋白、高维生素、富含纤维素的清淡饮食，以促进心肌代谢，增强机体抵抗力。心力衰竭时低盐饮食,限制含钠量高的食物。

(三)出院指导

(1)充分休息:避免重体力劳动及疲劳过度,女性患者不宜妊娠。保持患者的身心健康。

(2)预防呼吸道感染:防止受凉,饭后漱口,保持口腔清洁。一旦感染,应及时使用抗生素治疗。

(3)保持心情愉快、稳定:避免紧张、兴奋、生气等情绪波动而加重病情。注意保持大便通畅,避免因大便用力而加重心脏负荷发生意外。

(4)坚持服用抗心力衰竭、抗心律失常的药物(如β受体阻滞剂、钙通道阻滞剂等):以提高存活年限。说明药物的名称、剂量、用法,教会患者及家属观察药物疗效及不良反应。嘱咐患者定期门诊随访,症状加重时立即就诊,防止病情进展、恶化。

第五节　心肌炎

心肌炎(myocarditis)指心肌本身的炎症病变,有局灶性或弥散性,也可分为急性、亚急性或慢性,总的分为感染性和非感染性两大类。感染性可有细菌、病毒、螺旋体、立克次体、真菌、原虫、蠕虫等所引起。非感染性包括过敏、变态反应(如风湿热等)、理化因素或药物(如阿霉素等)。近年来由于风湿热和白喉等所致心肌炎逐渐减少,而病毒性心肌炎的发病率显著增多。

很多病毒都可能引起心肌炎,其中以肠道病毒包括柯萨奇(A、B组)病毒、孤儿(ECHO)病毒,脊髓灰质炎病毒等为常见,尤其是柯萨奇B组病毒占30%～50%。此外,人类腺病毒、流感、风疹、单纯疱疹、脑炎、肝炎(A、B、C型)病毒及HIV等都能引起心肌炎。病毒性心肌炎的发病机制为病毒的直接作用,包括急性病毒感染及持续病毒感染对心肌的损害;病毒介导的免疫损伤作用,主要是T细胞免疫;以及多种细胞因子和氧化亚氮等介导的心肌损害和微血管损伤。这些变化均可损害心脏功能和结构。

病毒性心肌炎分以心肌病变为主的实质性病变和以间质为主的间质性病变。典型改变是以心肌间质增生、水肿及充血,内有多量炎性细胞浸润等。按病变范围有弥散性和局灶性之分。随临床病情的轻重不同,心肌病理改变的程度也轻重不一。心内膜心肌活检可以提供心肌病变的证据,但有取材局限性和伪差的因素存在,因而影响诊断的准确率。

一、临床表现

心肌炎临床表现各异,主要取决于病变的广泛程度和严重程度,少数可完全无症状,轻者可表现为发热、咳嗽、腹泻等非特异性症状,重者可表现严重心律失常、心力衰竭、心源性休克甚至死亡。因而,单依靠临床症状来诊断心肌炎的可能性较低。根据临床表现类型分型,心肌炎分为轻型、亚临床型、隐匿进展型、急性扩张型心肌病型、房室传导阻滞型、酷似心肌梗死型及猝死型。

二、辅助检查

主要依据病毒前驱感染史、心脏受累症状、心肌损伤表现及病原学检查结果等综合分析。

(一)血液生化检查

血沉大多正常,也可稍增快,C 反应蛋白大多正常。急性期或心肌炎活动期心肌肌酸激酶(CK－MB)、肌钙蛋白 T、肌钙蛋白 I 增高。

(二)病原学检查

血清柯萨奇病毒 IgM 抗体滴度明显增高,外周血肠道病毒核酸阳性或肝炎病毒血清学检查阳性,心内膜心肌活检有助于病原学诊断。

(三)X 线检查

可见心影扩大或正常。

(四)心电图检查

常见 ST－T 改变和各型心律失常,特别是室性心律失常和房室传导阻滞等。严重心肌损害时可出现病理性 Q 波。

三、治疗原则

1.卧床休息:无心脏形态功能改变者休息至体温下降后 3～4 周,3 个月不参加体力活动;重症伴有心脏扩大患者休息 6 个月至 1 年,直到临床症状完全消失。

2.保护心肌疗法:进食富含维生素及蛋白质食物或可应用维生素 C、辅酶 Q10 及曲美他嗪等药物。

3.抗心力衰竭治疗:包括利尿剂、洋地黄、血管扩张剂、ACEI 类药物等。

4.抗心律失常治疗:必要时安装临时性或永久心脏起搏器。

5.不主张早期应用糖皮质激素,有严重心律失常、难治性心力衰竭、重症或考虑存在免疫介导心肌损害患者可慎重使用。

6.非常规辅助治疗,包括中医中药或干扰素,有一定抗病毒、调节免疫力作用。

四、护理评估

(一)病史评估

详细询问患者起病情况,了解有无感冒、病毒感染等病史;了解患者有无心律失常及类型;了解患者既往健康情况。

(二)身体情况

观察生命体征及中毒情况,注意监测心律、心率、血压等变化。心脏扩大:听诊时心音低钝,心尖部第一心音减弱,或呈胎音样,心率快时呈奔马律。

(三)心理－社会状况评估

心理状态随病情的轻重及不同时期、不同年龄、不同文化背景而有所不同。了解患者有无焦虑、孤独心理;家庭、学校、朋友、同学的关心有积极的促进康复作用。

五、护理诊断

(一)活动无耐力

活动无耐力与心肌炎性病变、虚弱、疲劳有关。

(二)潜在并发症

心律失常、心力衰竭。

(三)知识缺乏

与未接受疾病相关教育有关。

(四)焦虑

焦虑与患者对疾病症状持续存在,对预后不了解有关。

六、护理措施

(一)休息与活动

心肌炎急性期、有并发症者需卧床休息。病情稳定后根据患者情况,与患者共同制订每日休息与活动计划,并实施计划。活动期间密切观察心率、心律的变化,倾听患者主诉,随时调整活动量。心肌炎患者一般需卧床休息至体温下降后3～4周,有心力衰竭或心脏扩大的患者应休息半年至1年或至心脏大小恢复正常,血沉正常之后。如无症状,可逐步恢复正常工作与学习,应注意避免劳累。

(二)心理护理

倾听患者的主诉,理解患者的感受,耐心解答患者的疑问,通过解释与鼓励,消除患者的心理紧张和焦虑,使其积极配合治疗。协助患者寻求合适的支持系统,鼓励家人或同事给予患者关心,以降低紧张心理。

(三)并发症的处理与护理

心肌炎的并发症包括心律失常、心力衰竭甚至心源性休克,应及时处理。

1.心律失常

严密观察,及早发现及时处理。若发生多源性、频繁性或形成联律的室性期前收缩时,应遵医嘱用利多卡因、胺碘酮等药物治疗,必要时进行电复律;对于房性或交界性期前收缩可根据患者情况选用地高辛或普萘洛尔等β受体阻滞剂治疗。阵发性室上性心动过速可按压颈动脉窦、刺激咽部引起恶心等刺激迷走神经,也可给予快速洋地黄制剂或普罗帕酮治疗。在整个治疗过程中,应注意观察药物治疗的效果与不良反应,密切观察血压、心率和心电图的变化,询问患者有无不适主诉,根据患者情况,及时调整药物剂量和种类。

2.心力衰竭

一旦确诊心力衰竭,应及时给予强心、利尿、镇静、扩血管和吸氧等治疗。

(1)强心治疗:心肌炎时,心肌对洋地黄敏感性增高,耐受性差,易发生中毒,宜选用收效迅速及排泄快的制剂如毛花苷C或地高辛且予小剂量(常用量的1/2～2/3)。用药过程中应密切观察尿量,同时进行心电监护,观察心率、心律的变化,进行心脏听诊,观察心音的变化,在急性心力衰竭控制后数日即可停药。

(2)利尿治疗:选用高效利尿剂,以减少血容量,缓解肺循环的瘀血症状,同时注意补钾,预防电解质紊乱。

(3)镇静治疗:若烦躁不安,予吗啡等镇静剂,在镇静作用的同时也扩张周围血管,减轻心脏负荷,使呼吸减慢,改善通气功能和降低耗氧量。老年、神志不清、休克和呼吸抑制者慎用吗啡,可选用哌替啶。

(4)血管扩张剂:给予血管扩张剂降低心室前负荷和(或)后负荷,改善心脏功能。常用制剂有硝普钠、硝酸甘油等,可单用也可与多巴胺或多巴酚丁胺等正性肌力药合用。

（5）给氧：给予高流量鼻导管给氧（6～8L/min），病情特别严重者应给予面罩用麻醉机加压给氧，使肺泡内压在吸气时增加，增强气体交换同时对抗组织液向肺泡内渗透。在吸氧的同时也可使用抗泡沫剂使肺泡内的泡沫消失，鼻导管给氧时可用20％～30％的酒精湿化，以降低泡沫的表面张力使泡沫破裂，增加气体交换面积，促进通气改善缺氧。给氧过程中应进行氧饱和度的监测，并注意观察患者的生命体征，若出现呼吸困难缓解、心率下降、发绀减轻，表示纠正缺氧有效。

3.心源性休克

心源性休克是心功能极度减退，心室充盈或射血功能障碍，造成心排出量锐减，使各重要器官和周围组织灌注不足而发生的一系列代谢与功能障碍综合征。若患者出现血压下降、手足发冷等微循环障碍的早期表现，应及时处理。一旦确诊，立即给予镇痛、吸氧、纠正心律失常和酸碱平衡失调等抗休克治疗，每15min测量一次心率、血压和呼吸，观察意识状况、血氧饱和度以及血气分析的变化，同时给氧可增加心肌供氧。

七、健康教育指导

1.预防上呼吸道感染和消化道感染，疾病流行期尽量避免去公共场所，天气变化及时增减衣服，防止感冒，加强营养，注意饮食卫生。

2.建立有秩序的生活制度，劳逸结合，避免疲劳，根据心功能进行适当锻炼，以不出现心悸气急为宜，勿过度活动。

3.保持心情愉快，避免情绪激动。

4.坚持按时、按量服药，定期门诊复查。

第六节　急性心包炎

急性心包炎是由心包脏层和壁层急性炎症引起的综合征。临床特征包括胸痛、心包摩擦音和一系列异常心电图变化。病因较多，可来自心包本身疾病，也可为全身性疾病的一部分，临床上以结核性、非特异性、肿瘤者为多见，全身性疾病如系统性红斑狼疮、尿毒症等病变易累及心包引起心包炎。其治疗包括对原发疾病的病因治疗、解除心脏压塞和对症治疗，自然病程及预后取决于病因。

一、临床表现

(一)纤维蛋白性心包炎阶段

1.症状

可由原发疾病引起，如结核可有午后潮热、盗汗。化脓性心包炎可有寒战、高热、大汗等。心包本身炎症，可见胸骨后疼痛、呼吸困难、咳嗽、声音嘶哑、吞咽困难等。由于炎症波及第5或第6肋间水平以下的心包壁层，此阶段心前区疼痛为最主要症状。急性特异性心包炎及感染性心包炎等疼痛症状较明显，而缓慢发展的结核性或肿瘤性心包炎疼痛症状较轻。疼痛可为钝痛或尖锐痛，向颈部、斜方肌区(特别是左侧)或肩部放射，疼痛程度轻重不等，通常在胸部活动、咳嗽和呼吸时加重;坐起和前倾位缓解。冠状动脉缺血疼痛则不随胸部活动或卧位而加重,两者可鉴别。

2.体征

心包摩擦音是纤维蛋白性心包炎的典型体征。由粗糙的壁层和脏层在心脏活动时相互摩擦而产生,呈刮抓样,与心音发生无相关性。典型的心包摩擦音以胸骨左缘第 3、4 肋间最清晰,常间歇出现并时间短暂,有时仅出现于收缩期,甚至仅在舒张期间及坐位时前倾和深吸气时听诊器加压更易听到。心包摩擦音可持续数小时到数天。当心包积液量增多将两层包膜分开时,摩擦音消失,如有粘连仍可闻及。

(二)渗出性心包炎

1.症状

呼吸困难是心包积液时最突出的症状,与支气管、肺受压及肺瘀血有关。呼吸困难严重时,患者呈端坐呼吸,身体前倾、呼吸浅快、可有面色苍白、发绀等。急性心脏压塞时,出现烦躁不安、上腹部胀痛、水肿、头晕甚至休克。也可出现压迫症状,压迫支气管引起激惹性咳嗽;压迫食管引起吞咽困难;压迫喉返神经导致声音嘶哑。

2.体征

(1)心包积液体征:a.心界向两侧增大,相对浊音界消失,患者由坐位变卧位时第 2、3 肋间心浊音界增宽;b.心尖冲动弱,可在心浊音界左缘内侧处触及;c.心音遥远、心率增快;d.Ewart 征:大量心包积液压迫左侧肺部,在左肩胛骨下区可出现浊音及支气管呼吸音。

(2)心包叩击音:少数患者在胸骨左缘第 3、4 肋间可听到声音响亮呈拍击样的心包叩击音,因心脏舒张受到心包积液的限制,血流突然终止,形成旋涡和冲击心室壁产生震动所致。

(3)心脏压塞体征:当心包积液聚集较慢时,可出现亚急性或慢性心包压塞,表现为体循环静脉瘀血、奇脉等;快速的心包积液(仅 100mL)即可引起急性心脏压塞,表现为急性循环衰竭、休克等。其征象有:a.体循环静脉瘀血表现:颈静脉怒张,吸气时明显,静脉压升高、肝大伴压痛、腹腔积液、皮下水肿等;b.心排出量下降引起收缩压降低、脉压变小、脉搏细弱,重者心排出量降低发生休克;c.奇脉:指大量心包积液,触诊时桡动脉呈吸气性显著减弱或消失,呼气时声音复原的现象。

二、辅助检查

(一)实验室检查

原发病为感染性疾病可出现白细胞计数增加、红细胞沉降率增快。

(二)X 线检查

渗出性心包炎心包积液量＞300mL 时,心脏阴影向两侧扩大,上腔静脉影增宽及右心膈角呈锐角,心缘的正常轮廓消失,呈水滴状或烧瓶状,心脏随体位而移动。心脏搏动减弱或消失。

(三)心电图检查

其改变取决于心包脏层下心肌受累的范围和程度。

1.常规 12 导联(aVR 导联除外)有 ST 段弓背向下型抬高及 T 波增高,一天至数天后回到等电位线。

2.T 波低平、倒置,可持续数周至数月或长期存在。

3.可有低电压,大量积液时见电交替。

4.可出现心律失常,以窦性心动过速多见,部分发生房性心律失常,还可有不同程度的房室传导阻滞。

(四)超声心动图检查

对诊断心包积液和观察心包积液量的变化有重要意义。M 型或二维超声心动图均可见液性暗区可确诊。

(五)心包穿刺

对心包炎性质的鉴别、解除心脏压塞及治疗心包炎均有重要价值:

1.心包积液测定腺苷脱氨酶(ADA)活性,≥30U/L 对结核性心包炎的诊断有高度的特异性。

2.抽取定量的积液可解除心脏压塞症状。

3.心包腔内注入抗生素或化疗药物可治疗感染性或肿瘤性心包炎。

(六)心包活检

可明确病因。

三、救治原则

急性心包炎的治疗与预后取决于病因,所以诊治的开始应着眼于筛选能影响处理的特异性病因,检测心包积液和其他超声心动图异常,并给予对症治疗。胸痛可以服用布洛芬 600~800mg,每日 3 次,如果疼痛消失可以停用,如果对非甾体抗感染药物不敏感,可能需要给予糖皮质激素治疗,泼尼松 60mg 口服,每日 1 次,1 周内逐渐减量至停服,也可以辅助性麻醉类止痛剂。急性非特异性心包炎和心脏损伤后综合征患者可有心包炎症反复发作成为复发性心包炎,可以给予秋水仙碱 0.5~1mg,每日 1 次,至少 1 年,缓慢减量停药。如果是心包积液影响了血流动力学稳定,可以行心包穿刺。病因明确后应该针对病因进行治疗。

四、护理评估

(一)健康史

评估患者有无结核病史和近期有无纵隔、肺部或全身其他部位的感染史;有无风湿性疾病、心肾疾病及肿瘤、外伤、过敏、放射性损伤的病史。

(二)身体状况

1.全身症状

多由原发疾病或心包炎症本身引起,感染性心包炎常有畏寒、发热、肌肉酸痛、出汗等全身感染症状,结核性心包炎还有低热、盗汗、乏力等。

2.心前区疼痛

心前区疼痛为最初出现的症状,是纤维蛋白性心包炎的重要表现,多见于急性非特异心包炎和感染性心包炎(不包括结核性心包炎)。部位常在心前区或胸骨后,呈锐痛或刺痛,可放射至颈部、左肩、左臂、左肩胛区或左上腹部,于体位改变、深呼吸、咳嗽、吞咽、左侧卧位时明显。

3.呼吸困难

呼吸困难是渗出性心包炎最突出的症状。心脏压塞时,可有端坐呼吸、呼吸浅快、身体前倾和口唇发绀等。

4.心包摩擦音

心包摩擦音是心包炎特征性体征,在胸骨左缘第3、4肋间听诊最清楚,呈抓刮样粗糙音,与心音的发生无相关性。部分患者可在胸壁触到心包摩擦感。

5.心包积液征及心脏压塞征

心浊音界向两侧扩大,并随体位改变而变化,心尖冲动弱而弥散或消失,心率快,心音低钝而遥远。颈静脉怒张、肝大、腹腔积液、下肢水肿。血压下降、脉压变小、奇脉,甚至出现休克征象。

6.其他

气管、喉返神经、食管等受压,可出现刺激性咳嗽、声音嘶哑、吞咽困难等。

(三)心理状况

患者常因住院影响工作和生活,及心前区疼痛、呼吸困难而紧张、烦躁,急性心脏压塞时可出现昏厥,患者更感到恐慌不安。

五、护理诊断

(一)疼痛

心前区疼痛与心包纤维蛋白性炎症有关。

(二)气体交换受损

气体交换受损与肺瘀血及肺组织受压有关。

(三)心排出量减少

心排出量减少与大量心包积液妨碍心室舒张充盈有关。

(四)体温过高

体温过高与感染有关。

(五)焦虑

焦虑与住院影响工作、生活及病情重有关。

六、护理措施

(一)一般护理

1.保持病室环境

安静、舒适、空气新鲜,温湿度适宜;安置患者取半卧位或前倾坐位休息,提供床头桌便于伏案休息,以减轻呼吸困难。

2.饮食

给予低热量、低动物脂肪、低胆固醇、适量蛋白质和富含维生素的食物,少食多餐,避免饱餐及刺激性食物、烟酒;有肺瘀血症状时给低盐饮食。

3.吸氧

出现呼吸困难或胸痛时立即给予氧气吸入,一般为1～2L/min持续吸氧,嘱患者少说话,以减少耗氧。

4.药物

心前区疼痛时,遵医嘱适当给予镇静剂以减轻疼痛,嘱患者勿用力咳嗽或突然改变体位,以免诱发或加重心前区疼痛。

5.保暖防寒

畏寒或寒战时,注意保暖;高热时,给予物理降温或按医嘱给予小剂量退热剂,退热时需补充体液,以防虚脱,及时揩干汗液、更换衣服床单,防止受凉。

6.安慰患者

鼓励患者说出内心的感受,向患者简要介绍病情和进行必要的解释,给予心理安慰,使患者产生信任、安全感。

(二)病情观察

1.定时监测和记录生命体征

了解患者心前区疼痛的变化情况,密切观察心脏压塞的表现。

2.观察

患者呼吸困难,血压明显下降、口唇发绀、面色苍白、心动过速,甚至休克时,应及时向医生报告,并做好心包穿刺的准备工作。

3.记录

对水肿明显和应用利尿剂治疗患者,需准确记录出入量,观察水肿部位的皮肤及有无乏力、恶心、呕吐、腹胀、心律不齐等低血钾表现,并定期复查血清钾,出现低钾血症时遵医嘱及时补充氯化钾。

(三)心包穿刺术护理

1.准备

术前应备好心包穿刺包,急救药品及器械;向患者做好解释工作,将治疗的意义、过程、术中配合等情况告诉患者(如术中勿剧烈咳嗽或深呼吸),必要时遵医嘱给予少量镇静剂。

2.配合

术中应陪伴患者,给予支持、安慰;熟练地配合医生进行穿刺治疗,配合医生观察心电图,如出现 S-T 段抬高或室性期前收缩提示针尖触及心室壁,出现 PR 段抬高和房性期前收缩,则提示针尖触及心房,应提醒医生立即退针。

3.术后护理

术后应记录抽液量和积液性质,按要求留标本送检;嘱患者绝对卧床 4h,可采取半卧位或平卧位;密切观察患者的血压、呼吸、脉搏、心率及心律的变化,并做好记录,发现异常及时进行处理;如患者因手术刺激出现胸痛或精神紧张影响休息时,可给予镇静剂。

七、健康教育指导

告知急性心包炎患者,经积极病因治疗,大多数可以痊愈,仅极少数会演变成慢性缩窄性心包炎。因此,必须坚持足够疗程的有效药物治疗,以预防缩窄性心包炎的发生。指导患者充分休息,摄取高热量、高蛋白、高维生素的易消化饮食,限制钠盐摄入。防寒保暖,防止呼吸道感染。

第七节　缩窄性心包炎

　　缩窄性心包炎是由于心包慢性炎症所导致心包增厚、粘连甚至钙化,使心脏舒张、收缩受限,心功能减退,引起全身血液循环障碍的疾病多数由结核性心包炎所致。急性化脓性心包炎迁延不愈者约占10%,其他亦可由风湿、创伤、纵隔放疗等引起。早期施行心包切除术可避免发展到心源性恶液质、严重肝功能不全、心肌萎缩等。积极防治急性心包炎可以避免发展至心包缩窄。

一、临床表现

(一)症状

　　起病隐匿,常于急性心包炎后数月至数年发生心包缩窄。早期症状为劳力性呼吸困难,严重时不能平卧,呈端坐呼吸。常见食欲缺乏、腹部胀满或疼痛、头晕、乏力等症状。

(二)体征

1.心脏体征

(1)心尖冲动减弱或消失。

(2)心浊音界正常或稍大,心音低而遥远。

(3)部分患者在胸骨左缘第3、4肋间于舒张早期可听到心包叩击音。

(4)可出现期前收缩与心房颤动等。

2.心包腔缩窄和心腔受压的表现

(1)出现静脉回流受限的体征,如颈静脉怒张、肝大、胸腹腔积液、下肢水肿等。

(2)少数患者出现Friedreich征(舒张早期颈静脉突然塌陷现象)和Kussmaul征(吸气时颈静脉怒张明显,静脉压进一步上升),是因充盈压过高的右心房在三尖瓣开放时压力骤然下降所致。

(3)收缩压降低,舒张压升高,脉压变小,脉搏细弱无力。由于心排出量减少,反射性引起周围小动脉痉挛。

二、辅助检查

(一)实验室检查

　　可有轻度贫血,肝瘀血有肝功能损害血浆精蛋白生成减少,肾瘀血可有蛋白尿、一过性尿素氮升高。

(二)X线检查

　　心搏减弱或消失,可出现心影增大,呈三角形,左、右心缘变直,主动脉弓小或难以辨认;上腔静脉扩张;心包钙化等征象。

(三)心电图检查

　　常提示心肌受累的范围和程度。主要表现为QRS波群低电压和T波倒置或低平;T波倒置越深,提示心肌损害越重。

(四)超声心动图检查

可见心包增厚、钙化、室壁活动减弱等表现。

(五)CT 及 MR 检查

CT 及 MR 检查是识别心包增厚和钙化可靠与敏感的方法,若见心室呈狭窄的管状畸形、心房增大和下腔静脉扩张,可提示心包缩窄。

(六)右心导管检查

可见肺毛细血管压力、肺动脉舒张压力、右心室舒张末期压力及右心房压力均增高(>250mmHg)等特征性表现。右心房压力曲线呈 M 型或 W 型,右心室压力曲线呈收缩压轻度升高、舒张早期下陷和舒张期的高原型曲线。

三、救治原则

慢性缩窄性心包炎是一个进展性疾病,其心包增厚、临床症状和血流动力学表现不会自动逆转,外科心包剥离术是唯一确切的治疗。内科治疗包括利尿、扩张静脉和限盐。窦性心动过速是一种代偿机制,所以 β 受体阻滞剂应该避免或谨慎使用。房颤伴快心室率,地高辛为首选,并应该在 β 受体阻滞剂和钙通道阻滞剂之前使用,心率控制在 80～90 次/分。

四、护理评估

(一)健康史

评估急性心包炎病史和治疗情况。

(二)身体状况

起病缓慢,一般在急性心包炎后 2～8 个月逐渐出现明显的心脏压塞(体循环瘀血和心排出量不足)征象。主要表现为不同程度的呼吸困难,头晕、乏力、衰弱、心悸、胸闷、咳嗽、腹胀、食欲缺乏、肝区疼痛等;体征主要有颈静脉怒张、肝大、腹腔积液、下肢水肿等;心脏听诊有心音低钝,心包叩击音及期前收缩、心房颤动等心律失常;晚期可有收缩压下降,脉压变小等。

(三)心理状况

患者因病程漫长、生活不能自理或需要做心包切开术等而焦虑不安。

五、护理诊断

(一)活动无耐力

活动无耐力与心排出量不足有关。

(二)体液过多

体液过多与体循环瘀血有关。

六、护理措施

(一)一般护理

1.活动量

患者需卧床休息至心悸、气短、水肿症状减轻后,方可起床轻微活动,并逐渐增加活动量。合理安排每日活动计划,以活动后不出现心慌、呼吸困难、水肿加重等为控制活动量的标准。

2.饮食

给予高蛋白、高热量、高维生素饮食,适当限制钠盐摄入,防止因低蛋白血症及水钠潴留而加重腹腔积液及下肢水肿。

3.皮肤护理

因机体抵抗力低下及水肿部位循环不良、营养障碍，易形成压疮和继发感染，故应加强皮肤护理，以免产生压疮。

4.心理沟通

加强与患者的心理沟通，体贴关怀患者，与家属共同做好思想疏导工作，消除患者的不良心理反应，使患者树立信心，以良好的精神状态配合各项治疗。

(二)病情观察

定时监测和记录生命体征，准确记录出入量，密切观察心脏压塞症状的变化，发现病情变化尽快向医生报告，以便及时处理。

(三)心包切开术的护理

心包切开引流术的目的是缓解压迫症状，防止心肌萎缩。

1.术前沟通

术前向患者说明手术的意义和手术的必要性、可靠性，解除思想顾虑，使患者和家属增加对手术的心理适应性和对医护人员的信任感。

2.术后护理

术后做好引流管的护理，记录引流液的量和性质，并按要求留标本送检；同时严密观察患者的脉搏、心率、心律和血压变化，如有异常及时报告医生并协助处理。

七、健康教育指导

嘱咐缩窄性心包炎患者应注意充分休息，加强营养，注意防寒保暖，防止呼吸道感染。指出应尽早接受手术治疗，以获得持久的血流动力学恢复和临床症状明显改善。

第四章　内分泌代谢性疾病

第一节　单纯性甲状腺肿

单纯性甲状腺肿(simple goiter)是指非炎症和非肿瘤原因引起的不伴有临床甲状腺功能异常的甲状腺肿。甲状腺可呈弥散或多结节肿大。本病可呈地方性分布,当人群单纯性甲状腺肿的患病率超过 10％时,称为地方甲状腺肿;也可呈散性分布,发病率约 5％。女性发病率是男性的 3～5 倍。

一、临床表现

(一)症状

主要表现为甲状腺肿大引起的压迫症状,如压迫气管出现呼吸困难,压迫食管引起吞咽困难,压迫喉返神经引起声音嘶哑。小儿严重缺碘,可出现地方性呆小病。

(二)体征

主要体征为甲状腺肿大。早期甲状腺呈轻至中度弥散性肿大,表面光滑、质地较软、无压痛和结节。病史较长者可在腺体内触及大小不等的结节、质地坚韧。

二、辅助检查

1.甲状腺功能检查:血清 T_3、T_4,基本正常,T_3/T_4 的比值常增高。

2.甲状腺^{131}I 摄取率及 T_3 抑制试验^{131}I 摄取率增高,但无高峰前移,可被 T_3 所抑制。

3.TSH 正常或升高。

4.甲状腺扫描:可见弥散性甲状腺肿,常呈均匀分布。

三、治疗要点

单纯性甲状腺肿的治疗主要取决于病因,其治疗措施如下。

1.由于缺碘所致者,应补充碘剂,40 岁以上尤其是结节性甲状腺肿患者应避免大剂量碘治疗,以免发生碘甲状腺功能亢进症。地方性甲状腺肿流行地区可采用碘盐进行防治。由服用致甲状腺肿物质而引起本病者,应停服这些物质。

2.无明显原因的单纯性甲状腺肿患者,可采用甲状腺制剂治疗,以补充内源性甲状腺激素的不足,抑制 TSH 的分泌,可用干甲状腺片、甲状腺激素等治疗。

四、护理评估

(一)了解病史

应详细了解患者患病的起始时间,有无诱因,发病的缓急,主要症状及特点;既往检查、治疗经过及效果,是否遵从医嘱。

(二)观察临床表现

注意观察患者有无呼吸困难、吞咽困难、声音嘶哑等压迫症状;小儿患者有无意识、精神状态的异常等;通过体格检查评估甲状腺是否呈弥散性肿大、表面是否光滑、质地如何、有无压痛和结节。

(三)患者心理状态

评估患病对患者日常生活、工作、家庭的影响;有无精神心理的变化,如焦虑、自我形象紊乱等。

(四)辅助检查

评估甲状腺功能检查:血清 T_3、T_4、T_3/T_4 的比值;甲状腺 ^{131}I 摄取率及 T_3 抑制试验 ^{131}I 摄取率、TSH、甲状腺扫描等检查结果。

五、护理诊断

(一)自我形象紊乱

与甲状腺肿大致颈部增粗有关。

(二)知识缺乏

缺乏药物的使用及正确的饮食方法等知识,与缺乏指导有关。

(三)潜在并发症

呼吸困难、声音嘶哑、吞咽困难等,与肿大的甲状腺压迫邻近组织器官有关。

六、护理措施

(一)一般护理

指导患者遵医嘱补充碘剂,若使用甲状腺制剂时应坚持长期服药,以免停药后复发。观察药物治疗的效果和不良反应。如患者出现甲状腺功能亢进症表现,应及时汇报医师协助处理。结节性甲状腺肿患者避免大剂量使用碘治疗,以免诱发甲状腺功能亢进症。

(二)病情观察

观察患者甲状腺肿大的程度、质地,有无结节及压痛。若甲状腺结节在短期内迅速增大,应警惕恶变。

(三)心理护理

向患者讲解有关疾病知识,消除其紧张情绪,积极配合治疗。鼓励患者表达自身感受,指导其恰当修饰,改变自我形象,消除自卑,树立信心。

七、健康教育指导

(1)指导患者正确地用药:使用甲状腺制剂时应坚持长期服药,以免停药后复发,学会自我观察药物不良反应,如心动过速、食欲增加、腹泻、出汗、呼吸急促等,一旦出现应与医师联系。

(2)指导患者摄取适当的饮食:①教育患者摄取加碘的食盐,多摄取含碘高的食物,如海带、紫菜等海产类食品,以预防地方性缺碘。②避免摄入大量抑制甲状腺激素合成的物质,食物如包心菜、花生、菠菜、萝卜等,药物如硫氰酸盐、保泰松、碳酸锂等,这些物质可阻碍甲状腺激素合成,从而引起或加重甲状腺肿。

(3)在地方性甲状腺肿流行地区居住的居民增加碘的摄入量可预防和治疗本病。妊娠妇女在妊娠前或妊娠初期补充足够的碘可预防地方性呆小病的发生。

第二节 甲状腺功能亢进症

甲状腺功能亢进症(hyperthyroidism,简称甲亢)系指由多种病因导致的甲状腺激素(TH)分泌过多,引起的一组临床综合征。甲亢的病因很多,其中以 Graves 病(Graves disease)又称弥散性毒性甲状腺肿最为多见,占甲亢的 80%~85%,多见于成年女性,男女之比1:(4~6),以 20~40 岁好发。临床上以甲状腺肿大、高代谢症候群、突眼为特征,胫前黏液性水肿或指端粗厚较少见。下面对 Graves 病予以重点阐述。

一、临床表现

甲亢可以突然起病。也可缓慢发病。典型表现有高代谢症候群、甲状腺肿大、突眼。老年和小儿患者表现多不典型。

(一)甲状腺毒症表现

1.高代谢症候群

由于 TH 分泌过多和交感神经兴奋性增高,导致新陈代谢加速,基础代谢率明显增高。因产热和散热增多,患者常有低热(T<38℃)、怕热、多汗;TH 分泌过多可加速蛋白质分解导致负氮平衡,患者常有体重下降、消瘦、乏力、尿肌酸排出增多;TH 分泌过多还可以促进肠道糖吸收,加速糖的氧化利用和肝糖原分解,使患者的糖耐量降低或糖尿病加重;此外,TH 分泌过多可促进脂肪合成、分解与氧化,总的结果是分解大于合成,加速胆固醇合成、转化及排泄其转化、排泄作用更明显。患者血中总胆固醇降低。

2.神经精神系统表现

TH 分泌过多,中枢神经系统兴奋性增高,患者常出现情绪不稳定、焦躁多虑、多言好动、记忆力减退、注意力不集中、失眠等症状;偶尔表现为淡漠、寡言。此外,还可有腱反射亢进、动作敏捷等。手、舌、眼睑细颤是甲亢在神经系统方面的特征表现。

3.心血管系统表现

由于 TH 分泌过多和交感神经兴奋性增高,患者常有心悸、胸闷、气促、脉压增大、心律失常等。本病往往表现为窦性心动过速(100~120 次/分),且休息和睡眠时不缓解。重者可发生甲亢性心脏病,表现为心脏扩大、心房纤颤、心力衰竭等。

4.消化系统表现

因甲状腺激素可促使胃肠蠕动增快,患者常表现为食欲亢进、多食消瘦、消化吸收不良、排便次数增多或腹泻。但老年患者可有食欲减退、畏食等现象。因 TH 对肝脏也有直接毒性作用,有的患者表现为肝大及肝功能异常,偶有黄疸。

5.运动系统表现

由于蛋白质分解增加,常有甲亢性肌病,表现为不同程度的肌无力、肌萎缩、行动困难,甚至进食误咽、饮水呛咳,不少患者还伴有周期性瘫痪、重症肌无力,严重时影响呼吸肌功能。此外甲亢可影响骨髓脱钙而发生骨质疏松,亦可发生指端粗厚,外形似杵状指,称为指端粗厚症,是 Graves 病特征性表现之一。

6.生殖系统表

女性常有月经减少或闭经;男性多有阳痿,偶有乳房发育。男女生殖力均下降。

7.血液系统表现

表现为外周血三系减少,如白细胞计数偏低,可伴发血小板减少性紫癜、贫血。

(二)甲状腺肿大

大多数患者有不同程度的甲状腺肿大,呈弥散性、对称性肿大,质软、无压痛,久病者质地可较韧,吞咽时上下移动。少数患者甲状腺不肿大或不对称。由于甲状腺血流量增多,在甲状腺上下极可触及震颤,可闻及血管杂音,甲状腺震颤和杂音为本病较特异的体征,有重要的诊断意义。

(三)突眼

突眼为本病重要而特异的体征之一,分为单纯性突眼和浸润性突眼。

1.单纯性突眼

单纯性突眼又称良性突眼。较常见,与交感神经兴奋眼外肌和提上睑肌有关。表现为:眼外肌兴奋使眼球对称性向前突出,突眼度小于18mm,瞬目减少;上眼睑挛缩,睑裂增宽,向下看,上眼睑不能随眼球下落,向下看,前额皮肤不能皱起;看近物,眼球辐辏不良。

2.浸润性突眼

浸润性突眼又称恶性突眼。较少见,约占5%,与眶后组织的自身免疫性炎症有关。浸润性突眼与单纯性突眼的表现类似,但突眼度大于19mm,甚至高可达30mm,双眼突眼度不对称;眼部不适症状明显,如视力下降,视野缩小,眼睛有异物感,畏光流泪等。严重者眼睑闭合不全,角膜外露,可因溃疡或全眼球炎导致失明。

(四)特殊甲状腺表现和类型

1.甲状腺危象

甲状腺危象是本病严重表现,可危及生命。本危象因大量甲状腺激素突然释放入血所致。与全身疾病使蛋白质结合的激素过多转化为游离激素,及交感神经兴奋或反应性增高有关。

(1)主要诱因

1)应激状态。如感染、手术创伤、精神刺激、放射性碘治疗等。

2)严重躯体疾病。如心力衰竭、低血糖症、败血症、脑卒中、急腹症等。

3)口服过量 TH 制剂。

4)与手术有关。术前准备不充分,术中过度挤压甲状腺等。

(2)临床表现:表现为原有的甲亢症状加重,体重锐减;高热(体温大于39℃),心动过速(140~240 次/分);烦躁不安、呼吸急促、大汗、呕吐、腹泻,患者可因大量失水导致休克、昏迷、死亡。病程中可伴有心房颤动、扑动、心力衰竭、肺水肿、水电解质紊乱等情况。

2.甲状腺功能亢进性心脏病

甲状腺功能亢进性心脏病简称甲亢性心脏病,多见于成年人,老年人更多见。主要表现为心脏增大、心力衰竭、心律失常(期前收缩、心房颤动、心房扑动、阵发性心动过速等,以心房颤动最为常见),经有效的抗甲状腺治疗后可使病情明显缓解。

(五)胫前黏液性水肿

胫前黏液性水肿是 Graves 病的特征性表现之一。多见双侧小腿对称性胫前下 1/3 处呈紫红色皮损,皮肤粗厚,晚期呈树皮状。是自身免疫性疾病的一种表现。约 5% 甲状腺功能亢进者并发胫前黏液性水肿。

二、辅助检查

典型病例诊断并不困难,非典型病例诊断则须借助实验室检查以明确诊断。基础代谢率等传统的检查方法,不能准确地反映病情严重程度,目前临床已很少使用,在此不进行介绍。

(一)血清甲状腺激素升高

(1)血清游离甲状腺激素(FT_4)与游离三碘甲状腺原氨酸(FT_3)FT_3、FT_4 不受血甲状腺结合球蛋白影响,可直接反映甲状腺功能状态,其敏感性、特异性高于 TT_3、TT_4,是临床诊断甲亢的首选指标。

(2)血清总甲状腺激素(TT_3)与总三碘甲腺原酸(TT_4)血清中 TT_3、TT_4,与蛋白结合达 99.5% 以上,易受血甲状腺结合球蛋白影响。TT_3 浓度变化常与 TT_4 改变相平行,但 Graves 病早期 TT_3 上升比 TT_4 快,故 TT_3 为 Graves 病早期诊断、治疗中观察及停药后复发的敏感指标,亦是诊断 TT_3 型甲亢的特异指标。T_4 由甲状腺产生,80% 的 T_3 由 T_4 转换而来,TT_4 是判定甲状腺功能最基本的筛选指标。

(二)血清反 T_3(rT_3)增高

rT_3 无生物活性,是 TT_4 在外周组织的降解产物,Graves 病早期或复发早期可仅有 rT_3 升高。

(三)促甲状腺激素(TSH)降低

TSH 的波动较 TT_3、TT_4 更迅速而显著,是反映下丘脑-垂体甲状腺轴功能的敏感指标。

(四)促甲状腺激素释放激素(TRH)

兴奋试验阴性 Graves 病时血 T_3、T_4 增高,反馈抑制 TSH,故 TSH 细胞不被 TRH 兴奋,当静脉注射 TRH 后 TSH 不增高支持甲亢诊断。

(五)三碘甲状腺原氨酸(T_3)抑制试验阴性

用于鉴别单纯性甲状腺肿和甲亢。甲亢患者用 T_3 后甲状腺 ^{131}I 摄取率不下降。

(六)甲状腺刺激性抗体(TSAb)阳性

TSAb 阳性是诊断 Graves 病的重要指标之一,可判断病情活动、复发,有早期诊断意义,还可作为治疗停药的重要指标。

(七)甲状腺 ^{131}I 摄取率

目前已不用于本病诊断,主要用于鉴别性诊断。

(八)影像学检查

超声、放射性核素扫描、CT、MRI 等,有助于甲状腺、异位甲状腺肿和球后病变性质的诊断,可根据需要选用。

三、治疗要点

目前尚不能对 Graves 病进行病因治疗,Graves 病治疗方法主要包括抗甲状腺药物、放射性碘及手术治疗 3 种。应根据患者的年龄、性别、病情轻重、病程长短、甲状腺病理、有无其他并发症或并发症,以及患者的意愿、医疗条件和医师经验等多种因素慎重选用适当的治疗方案。抗甲状腺药物应用最广,但仅能获得 $40\%\sim60\%$ 治愈率。放射性碘及手术治疗均为创伤性措施,治愈率较高,但最主要并发症是发生甲状腺功能减退。

四、护理评估

(一)了解病史

询问患者发病的有关诱因、如有无病毒感染及精神刺激、感染、创伤等诱发因素。患者患病的起始时间,主要症状及其特点,如有无乏力、多食、消瘦、怕热、多汗、急躁易怒及排便次数增多等。有无出现心悸、气促、下肢水肿等甲亢性心脏病的表现。患者患病后的检查治疗经过,用药情况。另外,女性患者注意询问月经有无异常。

(二)观察临床症状

1.意识精神状态

观察患者有无兴奋易怒、不安失眠等。

2.营养状况

评估患者的身高、体重及全身营养状况,有无消瘦、贫血等。

3.皮肤和黏膜

观察皮肤是否湿润、多汗,以手掌明显。

4.眼征

观察和测量突眼度,有无眼裂增宽,瞬目减少。有无视力疲劳、畏光、复视、视力减退、视野变小等。

5.甲状腺

甲状腺是否呈弥散性肿大、可否触及震颤、闻及血管杂音等。

6.心脏

有无心界增大、心率增快、搏动增强,有无心尖部收缩期杂音,心律失常等。

7.骨骼肌肉

骨骼肌肉是否有肌无力及肌肉萎缩,有无骨质疏松等。

(三)患者心理状态

评估患者患病后对日常生活的影响,如睡眠、饮食有无改变,患者日常休息、活动量及活动耐力有无改变等。

长期治疗是否影响家庭生活及造成经济负担加重等。甲亢患者心情急躁,易与家人或同事发生争执,使患者难以被他人谅解,易出现人际关系紧张等。应询问患者对疾病知识的了解程度,评估患病后有无焦虑、恐惧等心理变化。注意其家庭成员对疾病的认识程度及态度、家庭经济情况等,评估患者所在社区的医疗保健服务的情况。

(四)辅助检查

(1)血清甲状腺激素有无升高。

(2)甲状腺摄[131]I率是否增高,T_3 抑制试验是否提示摄[131]I率不能被明显抑制。

(3)血中甲状腺刺激性抗体(TSAb)是否阳性。

五、护理诊断

(一)营养失调

低于机体需要量,与代谢率增高有关。

(二)活动无耐力

活动无耐力与蛋白质分解增加、甲亢性心脏病、肌无力等有关。

(三)个人应对无效

个人应对无效与性格及情绪改变有关。

(四)有组织完整性受损的危险

组织完整性受损与浸润性突眼有关。

(五)潜在并发症

甲亢危象。

六、护理措施

(一)一般护理

1.环境与休息

保持环境安静,减少探视,避免各种不良的情绪刺激。因患者基础代谢亢进,怕热、多汗,应安排通风良好,干燥凉爽的环境,使患者得到充分的休息。活动量不宜过大,与患者共同制订日常活动计划,做到有计划地适量活动,以不感到疲劳为度。病情重、有明显心力衰竭或合并严重感染者应卧床休息。

2.饮食护理

给予高热量、高蛋白、高维生素(尤其是复合维生素 B)及矿物质、低纤维素的饮食。若食欲亢进应注意给予足量饮食,尤其要补充优质蛋白,以满足机体营养需要。避免辛辣、生冷、刺激、油腻食物,避免摄入刺激性食物及饮料,如浓茶、咖啡等,以免引起患者精神兴奋,加重症状。禁食含碘类食品,如海产品等。因 Graves 病患者出汗较多、腹泻、呼吸较快,常有失水,需每日饮水 2000mL 以上,以补充所丢失的水分。但心脏病患者应避免大量摄水,以防水肿加重或诱发心力衰竭。

3.协助患者生活自理

协助患者完成洗漱、进餐、如厕等活动,减少活动量,增加休息时间。对大量出汗的患者,应随时更换衣物及床单,保持干燥,防止受凉。

(二)用药的护理

1.遵医嘱用药

指导患者坚持疗程,一个疗程 1.5～2 年,用药后 2～4 周才起效。定期检测肝功能和血常规,不可任意间断、变更药物,不可随意调整药物剂量或停药,如病情发生变化应及时就医,调整用药。抗甲状腺药要从小剂量开始使用,特别要注意剂量准确。

2.密切注意药物不良反应

抗甲状腺药物的常见不良反应及护理。

(1)粒细胞减少:粒细胞减少多发生在用药后 2～3 个月,主要表现为突然畏寒、高热、全身肌肉或关节酸痛、咽痛、红肿、溃疡和坏死。要定期复查血常规,在用药第 1 个月,每周查 1 次白细胞,1 个月后每 2 周查 1 次白细胞。若外周血白细胞低于 3×10^9/L 或中性粒细胞低于 1.5×10^9/L,应考虑停药,并给予利血生、鲨肝醇等促进白细胞增生药物。如发生明显感染,需立即停药并预防交叉感染。

(2)严重不良反应:如中毒性肝炎、肝坏死、精神病、胆汁瘀滞综合征、狼疮样综合征、味觉丧失等,应立即停药并给予相应治疗。

(3)药疹:是较常见的一种不良反应。可用抗组胺药控制,不必停药。若皮疹加重,应立即停药,以免发生剥脱性皮炎。

3.观察疗效

脉搏减慢、体重增加是用药有效指征。

(三)放射性^{131}I 的治疗护理

空腹服^{131}I 2h 以后方可进食,以免影响碘的吸收。在治疗前、后 1 个月内避免服用含碘的药物和食物,避免用手按压甲状腺,避免精神刺激,预防感染。密切观察病情变化,警惕甲状腺危象、甲减、放射性甲状腺炎、突眼恶化等并发症发生。因为^{131}I 发射的 β 射线最大射程仅 2mm,平均为 0.5mm,对甲状腺周围组织和器官几乎没有影响,所以不需要特殊处理衣物。

(四)甲状腺危象的护理

1.立即配合抢救

立即建立静脉通道,给予氧气吸入。

2.及时、准确、按时遵医嘱用药

注意 PTU 使用后 1h 再用复方碘溶液,严格掌握碘剂用量,注意观察有无碘剂中毒或过敏反应,按规定时间使用 PTU、复方碘溶液、β 受体阻滞剂、氢化可的松等药物。遵医嘱及时通过口腔、静脉补充液体,注意心率过快者静脉输液速度不可过快。

3.休息

将患者安排在凉爽、安静、空气流通的环境内绝对卧床休息,呼吸困难时取半卧位。

4.降温

高热者行冰敷或酒精擦浴等物理降温(或)药物降温(异丙嗪+哌替啶)。

5.密切监测病情

观察生命体征、神志、出入量、躁动情况,尤其要密切监测体温和心率变化情况,注意有无心力衰竭、心律失常、休克等严重并发症。

6.安全护理

躁动不安者使用床栏加以保护。昏迷者按照常规护理。做好口腔护理、皮肤护理、会阴护理。保持床单平整、干燥、柔软、防止压疮。

7.避免诱因

告知患者家属甲状腺危象的诱因。尽是帮助减少和避免诱因,如感染、精神刺激、创伤、用药不当等。

(五)对症护理

1.突眼护理

因高度突眼,球结膜和角膜暴露,易受外界刺激引起充血、水肿,继而感染,严重者可能致盲,必须注意加以保护。相应护理措施有:

(1)经常以眼药水湿润眼睛,防止角膜干燥。

(2)限制水、盐摄入必要时使用利尿剂,以减轻球后软组织水肿。

(3)睡前涂以抗生素眼膏或 0.5%氢化可的松滴眼,高枕卧位并用无菌生理盐水纱布覆盖双眼。

(4)外出时戴眼罩或有色眼镜,以减少强光刺激或异物的损伤。

(5)指导患者当眼睛有异物感、刺痛或流泪时勿用手揉眼。

2.胫前黏液性水肿护理

保持皮肤清洁,重者局部用肾上腺皮质激素软膏,或局部皮下注射肾上腺皮质激素。

(六)病情观察

观察患者精神神志状态,注意体温、呼吸、脉搏、血压、体重变化情况,注意手指震颤、恶心、呕吐、腹泻等临床表现情况,注意突眼、甲状腺肿的程度,了解突眼保护情况及用药情况。警惕甲状腺危象发生,一旦发生,立即报告医生并协助处理。

(七)心理护理

(1)护理人员要态度和蔼。耐心细致,尽量避免有可能引起患者情绪激动的因素,防止发生矛盾冲突。同时,帮助患者进行自我放松训练。

(2)告知患者情绪不稳、易激动会使甲亢病情加重。让患者充分了解病情,学会控制情绪,并积极配合治疗。若患者出现明显的精神异常现象,及时与医生联系,给予妥善处理。

(3)向患者亲属耐心解释,说明患者的情绪变化往往是病情所致,争取患者亲属的配合和理解,以便共同对患者进行心理护理。

七、健康教育指导

(1)嘱患者注意身心休息,避免过度劳累和精神刺激。

(2)指导患者合理饮食。

(3)告知患者有关甲亢的疾病知识、用药知识,使患者学会自我护理。指导患者上衣领不宜过紧,避免压迫肿大的甲状腺,严禁用手挤压甲状腺以免甲状腺激素分泌过多,加重病情。

(4)指导患者坚持长期遵医嘱服药。服用抗甲状腺药物者在用药第 1 个月,每周查 1 次白细胞,1 个月后每 2 周查 1 次白细胞。每隔 1～2 个月做一次甲状腺功能测定,定期复查肝功能。每日清晨起床前自测脉搏,测量体重,脉搏减慢、体重增加是治疗有效的标志。指导患者识别甲状腺危象的表现,若出现高热、恶心、呕吐、腹泻、突眼加重等,应及时就诊。

(5)指导妊娠期甲亢患者如何避免对自己及胎儿造成影响。宜用抗甲状腺药物控制甲亢,可选用不易通过胎盘的 PTU,不能使用可通过胎盘的甲巯咪唑。禁用[131]I 治疗。产后如需要继续服药,则不宜哺乳。

第三节　甲状腺功能减退症

甲状腺功能减退症(hypothyroidism,简称甲减),是由各种原因导致的机体内甲状腺激素含量降低或存在甲状腺激素抵抗而引起的全身性低代谢综合征。

重者可引起黏液性水肿,更为严重者可引起黏液性水肿昏迷。本病多见于中年女性。本节主要介绍成年型甲减。

一、临床表现

临床主要表现为全身代谢降低,器官功能下降。

(一)低代谢症状

乏力、怕冷、体重增加、记忆力减退、反应迟钝、精神抑郁、厌食、腹胀、便秘。

(二)黏液性水肿表现

表情淡漠,面色苍白,颜面水肿,皮肤干燥、粗糙、发凉,声音低哑,语速缓慢,毛发稀疏,眉毛、睫毛、腋毛、阴毛脱落,鼻唇增厚等。黏液性水肿昏迷为黏液性水肿最严重的表现,多见于老年长期未获治疗者。常在冬季寒冷时发病。寒冷、感染是最常见的诱因,其他如手术、严重躯体疾病、中断 TH 替代治疗和使用麻醉剂、镇静剂等也可诱发。临床表现为嗜睡、体温下降(体温小于 35℃)、呼吸减慢、心动过缓、血压下降、四肢肌肉松弛、反射减弱或消失,甚至昏迷、休克、心肾功能不全而危及生命。

(三)循环系统表现

心音减弱、心率减慢、心排血量减少、心脏扩大等。

(四)内分泌系统表现

性欲减退,女性患者可闭经,甚至出现功能性子宫出血或溢乳。男性患者可出现阳痿。

(五)神经、肌肉表现

手足皮肤呈姜黄色、胫前黏液性水肿、肌肉松弛无力、肌萎缩、腱反射减弱。重症者呈痴呆、幻觉、木僵、昏睡或惊厥。

二、辅助检查

(一)血常规及血生化检查

血常规一般为轻、中度正细胞正色素性贫血。血生化多表现为血胆固醇、三酰甘油增高。

(二)甲状腺功能检查

以 FT_4 降低为主,血清 TSH 增高(是最敏感的诊断指标)。较重者 T_3、T_4 均降低。

(三)TRH 兴奋试验

原发性甲减对 TRH 的刺激反应增强;继发性甲减反应不一,如病变在垂体,无反应,病变在下丘脑,呈延迟反应。

(四)影像学检查

有助于病灶的确诊。

三、治疗要点

(一)甲状腺制剂替代治疗

各种类型的甲减,均需用 TH 替代,永久性甲减者需终身服用。首选左甲状腺素(L-T$_4$)qd 口服,L-T$_4$ 在体内可转变为 T$_3$,其作用慢而持久,半衰期约 8d,适合终身替代治疗。左旋三碘甲腺原氨酸(L-T$_3$)的作用快,持续时间短,适合于黏液性水肿昏迷抢救。

(二)对症治疗

有贫血者补充铁剂、维生素 B$_{12}$、叶酸等。胃酸低者补充稀盐酸,并与 TH 合用。

(三)黏液性水肿昏迷的治疗

(1)立即静脉注射 L-T$_3$,至清醒后改口服。

(2)保暖、吸氧、保持呼吸道通畅。

(3)氢化可的松静脉滴注,每 6h 用 50～100mg,待患者清醒后递减,直至撤去。

(4)对症治疗。

四、护理评估

(一)了解病史

详细了解患者患病的起始时间,有无诱因,发病的缓急,主要症状及特点。既往检查、治疗经过及效果,是否遵从医嘱,用过何种药物及治疗效果如何。

(二)临床表现

注意观察有无乏力、怕冷、体重增加、记忆力减退、反应迟钝、精神抑郁、厌食、腹胀、便秘等低代谢症状;有无表情淡漠,面色苍白,颜面水肿,皮肤干燥、粗糙、发凉,声音低哑,语速缓慢,毛发稀疏,眉毛、睫毛、腋毛、阴毛脱落,鼻唇增厚等黏液性水肿表现;有无心音减弱、心率减慢、心排血量减少、心脏扩大等循环系统表现;有无性欲减退、闭经、功能性子宫出血或溢乳、阳痿等内分泌系统表现。

(三)心理状态

评估患者患病对日常生活、工作、家庭的影响;有无精神心理的变化,如情绪淡漠、抑郁等;评估患者社会支持系统。

(四)辅助检查

评估血常规及血生化检查、甲状腺功能检查、TRH 兴奋试验等检查结果。

五、护理诊断

(一)体温过低

体温过低与机体基础代谢率降低有关。

(二)便秘

便秘与代谢率降低及体力活动减少引起的肠蠕动减慢有关。

(三)活动无耐力

活动无耐力与甲状腺激素分泌不足有关。

(四)营养失调

高于机体需要量与摄入大于需求有关。

(五)潜在并发症

黏液性水肿昏迷。

六、护理措施

(一)饮食护理

给予高蛋白、高维生素、低钠、低脂肪饮食,注意补充富含粗纤维的食物及足够的水分,以保证大便通畅。

(二)用药护理

甲状腺制剂从小剂量开始,逐渐增加,注意用药的准确性。用药前后分别测脉搏、体重及水肿情况,以便观察药物疗效;用药后若有心悸、心律失常、胸痛、出汗、情绪不安等药物过量的症状时,要立即通知医生处理。

(三)对症护理

调节室温在 $22\sim23℃$ 之间。增加衣物,避免受凉。注意保暖,防止烫伤。对于便秘患者,遵医嘱给予轻泻剂,指导患者每天定时排便,适当增加运动量,以促进排便。注意皮肤防护,及时清洗并用保护霜,防止皮肤干裂。适量运动,注意保护,防止外伤的发生。

(四)病情观察

监测生命体征变化,观察精神、神志、语言状态,观察体重、乏力、动作、皮肤情况,注意胃肠道症状,如大便次数、性质、量的改变等。若出现体温低于 $35℃$ 、呼吸浅慢、心动过缓、血压降低、嗜睡等表现,应考虑有可能发生黏液性水肿昏迷,应立即通知医生抢救。

(五)黏液性水肿昏迷的护理

(1)保持呼吸道通畅,吸氧,备好气管插管或气管切开设备。

(2)建立静脉通道,遵医嘱给予急救药物,如 $L-T_3$ 、氢化可的松静脉滴注。

(3)监测生命体征和动脉血气分析的变化,观察神志、烦躁、出汗情况,记录出入量。

(4)注意保暖,主要采用升高室温的方法,尽量不给予局部加热,以防烫伤。

(六)心理护理

多与患者沟通,注意语速缓慢.注意患者反应,不可操之过急。告诉患者本病可以用替代疗法达到较好的效果,树立患者配合治疗的信心。

七、健康教育指导

(一)用药指导

告诉患者终身坚持服药的重要性和必要性以及随意停药或变更药物剂量的危害;告诉患者服用甲状腺激素过量的表现,提醒患者发现异常及时就诊;交代长期用药替代者每 $6\sim12$ 个月到医院检测 1 次。

(二)教会患者自我观察

如黏液性水肿的表现等,以便及时就诊。

(三)日常生活指导

指导患者注意个人卫生,注意保暖,注意行动安全。防止便秘、感染和创伤。慎用催眠、镇静、止痛、麻醉等药物。

第四节　皮质醇增多症

皮质醇增多症又称库欣综合征(Cushing syndrome)是肾上腺皮质分泌过量的糖皮质激素(主要为皮质醇)所致。临床以外貌及体态变化(满月脸、多血质、向心性肥胖、皮肤紫纹及痤疮)、血压升高、骨质疏松、抵抗力下降等为主要表现。其中垂体促肾上腺皮质激素(ACTH)分泌亢进所引起者称为库欣病。库欣综合征可发生于任何年龄,但以 20～40 岁最多见,女性多于男性。

一、临床表现

本病的临床表现主要因皮质醇分泌过多,引起代谢紊乱和多器官功能障碍,及对感染抵抗力下降所致。起病多缓慢,病程较长,从起病到诊断平均约 3 年。

(一)脂肪代谢紊乱

向心性肥胖为本病特征性体型。面部和躯干脂肪堆积(满月脸、腹大似球、水牛背)四肢瘦细、皮肤紫纹及痤疮,多伴有四肢肌肉萎缩、腰背痛、乏力等症状。此种脂肪特异性分布的原因可能是皮质醇既导致脂肪分解也导致脂肪合成,由于四肢对脂肪分解较面部和躯干敏感,面部和躯干对脂肪合成较四肢明显,结果四肢脂肪分解而再沉积到面部和躯干。

(二)蛋白质代谢紊乱

大量皮质醇促进蛋白分解,抑制蛋白合成,使蛋白质过度消耗,表现为皮肤菲薄、毛细血管脆性增加。在下腹部、臀部、肩部、腋前部、大腿等处,还因脂肪沉积,皮肤弹力纤维断裂,通过菲薄的皮肤可见微血管的红色即典型的皮肤紫纹。病程久者肌肉萎缩,骨质疏松,脊椎可发生压缩畸形,身材变矮,有时呈佝偻、骨折、易感染,儿童患者生长发育受到抑制。

(三)糖代谢紊乱

皮质醇具有拮抗胰岛素的作用,大量皮质醇抑制葡萄糖进入组织细胞,影响组织对葡萄糖的利用,同时还促进肝糖原异生,使血糖升高。因而患者对葡萄糖耐量减低,部分患者出现类固醇性糖尿病。

(四)高血压

在本病中常见,可能和大量皮质醇、去氧皮质酮等增多有关,此外患者血浆肾素浓度增高,从而产生较多的血管紧张素Ⅱ,引起血压升高。同时患者伴有动脉硬化和肾小动脉硬化,也使部分患者治疗后血压仍不能降至正常。长期高血压可并发左心室肥大、心力衰竭和脑血管意外。

(五)骨质疏松

本病患者约 50％出现骨质疏松,以胸椎、腰椎及骨盆最明显。

(六)性功能障碍

女患者肾上腺因雄激素产生过多以及雄激素和皮质醇对垂体促性腺激素的抑制作用,而出现月经稀少、不规则或停经,轻度多毛、痤疮,如有明显男性化,要警惕为肾上腺癌。男患者性欲可减退,阴茎缩小,睾丸变软,与大量皮质醇抑制垂体促性腺激素有关。

(七)神经、精神症状

患者有情绪不稳定、烦躁、失眠,严重者精神变态。

(八)造血与血液系统改变

皮质醇刺激骨髓,使红细胞计数和血红蛋白含量偏高,且患者皮肤菲薄,因而面容呈多血质。大量皮质醇使白细胞总数及中性粒细胞增多,促使淋巴细胞萎缩、淋巴细胞和嗜酸性粒细胞再分布,这两种细胞的绝对值和在白细胞分类中的百分率均减少。

(九)易发生各种感染

长期大量皮质醇,可以抑制免疫功能,使机体抵抗力下降,易发生感染。多见于皮肤真菌、肺部感染、化脓性细菌感染,且不易局限化,可发展为蜂窝组织炎、菌血症、败血症,而且患者感染后,炎症反应不显著,发热不高。

(十)电解质、酸碱平衡紊乱

大量皮质醇有潴钠、排钾作用,部分患者因潴钠而有轻度水肿。低血钾使患者乏力加重,并引起肾脏浓缩功能障碍,但明显的低血钾性碱中毒主要见于肾上腺皮质癌和异位 ACTH 综合征,在这些患者中,除皮质醇大量分泌外,具盐皮质激素作用的去氢皮质酮分泌也增多,从而加重低血钾。

二、辅助检查

(一)一般检查

红细胞计数和血红蛋白含量均偏高,白细胞总数及中性粒细胞增多,淋巴细胞和嗜酸性粒细胞绝对值可减少。血糖高、血钠高、血钾低。

(二)肾上腺皮质功能试验

1.尿 17-羟皮质类固醇

含量明显升高。

2.血皮质醇

血皮质醇浓度升高;昼夜规律消失。

3.小剂量地塞米松抑制试验

午夜一次给地塞米松 1~2mg 口服。用于本病与垂体轴功能正常的疾病的鉴别。本病尿17-羟皮质类固醇不能被抑制到对照值的 50% 以下。

4.大剂量地塞米松抑制试验

若小剂量地塞米松试验不抑制,将地塞米松加到 8mg 口服,尿 17-羟皮质类固醇能被抑制到对照值的 50% 以下,是垂体病变(库欣病)。不能抑制则是肾上腺皮质病变(库欣综合征),或异位 ACTH。

5.ACTH 试验

正常人、单纯性肥胖症、垂体病变、异位 ACTH 于注射 ACTH 后可使血皮质醇浓度或尿17-羟皮质类固醇含量明显升高,而肾上腺病变则无明显反应。

(三)影像学检查

属于定位性检查,包括肾上腺超声检查、蝶鞍区断层摄片、CT 扫描、肾上腺血管造影、磁共振检查等,可显示病变部位的影像学改变以辅助诊断。

三、治疗要点

根据不同病因作相应治疗。但在作病因治疗前,对病情严重者最好先对症治疗避免并发症。

(一)垂体性 Cushing 病

本病治疗主要有手术切除、垂体放射、药物治疗 3 种方法。经蝶窦切除垂体微腺瘤为近年治疗本病的首选方法。临床上几乎没有特效药物能有效地治疗本病。

(二)肾上腺肿瘤

肾上腺腺瘤经检查明确腺瘤部位后,手术切除可根治。

(三)不依赖 ACTH 双侧肾上腺增生

作双侧肾上腺切除术,术后作激素替代治疗。

(四)异位 ACTH 综合征

应治疗原发性恶性肿瘤,根据具体病情做手术、放疗及化疗。

各类 Cushing 综合征患者,当其他治疗疗效不明显时,可使用米托坦、美替拉西酮等肾上腺皮质激素合成阻滞药。

四、护理评估

(一)了解病史

应详细了解患者患病的起始时间,有无诱因,发病的缓急,主要症状及特点。既往检查、治疗经过及效果,是否遵从医嘱,用过何种药物及治疗效果如何。

(二)观察临床表现

注意观察患者意识、精神状态有无异常,测量生命体征有无异常,有无血压增高,评估患者有无满月脸和向心性肥胖,皮肤有无干燥、粗糙、感染及皮肤紫纹。

(三)患者心理状态

评估患病后患者有无精神心理的变化,如精神兴奋、情绪激动或淡漠、焦虑、抑郁、自我概念紊乱等。

(四)辅助检查

评估红细胞计数、血红蛋白含量、白细胞总数及中性粒细胞、淋巴细胞和嗜酸性粒细胞的变化。血糖、血钠、血钾的测量结果。评估肾上腺皮质功能试验、影像学检查的检查结果。

五、护理诊断

(一)自我形象紊乱

自我形象紊乱与库欣综合征引起身体外形改变有关。

(二)体液过多

体液过多与糖皮质激素过多引起水钠潴留有关。

(三)有感染的危险

感染与蛋白质分解代谢作用增加和高血糖引起的白细胞吞噬功能降低有关。

(四)有受伤的危险

受伤与代谢异常引起钙吸收障碍,导致骨质疏松有关。

六、护理措施

(一)一般护理

1.病室环境

病室温、湿度适宜,每日定时开窗通风,保持室内清洁卫生。指导并协助患者搞好个人卫生,减少感染源。

2.饮食护理

给予高蛋白、高维生素、高钾、高钙、高纤维素、低钠、低糖、低热量、低脂肪、低胆固醇的饮食,预防和控制高血糖、水肿和低钾血症,避免各种刺激性食物,禁烟酒;鼓励患者食用柑橘类、枇杷、香蕉、南瓜等含钾高的水果。

3.防止并发症

对卧床患者,应加强翻身,鼓励排痰,做生活护理时,动作要轻柔,以防皮肤破损,导致继发感染;合理安放家具或摆设,浴室应铺上防滑脚垫,防止跌倒,减少安全隐患。注意休息,避免剧烈活动。

(二)病情观察

1.观察临床表现

如是否有发热、咽痛等各种感染征象,有无关节痛或腰背痛等情况;监测患者水肿情况,每天测量体重的变化,记录 24h 液体出入量;观察有无全身乏力、四肢麻痹的表现。

2.观察生命体征

注意体温、血压、心律、心率变化,按时测量并记录血压,如血压过高应及时与医师联系。

3.观察化验值

定期检查血常规,监测血电解质浓度。

(三)配合治疗

1.手术护理

术前给予高蛋白饮食,加强皮肤护理。纠正糖尿病、低血钾、高血压及精神症状。预防或控制感染,各种有创性检查前必须严格无菌操作,防止医源性感染的发生。术后严密观察患者的生命体征和并发症情况,控制感染,做好引流管的护理。此外,术前、术中、术后要遵医嘱合理应用糖皮质激素。

2.用药护理

注意观察药物的疗效和不良反应。在治疗过程中若发现有类似 Addison 病等不良反应发生应及时通知医生进行处理。

(四)心理护理

护理人员应该告知情绪不稳定的患者性格的改变是由于疾病所致,当病情得到控制后会有所好转。护理人员要态度温和,以礼相待,动作轻柔,给患者提供治疗成功的患者资料,使其明确治疗效果及病情转归,消除紧张情绪,增强其战胜疾病的信心。

七、健康教育指导

对患者及亲属进行病情介绍,以利自我适应;告之防止摔伤、骨折、感染.保持情绪稳定的重要性;坚持高蛋白、高钾、低糖、低盐饮食;积极配合手术治疗;不能手术者可选择药物治疗。

遵医嘱用药,用药过程中需注意药物的不良反应。应定期复查有关化验指标。若病情发生变化随时就诊。

第五节　原发性慢性肾上腺皮质功能减退症

慢性肾上腺皮质功能减退症(chronic adrenocortical hypofunction)分原发及继发性两类。原发性又称 Addison 病,是由于自身免疫、结核、真菌等感染或肿瘤、白血病等原因破坏双侧肾上腺的绝大部分引起肾上腺皮质激素分泌不足所致。继发性者指下丘脑—垂体病变引起肾上腺皮质激素(ACTH)不足所致。

一、临床表现

(一)醛固酮缺乏表现

表现为潴钠、排钾功能减退。当患者摄钠不足时,尿钠排出仍常超过 50mmol/d,导致严重钠负平衡,可使血浆容量降低,心排出量减少,肾血流量减少,伴氮质血症,患者有全身乏力、虚弱消瘦,直立性低血压,严重时发生昏厥、休克。肾排钾和氢离子减少可致高血钾和轻度代谢性酸中毒。体液容量缩减导致肾素—血管紧张素代偿性分泌增多,加压素的释放也增加。

(二)皮质醇缺乏表现

(1)胃肠系统:食欲减退,嗜咸食,恶心、呕吐,胃酸过少,消化不良,腹泻、腹胀、腹痛,体重减轻。

(2)神经、精神系统:乏力,淡漠,嗜睡,精神失常。

(3)心血管系统:血压降低,心脏缩小,心音低钝。患者有头昏、眼花、直立性昏厥。

(4)肾:对水、电体质平衡的调节能力减弱,大量饮水后可出现稀释性低钠血症。

(5)代谢障碍:糖异生作用减弱,肝糖原消耗,可发生空腹低血糖。储存脂肪消耗,脂质的动员和利用皆减弱。

(6)因对垂体 ACTH、黑素细胞刺激素、促脂素的反馈抑制作用减弱,而出现皮肤、黏膜色素沉着,以摩擦处、掌纹、乳晕、瘢痕等处尤为明显。

(7)对感染、外伤等各种应激的抵抗力,减弱,可出现肾上腺危象。

(8)生殖系统:女性阴毛、腋毛减少或脱落,月经失调或闭经;男性有性功能减退。

(9)如病因为结核引起者常有低热、盗汗等。

(三)肾上腺危象

为本病急骤加重的表现,常发生于感染、创伤、手术、分娩、劳累、大量出汗、呕吐、腹泻、失水或突然中断治疗等应激情况下。表现为恶心、呕吐、腹痛或腹泻、严重脱水,血压降低、心率快、脉细弱、精神失常、高热、低血糖症、低钠血症,血钾可高可低。如不及时抢救,可发展至休克、昏迷,甚至死亡。本病与其他自身免疫性疾病并存时,则伴有相应疾病的临床表现。

二、辅助检查

(一)血液生化

表现有低血钠、高血钾。脱水明显时有氮质血症,空腹血糖降低。

(二)血常规检查

有正细胞正色素性贫血。白细胞分类示中性粒细胞减少,淋巴细胞相对增多,嗜酸性粒细胞明显增多。

(三)影像学检查

心脏缩小呈垂直位,肾上腺区摄片及 CT 检查可示肾上腺增大及钙化阴影。

(四)心电图

低电压、T 波低平或倒置,P－R 间期与 Q－T 时间延长。

(五)皮质功能检查

(1)血、尿皮质醇,尿 17－羟皮质类固醇测定常降低。

(2)ACTH 试验:可探查肾上腺皮质储备功能,并可鉴别原发性与继发性肾上腺皮质功能不全,前者尿 17－羟皮质类固醇无明显变化,后者逐日增加。

(3)血浆基础 ACTH 测定:原发性肾上腺皮质功能减退者明显增高,而继发性肾上腺皮质功能减退者,在血浆皮质醇降低的条件下,ACTH 浓度也低。

三、治疗要点

(一)替代治疗

艾迪生病需终生使用肾上腺皮质激素替代治疗。

1.糖皮质激素替代治疗

诊断一旦明确,应尽早给予糖皮质激素替代治疗,根据患者身高、体重、性别、年龄、体力劳动强度等,确定基础量。一般上午 8 时前服全日量的 2/3,下午 4 时前服余下的 1/3。剂量分配尽量以皮质醇昼夜周期变化相符,即晨间较大,午后较小,傍晚最小,以保证患者日间有充沛的精力。

2.食盐和盐皮质激素替代治疗

摄入充足的钠盐,每日至少 8～10g,若有腹泻、大量出汗等情况时,应酌情增加食盐摄入量。多数患者在服用氢化可的松(或可的松)和充分摄盐下,即可获得满意效果。必要时再加服盐皮质激素,如 9α－氟氢可的松、醋酸去氧皮质酮等。

(二)病因治疗

如有活动性结核,应积极给予抗结核治疗。如自身免疫引起者应作相应治疗。

(三)肾上腺危象抢救

主要措施为静脉注射糖皮质激素、盐水、葡萄糖及治疗中存在的应激情况。

四、护理评估

(一)了解病史

应详细了解患者患病的起始时间,有无诱因,发病的缓急,主要症状及特点。既往检查、治疗经过及效果,是否遵从医嘱,用过何种药物及治疗效果如何。

(二)观察临床表现

观察患者有无全身乏力、虚弱消瘦、直立性低血压等潴钠、排钾功能减退的表现;有无食欲减退,嗜咸食,恶心、呕吐,胃酸过少,消化不良,腹泻、腹胀、腹痛等胃肠系统症状;有无乏力,淡漠,嗜睡,精神失常等神经、精神系统症状;女性有无月经失调或闭经,男性有无性功能减退;通过体格检查评估患者有无皮肤黏膜色素沉着,毛发有无稀疏、脱落;心肺功能是否正常。

(三)心理状态

漫长的病程及多器官、多组织结构和功能障碍易导致患者产生焦虑、抑郁等心理反应,对治疗缺乏信心,不能有效应对等。护士应详细评估患者对疾病知识的了解程度,患病后的心理变化,家庭成员对疾病的认识和态度,患者所在社区的医疗保健服务等情况。

(四)辅助检查

监测血钠、血钾、血糖;评估血常规检查、影像学检查、心电图、皮质功能检查的检查结果。

五、护理诊断

(一)体液不足

体液不足与醛固酮分泌减少引起水钠排泄增加,胃肠功能紊乱,引起恶心、呕吐有关。

(二)活动无耐力

活动无耐力与皮质醇缺乏导致肌肉无力、疲乏有关。

(三)营养失调

低于机体需要量与糖皮质激素缺乏导致畏食、消化功能不良有关。

(四)知识缺乏

缺乏服药方法、预防肾上腺危象的知识与缺乏指导有关。

(五)潜在并发症

肾上腺危象。

六、护理措施

(一)休息与活动

给予安全的环境,保证充分休息,减少探视。提醒患者在下床活动和改变体位时动作宜缓慢,防止发生直立性低血压。

(二)饮食护理

进食高糖、高钠、高蛋白饮食。病情许可时,鼓励患者每天摄水在 3000mL 以上。

(三)病情观察

观察患者恶心、呕吐、腹泻情况及每天液体出入量,并记录。观察患者皮肤的色泽及弹性,注意有无脱水表现。监测血钠、血钾、血钙、血糖及血清氯化物等血生化情况。给予心电监护,注意有无心律失常。

(四)配合治疗

遵医嘱用药,注意观察药物疗效与不良反应。使用盐皮质激素的患者要密切观察血压、肢体水肿、血清电解质等变化,及时调整药物剂量和电解质的摄入量。对低血钠患者提供足够的食盐(8~10g/d)以补充失钠量。如有大汗、腹泻时酌情增加食盐摄入。

(五)肾上腺危象的护理

1.抢救配合

迅速建立两条静脉通道并保持静脉输液通畅,遵医嘱迅速补充生理盐水、葡萄糖和糖皮质激素。注意观察用药疗效。

2.病情监测

注意观察患者生命体征变化,定时监测血电解质及酸碱平衡情况。

3.对症护理

针对高热、呕吐、虚弱、休克、昏迷进行护理。

4.避免诱因

积极控制感染,避免创伤、过度劳累或突然中断治疗。大量出汗时应增加钠盐的摄入。手术和分娩前应充分准备。当患者出现恶心、呕吐、腹泻时应及时处理。遇有应激状态时应加量服用糖皮质激素。

(六)心理护理

鼓励其家属给予患者情绪上的支持,保持情绪稳定,避免压力过大。避免直接暴露在强烈的阳光下,以免产生褐斑不褪,影响外观。

七、健康教育指导

告知患者有关疾病的知识,让其了解终身使用肾上腺皮质激素替代的重要性,积极配合治疗,按时按量服药;指导患者避免感染、创伤、过度劳累等病情加重的因素;鼓励家属给予心理上的安慰与支持,使患者保持情绪稳定;加强自我保护,教导患者外出时避免阳光直晒,以免加重皮肤黏膜色素沉着;携带识别卡,写明姓名、地址、说明自己的病情,以便发生紧急情况时可以得到及时处理。

第六节　糖尿病

糖尿病(diabetes mellitus,DM)是由多种原因引起的胰岛素分泌绝对或相对不足以及靶细胞对胰岛素敏感性降低,致使体内糖、脂肪、蛋白质代谢异常,以慢性高血糖为突出表现的内分泌代谢疾病。临床表现以多尿、多饮、多食、消瘦为特征。最严重的急性并发症是糖尿病酮症酸中毒、非酮症高渗性昏迷或乳酸性酸中毒。长期糖尿病可引起多个系统器官的损害,引起功能缺陷甚至衰竭,成为致残或病死的主要原因。糖尿病的患者数在迅速增加,据估计,目前我国糖尿病患者约 5000 万,居世界第 2 位。糖尿病已成为严重威胁我国人民健康的公共卫生问题。

一、临床表现

临床以代谢紊乱症候群为主要表现。

(一)代谢紊乱症候群

Ⅰ型糖尿病主要表现为"三多一少"。

多尿——因血糖高,渗透性利尿所致。

多饮——因水分丢失及血糖高所致。

多食——为补充损失的糖分,维持机体活动,患者常多食易饥。

消瘦——因血糖不能充分利用,脂肪、蛋白分解增加所致。

此外,患者常伴有皮肤瘙痒,四肢酸痛、麻木、腰痛、月经失调、便秘、性欲减退、阳痿不育等。Ⅱ型糖尿病患者往往"三多一少"不明显,或只有其中1～2项。因胰岛β细胞尚有部分功能,所以Ⅱ型糖尿病患者消瘦少见,多为腹型肥胖。

(二)并发症

1.急性并发症

(1)糖尿病酮症酸中毒(DKA)胰岛素缺乏,糖尿病代谢紊乱,脂肪动员和分解加速,大量脂肪酸被氧化产生大量酮体使血酮体升高称酮血症,尿酮体排出增多称为酮尿,两者统称为酮症。酮体中的乙酰乙酸和β羟丁酸均为较强的有机酸,故往往伴有代谢性酸中毒。严重时出现意识障碍称为糖尿病酮症酸中毒昏迷。

Ⅰ型糖尿病患者DKA发病率较高,Ⅱ型糖尿病患者多在一定诱因作用下发生DKA。常见诱因有:感染、胰岛素治疗不适当(减量或治疗中断)、饮食不当、妊娠、分娩、创伤、严重刺激、麻醉、手术等。

酮症酸中毒时患者表现为呼吸深快有烂苹果味(是酮症酸中毒的特征表现)、"三多一少"明显加重、恶心、呕吐、脱水、嗜睡昏迷、pH低、血尿酮强阳性、血糖明显升高。病情加重时出现尿量减少、眼球下陷、皮肤弹性差、脉细速、血压下降等严重脱水的表现。晚期各种反射迟钝或消失,终至昏迷。

(2)高渗性非酮症糖尿病昏迷(hyperosmolar nonketotic diabetic coma,高渗性昏迷)以严重高血糖、血浆渗透压升高、失水和意识障碍(不是所有患者都昏迷)、无明显酮症酸中毒为特征。此外还表现为多饮、多尿,但不多食、不消瘦。随失水程度加重,病情逐渐加重,以致中枢神经系统损害明显,常有嗜睡、幻觉、定向力障碍、幻觉、失语、偏盲、偏瘫等,最后陷入昏迷。血糖比DKA高,血浆渗透压明显升高,pH正常,血、尿酮阴性。其发生率低于DKA,多见于50～70岁的Ⅱ型糖尿病老人。约2/3患者于发病前无糖尿病病史或仅有轻症糖尿病。

高渗性昏迷常见诱因有感染、胰腺炎、急性胃肠炎、脑卒中、严重肾疾患、血液或腹膜透析、水摄入不足、大量摄入高糖饮料、大量输注葡萄糖、静脉内高营养等。许多药物也可成为高渗性昏迷的诱因,如糖皮质激素、利尿剂、免疫抑制剂、氯丙嗪等。

高渗性昏迷起病时常先有多尿、多饮,但多食不明显,有时反而食欲减退。

2.慢性并发症

(1)糖尿病大血管病变:糖尿病患者发生大、中动脉粥样硬化的患病率高,发病年龄较轻、病情进展快,多脏器同时受累。

1)心、脑血管病变:糖尿病患者群心、脑患病率为非糖尿病患者群的2～4倍,心肌梗死的患病率高10倍。糖尿病是冠心病心肌梗死的独立危险因子。由于有自主神经病变存在,无症状的冠心病在糖尿病患者中达20%～50%。心、脑血管病变是Ⅱ型糖尿病患者的主要死亡原因。

2)糖尿病足　WHO 将糖尿病足(diabetic foot,DF)定义为：与下肢远端神经异常和不同程度的周围血管病变相关的足部(踝关节或踝关节以下)感染、溃疡和(或)深层组织破坏。糖尿病患者群中糖尿病性足坏疽为非糖尿病患者群的 15 倍。有 5%～10% 的患者需行截肢手术，占非创伤性截肢中 50% 以上，是糖尿病患者致残的主要原因之一。主要临床表现为足部溃疡与坏疽。自觉症状有足部冷感、酸麻、疼痛、间歇性跛行。常见诱因有搔抓、碰撞、修脚、鞋磨、水疱破裂、烫伤等使足部皮肤溃破。由于神经营养不良和外伤的共同作用，足部皮肤溃破后容易感染，很难治愈。

糖尿病足分类：依据病因，糖尿病足溃疡和坏疽分为缺血性、神经性和混合性 3 大类。常用的是 Wagner 分级法：0 级为有发生足溃疡的危险因素，目前无溃疡；1 级为表面溃疡，临床上无感染；2 级为较深的溃疡，常有软组织炎，无脓肿或骨的感染；3 级为深度感染，伴有骨组织病变或脓肿；4 级为局限性坏疽；5 级为全足坏疽。

(2)糖尿病微血管病变：微循环障碍、微血管瘤形成和微血管基膜增厚，是糖尿病微血管病变的典型改变。通常所称的糖尿病微血管病变特指糖尿病视网膜病变、糖尿病肾病和糖尿病神经病变。

1)糖尿病视网膜病变：是最常见的微血管并发症，其发病率随年龄和糖尿病病程增长而增长，糖尿病超过 10 年者，半数以上患者出现不同程度的视网膜病变，是成人糖尿病患者失明的重要原因。此外，糖尿病还可引起黄斑病、屈光改变、白内障、青光眼、虹膜睫状体炎等。

2)糖尿病肾病：又称肾小球硬化症，多见于糖尿病 10 年以上病史者，是 Ⅰ 型糖尿病患者的首位死亡原因。约 20% 的 Ⅱ 型糖尿病患者发生肾病，在 Ⅱ 型糖尿病死因中列在心、脑血管动脉粥样硬化疾病之后。

3)糖尿病神经病变：与营养神经的小动脉硬化有关。以周围神经病变最常见，通常为对称性，下肢比上肢严重，病情进展缓慢。常见症状为肢端感觉异常(麻木、针刺感、灼热、感觉迟钝或痛觉过敏等)，随后有肢体疼痛，呈隐痛、刺痛，夜间及寒冷时加重。感觉迟钝易受创伤或灼伤致皮肤溃疡，因血液供应不足，溃疡难以愈合，甚至引起败血症。糖尿病神经病变后期可累及运动神经，如肌力减弱、肌萎缩和瘫痪。自主神经损害出现较早，主要表现为胃肠功能紊乱、瞳孔改变、胃排空延迟、排汗异常、腹泻、便秘、尿失禁、尿潴留、阳痿等。

(3)感染：糖尿病易感染原因为血糖浓度高，为细菌生长繁殖提供了有利条件；高血糖、高渗透压使中性粒细胞功能受损，使机体抵抗力下降；血糖利用率低，体内蛋白质代谢呈负氮平衡，机免疫功能下降。以疖、痈等皮肤化脓性感染为多见，易反复发生不易治愈，有时可引起败血症和脓毒血症。甲癣、足癣、体癣等皮肤真菌感染也较常见。女性患者常并发真菌性阴道炎，男性患者常并发外生殖器白色念珠菌感染。肺结核发病率高于非糖尿病患者，且病情进展快，易形成空洞，易播散。膀胱炎和肾盂肾炎也很常见，尤其多见于女性，常反复发作，不易控制，大多转为慢性。

二、辅助检查

(一)尿糖测定

尿糖阳性是发现和诊断糖尿病的重要线索，但是因受肾糖阈的影响，尿糖有时不能准确地反映血糖变化情况，尿糖不能作为诊断糖尿病的依据。

(二)血糖测定

空腹及餐后 2h 血糖升高是诊断糖尿病的主要依据,也是监测糖尿病病情变化和评价疗效的主要指标。有静脉血和毛细血管血葡萄糖测定两种测定方法。静脉血葡萄糖测定在医院进行,毛细血管血葡萄糖测定用小型血糖仪由患者自测。一次血糖测定仅代表瞬间血糖水平,不能全面反映血糖控制情况,一日多次血糖测定可更准确地反映血糖控制情况。

(三)葡萄糖耐量试验

当血糖值高于正常范围但未达到诊断糖尿病标准或疑有糖尿病倾向时,需进行葡萄糖耐量试验。常用口服葡萄糖耐量试验(OGTT)和静脉注射葡萄糖耐量试验(IVGTT)。

(1)OGTT 应在不限制饮食和正常体力活动 2～3d 后的清晨进行,应避免使用影响糖代谢的药物,试验前至少禁食 10h(可以饮水)。试验当天清晨空腹取血(测空腹血糖)后将 75g 无水葡萄糖溶于 250～300mL 水中,于 3～5min 内服下,服后 30min、60min、120min 取静脉血测葡萄糖。

(2)IVGTT 适用于胃切除后、胃空肠吻合术后、吸收不良综合征等患者。静脉注射 50% 葡萄糖溶液,剂量按 0.5g/kg 计算,2～3min 注完。以开始注射至注完之间的任何时间为零点,每 5min 取静脉血验血糖 1 次,共 60min。将每点血糖值绘在半对数纸上,反映血糖下降情况。

(四)糖化血红蛋白(HbA1c)和糖化血浆清蛋白测定

HbA1c 可反映取血前 8～12 周血糖的总水平,可补充血糖测定只反映瞬时血糖值的不足,是糖尿病病情监测指标之一,但不是诊断指标。糖化血浆清蛋白测定可反映糖尿病患者近 2～3 周内血糖总的水平,亦为糖尿病患者近期病情监测的指标,但测定结果易受清蛋白浓度影响。

(五)血浆胰岛素

主要用于胰岛 B 细胞功能的评价。于进行 OGTT 时测定血浆胰岛素浓度,葡萄糖刺激后 Ⅰ 型糖尿病血胰岛素水平仍很低,提示 B 细胞功能低下,Ⅱ 型糖尿病葡萄糖刺激后血胰岛素水平呈延迟释放,提示 B 细胞功能减退。

(六)C-肽测定

因为胰岛素大部分经肝灭活,且受外源性胰岛素影响,血浆胰岛素测定不能准确反映胰岛 B 细胞功能。C-肽和胰岛素以等分子量由胰岛 B 细胞生成及释放,C-肽不被肝脏分解,不受外源性胰岛素影响,C-肽比血浆胰岛素更能准确反映胰岛 B 细胞功能。

(七)其他

1.脂质代谢紊乱

病情未控制的糖尿病患者,主要表现为三酰甘油(TG)升高、低密度脂蛋白(LDL)升高、高密度脂蛋白(HDL)降低。尤以 Ⅱ 型肥胖患者多见。

2.DKA 时

血酮体、酮尿升高,CO_2 结合力降低,CO_2 分压降低,血 pH 低于 7.35,血钾正常或偏低,血钠、血氯降低,尿素氮和肌酐偏高,血清淀粉酶和白细胞数也可升高。血糖 16.7～33.3mmol/L。

3.高渗性昏迷时

血钠可在 155mmol/L 以上;血浆渗透压显著升高达 330～460mmol/L;无或有轻度酮症;尿素氮及肌酐升高;白细胞明显升高。血糖＞33.3mmol/L。

三、治疗要点

糖尿病治疗强调早期、长期、综合治疗及措施个体化的基本治疗原则。国际糖尿病联盟提出糖尿病现代治疗包括:饮食治疗、运动疗法、自我监测、药物治疗、糖尿病教育 5 个要点。达到纠正代谢紊乱、预防和延缓慢性并发症发生和发展的目的。

四、护理评估

(一)了解病史

询问患者患病的有关病因,如有无家族遗传史,病毒感染及诱发因素等。患者患病的起始时间,主要症状及其特点如何,有无并发症出现。患者患病后检查治疗经过,目前用药情况。

(二)观察临床表现

了解患者有无多饮、多尿、多食及体重下降、乏力等症状及其出现的时间;有无反复发生的皮肤、会阴瘙痒,阴道炎,皮肤疖、痈,尿道感染,呼吸道感染;有无心前区不适感、心慌、头痛、头晕,一过性昏厥;有无视觉模糊,视力减退;有无肢体感觉异常;有无突然发生的厌食、呕吐、腹痛等表现。注意生命体征的变化;评估患者营养状况,如消瘦,肥胖;皮肤有无感染灶;重点进行心、肺及神经系统的检查。

(三)患者心理状态

糖尿病为慢性终身性疾病,应询问患者患病对日常生活的影响,如睡眠、饮食、大小便有无改变,患者日常休息、活动量及活动耐力有无改变等。长期治疗有无影响家庭生活及造成经济负担沉重等。询问患者对疾病知识的了解程度,以及患病后有无焦虑、恐惧等心理变化。注意其家庭成员对疾病的认识程度及态度、家庭经济情况等。患者出院后的社区卫生保健设施及继续就医条件等资源。

(四)辅助检查

了解血糖、尿糖、血酮体、尿酮体,血脂,心电图,眼底,肝、肾功能等检查结果。

五、护理诊断

(一)营养失调

低于机体需要量或高于机体需要量,与糖尿病患者胰岛素分泌绝对或相对不足、靶细胞对胰岛素敏感性降低引起糖、蛋白质、脂肪代谢紊乱有关。

(二)有感染的危险

与血糖增高、脂代谢紊乱、营养不良、微循环障碍等因素有关。

(三)知识缺乏

缺乏糖尿病的预防和自我护理知识。

(四)潜在并发症

酮症酸中毒。

六、护理措施

(一)饮食护理

1.制订每日总热量

首先计算标准体重,标准体重(kg)＝身高(cm)－105,超过 20％为肥胖,低于 20％为消瘦;根据标准体重和工作性质,计算每日所需总热量。青少年、孕妇、哺乳、营养不良和消瘦及伴有消耗性疾病者应酌情增加 20.9kJ 的热量,肥胖者酌减 20.9kJ 的热量,使患者体重逐渐控制在理想体重的 ±5% 范围内。

2.营养分配

(1)分配营养物质:严格控制糖类的摄入,减轻胰岛负担;限制脂肪饮食,避免胰岛素抵抗及动脉粥样硬化;蛋白质中动物蛋白至少占 1/3,以保证必需氨基酸的供给。提倡食用粗制米、面、杂粮,每日摄入纤维不少于 40g。

(2)计算营养物质量:根据 1g 糖类产热 16.72kJ,1g 蛋白质也产热 16.72kJ,而 1g 脂肪要产热 37.62kJ,结合患者每餐所需热量及三大物质所占比例,计算出每餐营养物质的量。

例:为一位身高 160cm 患糖尿病的退休教师计算每餐营养物质的量。

解:标准体重＝160－105＝55kg

每日需总热量＝55×30＝1650kcal

按第二种热量分配法计算

早、中、晚分别需要 1650÷3＝550kcal

每餐需糖＝550×50%÷4＝69g

每餐需蛋白质＝550×20%÷4＝28g

每餐需脂肪＝550×30%÷9＝18g

答:该患者每餐分别需要糖 69g,蛋白质 28g,脂肪 18g。

3.糖尿病患者饮食注意事项

(1)饮食中的主副食数量应基本固定,要严格按照医师制订的食谱,避免随意增减。选用任何新品种食物时,要先了解其主要营养成分,经医师同意后可适量调换。如偶然发生低血糖时,可立即饮用易于吸收的果汁、糖水或吃少量糖果予以缓解。如经常出现低血糖症状,要及时就诊,调整饮食或药物。

(2)严格限制食用各种食糖及糖果、点心、小食品、冷饮、水果及各种酒类,个别轻型患者如需增加水果时,应先取得医师的同意。体重过重者,要忌吃油炸、油煎食物。植物油中含不饱和脂肪酸多,有降低血清胆固醇的作用,如花生油、豆油、菜籽油等,动物油因其含饱和脂肪酸多,可使血清胆固醇升高。因此炒菜宜用植物油,忌吃动物油。饮食要少盐,且要少吃含胆固醇多的食物,如动物内脏、蟹黄、虾子、鱼子等,以免促进和加重心、肾血管并发症的产生。

(3)患者早晨进行体育锻炼时不宜空腹。平日如劳动强度有较大的变化,如游泳、长跑等,也应增加少量食物,防止低血糖。

(4)患者如生活不规律,经常出差时,应注意随身携带一些方便食品,如奶粉、方便面、咸饼干等。外出吃饭时也要遵照平时饮食定量,不可暴饮暴食而使病情加重。

(5)每周应定期测量一次体重,衣服重量要相同,且用同一磅秤。如果体重改变超过 2kg,应报告医师。

(6)严格限制饮食,口服降血糖药物及注射胰岛素者应注意:每餐应将计划饮食吃完,如果不能吃完全餐,须当天补足未吃完食物的热量与营养素;定时进食,如果进餐时间延后,应在餐前先喝一杯牛奶或吃一点饼干,以避免发生低血糖反应,长时间的运动应根据需要增加热量摄入,以预防发生低血糖反应。

(二)运动护理

1.糖尿病运动的适应证与禁忌证

(1)适应证:Ⅱ型糖尿病肥胖者和血糖在 11.1～16.7mmol/L(200～300mg/dL)以下者,以及Ⅰ型糖尿病病情稳定期患者。

(2)禁忌证:并发急性感染,活动性肺结核患者;严重急慢性并发症患者,如心、肾并发症,酮症酸中毒者;重症糖尿病患者。

2.运动开始时间

运动宜选在餐后 1h 后进行,避免空腹运动引起低血糖反应。

3.运动持续时间及频率

每次运动可持续 30～60min,Ⅰ型糖尿病患者运动持续时间不宜过长,Ⅱ型糖尿病尤其是伴肥胖症者可适当延长运动时间。一般每日运动锻炼一次。

4.运动强度

一般以运动时的心率来衡量,以不感到明显疲劳为宜,运动后的心率＝170－年龄,运动强度比较适宜。

5.运动项目

在医生指导下选择运动项目。对不能主动活动者,应由他人协助进行必要的被动运动。以有氧运动(在运动时以有氧代谢作为供能形式的运动方式)为主。一般根据患者年龄、病情、兴趣爱好等选择不同的有氧运动项目,如散步、慢跑、快走、骑自行车、做广播操、太极拳、游泳、球类运动等。

6.运动注意事项

(1)应尽量避免恶劣天气,不在酷暑或严冬凛冽的寒风中运动;随身携带糖果,当出现饥饿感、心慌、出冷汗、头晕及四肢无力或颤抖等低血糖症状时及时食用;身体状态不佳时暂停运动。

(2)指导患者逐渐增加运动量及活动时间,以不感到疲劳为度,过度疲劳可使血糖升高,病情恶化。

(3)运动时心脏负担增加、血压升高,有诱发心绞痛、心肌梗死和心律失常的危险,增加玻璃体和视网膜出血的可能性。因此,若出现胸闷、胸痛、视力模糊等应立即停止运动并及时处理。

(4)未注射胰岛素或口服降糖药物的Ⅱ型糖尿病患者,在运动前不需补充食物;如使用胰岛素且剂量不变而运动量比平时增加时,患者在运动前须适量进食。

(5)运动时随身携带糖尿病卡,卡上写有本人的姓名、年龄、家庭住址、电话号码和病情以备急用;运动后应做好运动日记,以便观察疗效和不良反应。

(三)病情观察

监测血糖是近 10 年来糖尿病患者管理方法的重要进展之一。监测血糖主要是应用便携式血糖仪监测血糖。便携式血糖仪操作方便、携带方便,能有效地解决使用降糖药时需要随时监测血糖的问题,为及时调整降糖药剂量及饮食量提供依据。

1.监测时间

四点法:三餐前+睡前。

七点法:三餐前十睡前,再加上三餐后 2h。必要时加测凌晨 3 点血糖。

2.监测频率

初始治疗、病情不稳定:每日测血糖。当病情稳定:1~2 周监测 1d。

3.定期复查

自我监测血糖还包括每 2~3 个月定期复查糖化血红蛋白,了解糖尿病病情控制程度,以便及时调整治疗方案。每年 1~2 次全面复查,并着重了解血脂水平,心、肾、神经功能和眼底情况,以便尽早发现大血管、微血管并发症,给予相应的治疗。实践证明,长期良好的病情控制可在一定程度上延缓或预防并发症的发生。

(四)用药护理

1.口服降糖药护理

(1)护士应了解各类降糖药物的作用、剂量、用法、不良反应和注意事项,指导患者正确服药,并注意观察降糖药效果和不良反应。如促胰岛素分泌剂(磺胺类、非磺胺类)应在餐前服用,用药期间要特别注意预防低血糖反应;双胍类药物胃肠反应大,发药时提醒患者将此药于进餐时或餐后服用;提醒患者 α—葡萄糖苷酶抑制剂应与第一口饭同时嚼服。

(2)按时发药,若漏发降糖药要及时与医生联系,对药物剂量用法进行临时调整,不可随意补药。

(3)注意用药与饮食、运动的关系。

2.胰岛素应用护理

(1)严密观察不良反应:其中最严重的、最常发生的、危险性最大的不良反应是低血糖。此外还有过敏、注射局部硬结、萎缩等。

(2)抽药:抽吸胰岛素常用 1mL 注射器,先抽速效,后抽中、长效,混匀后注射。由于胰岛素剂型不一,抽药时要特别注意每毫升的含量,保证剂量准确。抽吸中、长效动物胰岛素或人胰岛素前要将药液摇匀,以免药液浓度误差,导致剂量不准。

(3)注射:①必须准时、准量注射胰岛素,尤其速效胰岛素一定要于餐前 30min 注射。②注射前摇匀药液。③注射时要注意选择部位,避开硬结。因动物胰岛素容易形成硬结,影响胰岛素吸收,影响降糖效果,人胰岛素已日趋受到患者欢迎。一般选用上臂、大腿、腹壁、臀部等处皮下注射胰岛素。④注射部位错开,轮换注射,相对固定(如一段时间内左右上臂轮流注射,过一段时间再在左右大腿轮流注射等,不可随意乱选注射部位)。因胰岛素在不同部位吸收速率不同,腹壁吸收率最快,其次上臂、大腿、臀部,随意乱选部位注射易使血糖波动。若在同一区域注射,必须距离上一次注射部位的针眼 2cm 以上。⑤注射人胰岛素后在注射局部停留 20s 后,再拔针。

(4)胰岛素存放:一般放在冰箱冷藏室,禁止冷冻。也可在室温(小于 25℃)下放置 1 个月。为防止注射部位脂肪萎缩,需提前从冰箱中取出药液,待药液恢复至室温后再注射。避免太阳直晒药液。

(五)并发症护理

1.低血糖护理

低血糖反应主要与降糖药,尤其是胰岛素、磺胺类用量过大、进食过少、运动过度(糖尿病患者使用降糖药时)有关。表现为血糖低于 2.8mmol/L,伴有心悸、出汗、饥饿、乏力、头晕、面色苍白、颤抖、脉速而弱等表现,严重时神志改变、认知障碍、昏迷、死亡。发现低血糖要立即予以糖分补充,防止脑损伤,若 1min 后症状不缓解,立即送医院治疗。低血糖神志清楚时可给予口服、口含、吞咽含糖物质,神志不清楚时应立即给予静脉注射 50%葡萄糖溶液 40~60mL。

低血糖预防护理主要措施如下。

(1)用降糖药(包括胰岛素)时,要及时按量进食,不空腹运动。运动时要随身备糖类物质。

(2)按时、按量使用降糖药。

(3)Ⅰ型糖尿病患者运动量明显增大时,要适当减少降糖药用量,或增加食物摄入。

(4)胰岛素注射部位相对固定,保持胰岛素吸收速率相对稳定。

(5)若清晨血糖升高,增加降糖药用量后效果不佳,要警惕"Somogyi 效应",可于凌晨 2~3 点加测血糖,为诊断提供依据。

2.酮症酸中毒护理

(1)遵医嘱用药:立即建立两条静脉通道,一条用于快速补液,另一条输注小剂量胰岛素。

(2)密切观察病情变化:尤其注意观察快速补液时,心功能情况,及时采血送检,严密监测血糖、尿糖、尿酮及电解质和酸碱平衡情况,遵医嘱随时调整用药剂量。注意患者生命体征及意识状态,监测记录 24h 出入液量。

(3)加强基础护理:卧床休息、保暖、口腔护理、吸氧、吸痰、防止压疮。

(4)找寻并避免诱因:如了解患者是否按医嘱用药,近期饮食情况,有无合并感染或其他疾病等。提高患者治疗依从性,指导患者合理饮食,预防感染。

(5)让患者及家属了解酮症酸中毒的表现,以便及时识别,及时抢救。

3.高渗性昏迷护理

基本上同酮症酸中毒护理。由于高渗性昏迷多为老年人,往往有多脏器损害,很难保证快速补液等治疗及时落实,高血糖高渗环境又进一步加重老年人心、脑、肾血管病变,使病情危重、复杂多样、病死率极高、护理难度较大。要求护理人员必须具有全面的护理知识,能及时识别、发现患者病情变化,做到综合护理,既考虑到各种疾病的专科护理,又要能把握住众多护理之中的重点护理,如高渗性昏迷伴心力衰竭时,要根据血流动力学监测指导输液。

4.糖尿病足护理

(1)勤检查:每日检查双足一次:观察足部皮肤颜色、温度改变,足背动脉搏动情况,做足部感觉测试,注意检查趾甲、趾间、足底部皮肤有无异常改变,如是否有水疱、裂口等。

(2)促清洁:每日以 50~60℃温水洗脚,保持足部清洁卫生。用软毛巾吸干趾缝间水分,使足部清爽、干燥。勤换鞋袜。

(3)善保养:避免足部受压、损伤、继发感染。鞋袜合适,穿平软、宽松、透气的鞋袜,注意袜子无破损或补丁,鞋子无内凸物。穿鞋前注意检查鞋内有无尖硬异物。也可采用特制鞋垫减少局部突出部位受压。若足部干裂可用保护性油膏。剪指甲时勿伤皮肉,防止烫伤,不乱涂外用药。

(4)治外伤:及时到医院处理足部疾患,即使微小伤口也不可大意,不可随意处理,以免延误治疗。在治疗外伤的同时还要注意及时纠正血糖。

(5)促循环：如步行运动、保暖、轻轻按摩等。鼓励患者戒烟。

(六)心理护理

1.建立良好的护患关系

尊重和关心患者。

2.调动患者参与治疗的积极性

向患者介绍糖尿病知识，介绍别人配合治疗的成功经验。鼓励患者参加糖尿病教育活动，使患者对疾病有一个正确的认识。帮助患者树立信心。促进患者遵从医嘱，积极配合治疗。

3.争取家庭和社会的支持

让患者亲属理解、同情糖尿病患者，给患者更多的关心和照顾，让患者感到社会和家庭的温暖。

七、健康教育指导

(1)讲解糖尿病基本知识：通过集体教育、小组教育、个人教育等方式，告知患者积极配合治疗的重要性，使患者认识到糖尿病是一种终身性疾病，其预后与血糖控制效果和有无并发症有关；告知引起糖尿病的常见致病因素；倡导改变不健康的生活方式，如不吸烟、少饮酒、合理膳食、经常运动、防止肥胖等；指导患者正确应用口服降糖药并注意药物的不良反应；必要时教会患者正确注射胰岛素的技术。

(2)指导患者合理饮食及运动治疗的方法。

(3)指导防治并发症：如预防感染、糖尿病足、低血糖的方法等，以及如何避免急、慢性并发症的诱因。

(4)教会患者自我监测血糖、记糖尿病日记。自我监测血糖常使用便携式血糖仪(无条件时可测尿糖)。糖尿病日记内容包括时间、血糖、食量、用药、运动、生病情况等。

(5)定期复查：提醒患者除自我监测血糖外，还要定期到医院检查，每年全面检查1～2次。检查血压、血脂、糖化血红蛋白、24h尿蛋白定量等化验指标，检查眼底、神经、心功能、肾功能，及时发现并发症，及时治疗。劝导糖尿病高危人群经常到医院检测，达到早期诊断的目的。

(6)识别低血糖反应：告知患者和家属低血糖症状、诱因，及发现低血糖时的处理方法，必要时立即将患者送医院抢救。提醒患者随时携带识别卡，以便得到及时救治。

第七节　痛风

痛风(gout)是指由各种原因引起慢性嘌呤代谢紊乱和(或)尿酸排泄障碍所致的一组代谢性疾病。其临床特点为：高尿酸血症(血尿酸大于 $420\mu mol/L$)及由此引发的反复发作的痛风性关节炎、痛风石沉积、间质性肾炎、尿酸性尿路结石，严重者有关节畸形及功能障碍。多见于中老年男性、绝经期后妇女。5%～25%的患者有痛风家族史。发病前常有高尿酸血症病史。

痛风根据病因可分为原发性和继发性两大类，其中原发性痛风占绝大多数。继发性痛风者可由肾病、血液病、药物及高嘌呤食物等多种原因引起。

一、临床表现

(一)无症状期

仅有血尿酸升高。从血尿酸增高至症状出现可长达数年至数十年。

(二)急性关节炎期

急性关节炎是原发性痛风的最常见的首发症状。以大拇趾跖趾关节为好发部位,其次为足底、踝、足跟、膝、腕、指和肘。第一次发作通常在夜间,数小时内出现单一关节迅速红、肿、热、剧烈疼痛、压痛,常伴发热、白细胞增多与血沉增快等全身症状,患者常在夜间痛醒而难以忍受。常见诱因为受寒、劳累、酗酒、食物过敏、进富含嘌呤食物、感染、创伤、手术、使用利尿剂等。

(三)间歇期

一般数月发作一次,也有数年后再发。春、秋、冬季是痛风的多发期。

(四)慢性关节炎期

以痛风石沉积在关节软骨、滑膜、肌腱和软组织中为本期的特征,以耳郭及跖趾、指间、掌指、肘等关节较常见,亦可见于尺骨鹰嘴滑车和跟腱内。痛风石是痛风的一种特征性损害,是尿酸盐沉积所致,呈黄白色大小不一的隆起,初起质软,随着纤维增多逐渐变硬如石。痛风石可造成手、足畸形。

(五)肾脏病变

痛风患者约 1/3 有肾脏损害。

1.痛风性肾病

为尿酸盐在肾间质组织沉积所致。早期可有蛋白尿、血尿、肾浓缩功能受损。晚期可发展为慢性肾功能不全。痛风性肾病也可以是部分患者的首发症状,其关节症状并不明显。

2.尿酸性肾石病

部分患者以肾首发病变。

3.急性肾衰竭

由于大量尿酸盐结晶堵塞肾小管、肾盂甚至输尿管,使患者突然出现少尿甚至无尿,如不及时处理可迅速发展成急性肾衰竭。

二、辅助检查

(一)血、尿尿酸测定

有高尿酸血症,也可以尿酸排出量增多。

(二)滑囊液或痛风石内容物检查

可见尿酸盐结晶。

(三)其他检查

X 线、关节镜等检查有助于发现骨、关节的相应病变,同时 X 线检查还可发现慢性关节炎的受累关节软骨缘有尿酸盐侵蚀骨质所致骨破坏及虫蚀样改变(圆形或不整齐穿凿样透亮缺损)。也可见尿酸性尿路结石。

三、治疗要点

本病除少数由于药物引起者可停用该药外,大多缺乏病因治疗,因此不能根治。临床治疗要求达到以下目的:

1.迅速终止急性关节炎发作,防止复发。

2.纠正高尿酸血症,防治痛风石沉积于肾脏、关节等所引起的并发症。

3.防止尿酸结石形成和肾功能损害。

4.治疗原发病,避免各种诱因;急性关节炎期使用秋水仙碱、非甾体抗感染药(NSAID)或糖皮质激素治疗。慢性关节炎期经食用低嘌呤饮食后,血中尿酸仍高者常用促进尿酸排泄的药,如丙磺舒、苯溴马隆等,以及抑制尿酸合成的药,如别嘌醇等。注意给予低嘌呤饮食。

四、护理评估

(一)了解病史

详细询问患者的发病时间,起病缓急,有无明显的诱发因素;主要症状及特点,既往就医情况,病程中是否经过正规治疗,效果如何;做过何种检查,结果如何;目前服用的药物,包括药物种类、剂量、用法,有无不良反应等。

(二)观察临床表现

评估患者的生命体征,营养状况,关节疼痛的部位,肿胀程度,有无压痛、触痛,关节外形有无改变,局部发热及关节活动受限情况。

(三)心理状态

由于疾病反复发作,长期不愈,并有关节疼痛,活动受限,可影响正常生活,是否给患者带来精神压力,使患者产生焦虑、抑郁、悲观的心理反应。应细心评估患者的心理状态,以便给予有效的心理支持。

(四)辅助检查

注意血、尿酸测定情况;评估滑囊液或痛风石内容物检查结果;评估 X 线、关节镜等检查有无骨、关节的相应病变。

五、护理诊断

(一)疼痛

关节痛,与尿酸盐结晶、沉积在关节引起炎症反应有关。

(二)躯体活动障碍

躯体活动障碍与关节受累、关节畸形有关。

(三)知识缺乏

缺乏与痛风有关的饮食知识,与缺乏指导有关。

六、护理措施

(一)休息与活动

注意休息,避免过度劳累,当痛风性关节炎急性发作时,要绝对卧床休息,抬高患肢。病情控制后,鼓励患者保持适当的活动,可减轻胰岛素抵抗、防止超重和肥胖。

(二)饮食护理

1.控制总热量

痛风患者大多肥胖,因此总热量应限制在 5020~6276kJ(1200~1500kcal/d)。其中糖类占总热量的 50%～60%,应尽量避免进食蔗糖或甜菜糖,因为它们分解代谢后一半成为果糖,而果糖能增加尿酸生成。

2.食物蛋白

蛋白质控制在 1g(kg·d)。

3.碱性食物

如牛奶、鸡蛋、马铃薯、各类蔬菜、柑橘类水果,使尿液的 pH 7.0 以上,减少尿酸盐结晶的沉积。

4.饮水

每天饮水 2000mL 以上,特别是在用排尿酸药时更应多饮水,以利于尿酸随尿液排出。

5.饮食禁忌

避免进食高嘌呤食物,如动物内脏、鱼虾类、蛤、蟹、肉类、菠菜、蘑菇、豆类、浓茶等。忌辛辣和刺激性食物,严禁饮酒。

(三)病情观察

观察关节疼痛的部位、性质、时间;受累关节有无红、肿、热和功能障碍;有无痛风石的体征,了解结石的部位及有无症状;观察患者的体温变化,有无发热;有无过度疲劳、寒冷、潮湿、紧张、饮酒、暴饮暴食、外伤等诱发因素;监测血、尿酸的变化。

(四)对症护理

1.皮肤护理

因痛风石严重时局部皮肤菲薄,注意患处皮肤的保护,保持患处清洁,避免摩擦、损伤,防止溃疡的发生。

2.疼痛护理

为减轻疼痛,可暂时固定制动,也可对受累关节施以冰敷或 25%硫酸镁溶液湿敷,消除关节的肿胀和疼痛。绝对卧床休息,抬高患肢,避免受累关节负重,减少患肢受压。待关节痛缓解 72h 后,方可恢复活动。局部皮肤溃疡时注意保持患部清洁,避免发生感染。

(五)用药护理

指导患者正确用药,观察药物疗效,及时处理不良反应。

1.秋水仙碱

常有胃肠道反应,反应严重时,可采取静脉用药。静脉用药时注射速度要慢,严密观察有无严重不良反应的发生,如骨髓抑制、肝损害、脱发、肾衰竭、癫痫样发作、DIC、甚至死亡。治疗无效者,不可再重复用药。此外,静脉使用秋水仙碱时,药物勿漏静脉外,以免造成组织坏死。

2.丙磺舒、苯溴马隆

可有皮疹、发热、胃肠道反应等不良反应。使用期间,嘱患者多饮水、口服碳酸氢钠等碱性药。

3.别嘌醇

别嘌醇又称别嘌呤醇。有皮疹、发热、胃肠道、肝损害、骨髓抑制等不良反应。

4.NSAID

使用时注意观察有无活动性消化性溃疡或消化道出血等严重不良反应。

5.糖皮质激素

密切注意有无"反跳"现象。

七、健康教育指导

护士应向患者宣教痛风的有关知识。

(1)饮食:低嘌呤饮食,占总热量的 50%~60%,可食用牛奶、奶酪、鸡鸭蛋、卷心菜、胡萝卜、刀豆、西红柿、西葫芦、花生、杏仁、核桃,也可食用弃汤汁的瘦肉类食品、戒酒。

(2)多饮水:每日在 2000mL 以上。

(3)避免使用利尿剂等。

(4)避免诱因:勿着凉、过劳、紧张,穿鞋要舒适,勿使关节受伤。

(5)服用碱性药物以保持尿液碱性。

(6)对于已确认的高尿酸血症而又无痛风者,可酌情使用尿酸合成抑制药或(和)促进尿酸排泄药。

(7)指导患者适度运动与保护关节,如运动后疼痛超过 1h,应暂时停止此项运动。使用大肌群,如能用肩部负重者不用手提,能用手臂者不要用手指。交替完成轻、重不同的工作,不要长时间持续进行重体力工作。经常改变姿势,保持受累关节舒适,若有局部温热和肿胀,尽可能避免其活动。

(8)告知患者本病是一种终身性疾病,但经积极有效治疗,患者仍可维持正常生活和工作。但要定期检查血尿酸,进行门诊随访。

第五章　血液内科疾病

第一节　缺铁性贫血

一、概述

缺铁性贫血是指体内可用来制造血红蛋白的储存铁已被用尽、红细胞生成受到障碍时所发生的贫血。表现为小细胞低色素性贫血。缺铁性贫血是最常见的贫血,患病率最高的人群是婴幼儿,其次是妊娠妇女,尤其是妊娠后 4 个月孕妇的患病率非常高。

(一)病因

(1)需铁量增加而铁摄入不足,则很容易发生缺铁性贫血。

(2)铁的吸收障碍,经胃全切或胃次全切除术的患者;多种原因引起的胃肠道功能紊乱,如长期腹泻、慢性肠炎等同样存在铁吸收不良。

(3)铁丢失过多,慢性失血可造成铁丢失过多。

(二)发病机制

当体内储存铁减少到不足以补偿功能状态的铁时,铁代谢指标发生异常:储存铁指标(铁蛋白、含铁血黄素)减低、血清铁和转铁蛋白饱和度减低,总铁结合力和未结合铁的转铁蛋白升高。组织缺铁,细胞内含铁酶和铁依赖酶的活性降低,进而影响患者的精神、行为、体力、免疫功能及患儿的生长发育和智力。缺铁可引起黏膜组织病变和外胚叶组织营养障碍;红细胞内缺铁,血红素合成障碍,大量原卟啉不能与铁结合生成血红素血红蛋白生成减少,红细胞细胞质少、体积小,发生小细胞低色素性贫血;严重时粒细胞、血小板的生成也受影响。

二、临床表现

(一)贫血表现

主要表现为面色苍白、倦怠无力、心悸气促以及眼花耳鸣等。

(二)组织缺铁表现

精神行为异常,兴奋、激动、烦躁、易怒、头痛等,儿童可有注意力不集中,性格改变。嗜异物等症状。口腔炎、舌炎、舌乳头萎缩、口角炎、皮肤毛发干燥无光泽指(趾)甲变薄、变脆,重者变平或凹下呈勺状(匙状甲)。

(三)缺铁原发病表现

如消化道溃疡、肿瘤或痔疮导致的黑便、血便或腹部不适,肠道寄生虫感染导致的腹痛或粪便性状改变,女性月经过多,肿瘤性疾病的消瘦、血管内溶血的血红蛋白尿等。

三、诊断

(一)辅助检查

1.血常规

呈小细胞低色素性贫血,血红蛋白浓度低于正常值的低限,平均红细胞体积(MCV)<

80fl,平均红细胞血红蛋白量(MCH)＜27pg,平均红细胞血红蛋白浓度(MCHC)＜32％,血片中可见红细胞体积小,中心淡染区扩大。网织红细胞计数多正常。白细胞和血小板计数可正常或减低。

2.骨髓象

增生性骨髓象。红系比例增高,幼红细胞体积小,铁染色细胞内、外铁均减少或缺乏,正常人铁粒幼细胞20％～40％,铁小粒＜5个,细胞外铁"＋～＋＋"。

3.铁代谢

血清铁＜8.95μmol/L,总铁结合力升高＞64.44μmoL/L,转铁蛋白铁饱和度＜15％,血清铁蛋白＜12μg/L。

4.红细胞内卟啉代谢

游离原卟啉(FEP)＞0.9Wμmol/L,锌原卟啉(ZPP)＞0.96μmol/L,FEP/Hb＞4.5μg/gHb。

(二)诊断要点

小细胞低色素性贫血:男性血红蛋白浓度＜120g/L,女性＜110g/L,孕妇＜100g/L;MCV＜80fl,MCH＜27pg,MCHC＜32％。血清铁蛋白＜12μg/L,骨髓铁染色显示骨髓小粒可染铁消失,铁粒幼细胞＜15％,转铁蛋白铁饱和度降低＜15％,FEP/Hb＞4.5μg/gHb。

(三)鉴别诊断

根据外周血常规及骨髓检查,可以大致排除再生障碍性贫血、溶血性贫血及巨幼细胞性贫血。本病应与其他小细胞低色性贫血作鉴别诊断。

1.海洋性贫血

海洋性贫血为小细胞低色素性贫血。是由于珠蛋白肽链量异常引起的遗传性溶血性贫血,常有家族史,发病有一定地区性。临床上有脾肿大,网织红细胞明显升高,血红蛋白电泳HbA2或HBF增多,血清铁及血清铁蛋白升高,骨髓外铁及内铁增加。

2.铁粒细胞性贫血

铁粒细胞性贫血为小细胞低色素性贫血。由于铁利用障碍引起,血清铁及血清铁蛋白增加,而总铁结合力降低,骨髓细胞外铁增加,铁粒幼细胞增加,环形铁粒幼细胞常＞15％。

3.慢性炎症、慢性感染性贫血

此型贫血亦为小细胞低色素性或小细胞正色素性改变,血清铁亦降低,骨髓细胞内铁减少,应与缺铁性贫血相鉴别,但慢性炎症或慢性感染性贫血,由于幼红细胞摄取铁障碍,骨髓细胞外铁增加,血清铁蛋白正常或增加。

四、治疗

(一)病因治疗

缺铁性贫血是一种症候群,必须找出引起缺铁性贫血的原因并加以去除,只有重视了病因治疗,铁剂治疗才能收到良好效果。

(二)补充铁剂治疗

首选口服铁剂。如硫酸亚铁0.3g,3次/天;或葡萄糖酐铁50mg,2～3次/天。进餐时或餐后服用可减少胃肠道刺激症状。应注意进食谷类、乳类和茶等会抑制铁剂的吸收,鱼、肉类、维生素C可加强铁剂的吸收。治疗有效最早的血常规改变是网织红细胞计数的上升(5～

10d),血红蛋白常于治疗开始 2 周后才明显上升。血常规完全恢复正常约需 2 个月,应当注意:在血红蛋白完全恢复正常后,小剂量铁剂治疗仍需继续 3～6 个月以补足体内应有的铁储存量。若口服铁剂 3 周后无效,应考虑:①诊断是否正确。②患者未按医嘱服药。③仍有出血灶存在。④由于感染、炎症.肿瘤等慢性疾病干扰了骨髓对铁的利用。⑤有腹泻或肠蠕动过速等影响铁剂吸收的因素存在。若口服铁剂不能耐受或胃肠道正常解剖部位发生改变而影响铁的吸收,可用铁剂肌内注射。常用葡萄糖酐铁,首次给药用 0.5mL 作为试验剂量,1h 后无变态反应可给足量治疗,第 1 天 50mg,以后每日或隔日 100mg,直至总需要量。

五、护理措施

(一)观察病情

了解患者贫血的症状,评估患者活动耐力及生活自理情况,观察贫血体征及了解有关检查结果,如血红蛋白、血清铁蛋白等,并观察治疗、护理后患者的生理、心理反应。"

(二)限制活动量

根据贫血程度、发生速度及原有身体状况,决定患者可耐受的活动量,减少体内过度耗氧。轻度贫血、血红蛋白大于 90g/L 小于 120g/L 者可在室外活动,避免重体力劳动及剧烈的体育运动;中度贫血、血红蛋白大于 90g/L 小于 120g/L 者应增加卧床休息的时间,减少活动,可以进行简单的生活自理活动;重度以下贫血、血红蛋白<60g/L 者需要卧床休息,并做好生活护理,严防下地突然跌倒。

(三)合理安排膳食,增进铁质吸收

护士应主动向患者及家属说明进食高蛋白、高维生素、高铁质食品的重要性,并提供含铁丰富的食品种类。

(1)铁是合成血红蛋白的必要元素,婴幼儿,儿童,青少年,育龄期、妊娠期、哺乳期妇女需铁量是显著增加的,每天饮食中必须有含铁丰富的食物,并养成均衡饮食的习惯。含铁丰富的食品有动物肝、瘦肉、豆类、紫菜、海带及木耳等。动物食品(肝、肉、血、内脏)比植物(豆类、紫菜、海带、木耳等)中铁更易吸收。肉食(肉类、禽类、鱼类及肝脏)不仅含有大量生物利用率高的血红素铁,而且还含有一种"肉因子",将肉食与植物性食品一起食用可促进非铁血红素的吸收。不吃肉食的偏食习惯,长时间会引起贫血。

(2)补充铁的同时需要给予蛋白质,若蛋白质缺乏,会影响血红蛋白合成。另外,进食富含维生素 C 的食品,可以帮助铁的吸收。如单纯的玉米麦片粥,铁吸收率为 3.8%。玉米麦片粥加维生素 C50～100mg,铁的吸收率提高 10 倍。

(3)餐后立刻饮浓茶会影响铁的吸收,因为茶中含鞣酸,与铁结合形成不易吸收的物质,随粪便排出。饮茶时间以餐后 2 小时较适宜。

(4)吞咽困难者,一般是指吞咽固体食物困难,且经铁剂治疗后,症状消失最慢,护士应该向患者说明,在此期间可给予流质饮食,注意饮食均衡搭配,易于铁质吸收。

第二节　再生障碍性贫血

再生障碍性贫血(AA,简称再障)是一种获得性骨髓造血功能衰竭症。主要表现为骨髓造血功能低下,全血细胞减少和贫血、出血、感染综合征,免疫抑制剂治疗有效。再障的发病率为 7.4/10 万人口;可发生于各年龄段,老年人发病率较高,男女发病率无明显差别。

一、病因病机

(一)病因

发病原因不明确,可能为:

(1)病毒感染。

(2)化学因素。

(3)长期接触 X 线、镭及放射性核素等可影响 DNA 的复制,抑制细胞有丝分裂,干扰骨髓细胞生成,造血干细胞数量减少。

(二)发病机制

(1)造血干细胞缺陷,包括质和量的异常。

(2)再生障碍性贫血患者骨髓活检除发现造血细胞减少外,还有骨髓"脂肪化"、静脉窦壁水肿、出血、毛细血管坏死;部分骨髓基质细胞体外培养生长情况差,其分泌的各类造血调控因子明显不同于正常人;骨髓基质细胞受损的再障做造血干细胞移植不易成功。

(3)免疫异常。

二、临床表现

(一)重型再生障碍性贫血(SAA)

起病急,进展快,病情重;少数患者可由非重型进展而来。贫血多呈进行性加重,苍白、乏力、头晕、心悸和气短等症状明显。多数患者有发热,体温在 39℃ 以上,个别患者自发病到死亡均处于难以控制的高热之中。以呼吸道感染最多见,其次有消化道、泌尿生殖道及皮肤、黏膜感染等。感染菌种以革兰氏阴性杆菌、金黄色葡萄球菌和真菌为主,常合并败血症。不同程度的皮肤、黏膜及内脏出血。皮肤出血表现为出血点或大片瘀斑,口腔黏膜有血疱,有鼻出血、牙龈出血、眼结膜出血等。内脏出血时可有呕血、咯血、便血、血尿、阴道出血、眼底出血和颅内出血,后者常危及生命。

(二)非重型再生障碍性贫血(NSAA)

起病和进展较缓慢,病情较重型轻。贫血呈慢性过程,常见苍白、乏力、头晕、心悸、活动后气短等。感染相对易控制。上呼吸道感染常见,其次为牙龈炎、支气管炎、扁桃体炎,而肺炎、败血症等重症感染少见。

常见感染菌种为革兰氏阴性杆菌和各类球菌。出血倾向较轻,以皮肤黏膜出血为主,内脏出血少见。多表现为皮肤出血点、牙龈出血、女性患者阴道出血,出血较易控制。久治无效者可发生颅内出血。

三、诊断

(一)辅助检查

1.血常规

SAA 呈重度全血细胞减少:重度正细胞正色素性贫血,网织红细胞百分数多在 0.005 以下,且绝对值<15×10⁹/L,中性粒细胞计数<0.5×10⁹/L,淋巴细胞比例明显增高,血小板计数<20×10⁹/L。NSAA 也呈全血细胞减少,但达不到 SAA 的程度。

2.骨髓象

SAA 多部位骨髓增生重度减低,粒、红系及巨核细胞明显减少且形态大致正常,淋巴细胞及非造血细胞比例明显增高,骨髓小粒皆空虚。NSAA 多部位骨髓增生减低,可见较多脂肪滴,粒、红系及巨核细胞减少,淋巴细胞及网状细胞、浆细胞比例增高,多数骨髓小粒空虚。骨髓活检显示造血组织减少。

3.发病机制检查

CD4⁺细胞:CD8⁺细胞比值减低,Th₁:Th₂型细胞比值增高,CD8⁺T 抑制细胞、CD25⁺T细胞和 γδTCR⁺细胞比例增高,血清 IL-2、IFN-γ、TNF 水平增高;骨髓细胞染色体核型正常,骨髓铁染色储存铁增多,中性粒细胞碱性磷酸酶染色强阳性;溶血检查均阴性。

(二)诊断标准

(1)全血细胞减少,网织红细胞百分数<0.01%,淋巴细胞比例增高。

(2)一般无肝、脾大。

(3)骨髓多部位增生减低(小于正常 50%)或重度减低(小于正常 25%),造血细胞减少,非造血细胞比例增高,骨髓小粒空虚(有条件者作骨髓活检可见造血组织均匀减少)。

(4)除外引起全血细胞减少的其他疾病,如 PNH、MDS(骨髓增生异常综合征)、免疫相关性全血细胞减少、急性造血功能停滞、骨髓纤维化、某些急性白血病、恶性组织细胞病等。

(三)鉴别诊断

本例应与其他全血细胞减少性疾病相鉴别。

1.骨髓增生异常综合征(MDS)

本病多见于 50 岁以上中老年人,但青、中年发病并不少见,临床上起病隐匿,进展缓慢,有些病例可长期稳定,也可突然加重,表现为出血、贫血及感染,常提示向白血病转化或已转化为白血病。重型再障Ⅱ型与 MDS 的鉴别主要依靠骨髓检查,后者表现为骨髓增生明显或极度活跃,伴有病态造血。如向白血病转化,骨髓中原始+(早)幼细胞>0.20,但<0.30,若>0.30,则表明已转化为急性白血病,部分病例原始和幼稚细胞胞浆中可见 Auer 小体。

2.白细胞不增多性急性白血病

临床表现为严重贫血、出血及感染,外周血常规检查为全血细胞减少,常无幼稚细胞出现,与本例表现相似。骨髓检查可资鉴别,白细胞不增多性急性白血病骨髓涂片表现为有核细胞增生活跃到极度活跃,并可见大量白血病细胞,至少>0.30,甚至可达 0.80~0.90。

3.恶性组织细胞病

起病快,临床表现为进行性贫血、出血及严重感染,外周血为全血细胞减少,骨髓检查多数为增生活跃,少数亦可增生低下,但骨髓中可找到数量不等的异常组织细胞,或多核巨组织细胞,同时可见较多吞噬型组织细胞,前两者具有诊断意义。此外,恶组患者临床上常有肝脾及淋巴结肿大,均有别于重型再生障碍性贫血(再障)Ⅱ型。

四、治疗

(一)对症治疗

预防感染,采取保护性隔离;避免出血,防止外伤及剧烈活动;杜绝接触对骨髓有损伤作用和抑制血小板功能的药物;必要的心理护理。给予成分输血、止血及控制感染。通常认为血红蛋白低于 60g/L 且患者对贫血耐受较差时,可输注浓缩红细胞。血小板低于 $10\times10^9/L$,可输注血小板悬液。

(二)针对发病机制的治疗

1.免疫抑制治疗

抗淋巴/胸腺细胞球蛋白(ALG/ATG)、环孢素环磷酰胺、甲泼尼龙等。

2.促造血治疗

雄激素、造血生长因子等。

3.造血干细胞移植

对 40 岁以下,无感染及其他并发症、有合适供体的 SAA 患者,可考虑造血干细胞移植。

五、护理措施

(一)慢性再障护理措施

1.进行疾病、药物知识教育

向患者、家属讲述慢性再障的基本知识。对本病较好的治疗药物是雄激素,有效率达56%,但是效果出现较慢,需要 3~6 个月才见效,鼓励患者要努力坚持治疗。介绍有关雄激素类药物不良反应,如易长痤疮,毛发、毛须增多,声音变粗,女患者停经,伴男性化表现,但是病情缓解后,逐渐减药,不良反应会消失。鼓励患者要与亲友、病友多交谈,争取社会支持系统的帮助,减少孤独感,促进疾病康复。

2.药物护理

遵医嘱给予丙酸睾酮100mg 深部肌内注射,每日 1 次。该药为油剂不易吸收,注射后要经常检查局部是否有硬结,发现后要及时理疗,以促进吸收、防止感染。预防痤疮,可常用温开水洗脸,不要用手抓痤疮。

3.监测疗效

定期观察血常规。血红蛋白、白细胞总数、网织红细胞有无上升趋势,有些病例血小板恢复很迟缓,甚至长达数年。做骨髓穿刺后要了解骨髓象的改变,常早于血常规变化。

(二)急性和重型再障Ⅱ型护理措施

(1)注意患者及家属的情绪,做好心理疏导。

(2)了解急性和重型再障Ⅱ型特殊治疗的种类,配合医生做好护理工作。发病与免疫机制有关的患者常用抗胸腺细胞球蛋白(ATG)、抗淋巴细胞球蛋白(ALG)和环孢素(CSA)。也可采用骨髓移植进行根治性治疗,临床多采用 HIA(人类白细胞抗原)配型相合的同种异基因骨髓移植,可使 50%~80% 的病例长期存活,年龄在 30 岁以下,输血较少者成功率较高。妊娠3~6 个月的胎肝中存在着丰富的多能造血干细胞,因此胎肝细胞输注治疗再障有一定疗效。

六、应急措施

(1)中性粒细胞少于 $0.4×10^9/L$ 者,宜于隔离或住无齿层流病房。

(2)皮肤黏膜有出血者给予氢化可的松 200～300mg 静脉滴注,每日 1 次,对严重出血病例应输入浓集血小板或富含血小板的血浆,无条件者可输新鲜全血。

(3)少量鼻出血时可用棉球或吸收性吸收性明胶海绵填塞,无效可用 1∶1 000 肾,上腺素棉球填塞,局部冷敷。出血严重时,尤其是后鼻腔出血可用油纱条作后鼻孔填塞术。

(4)内脏出血时,密切观察并记录生命体征的变化,观察呕血、便血、阴道出血、血尿的性质和量。建立静脉输液通道,保证液体和血液制品的输入。

(5)眼底出血时,应警惕发生颅内出血。让患者卧床休息,并通知医生给予处理,嘱患者不要揉擦眼球,以免引起再出血。

(6)颅内出血时,应立即吸氧、去枕平卧、头偏向一侧;随时吸出呕吐物或口腔分泌物,保持呼吸道通畅;按医嘱快速静脉滴注 20%甘露醇、地塞米松,以降低颅内的压力;观察并记录患者的生命体征、意识状态及瞳孔大小。

七、健康教育

(1)向患者及家属介绍本病的常见原因,平日不可随便滥用药物,特别是对造血系统有损害的药物,如氯霉素、磺胺类药物、保泰松、阿司匹林等。

(2)指导患者学会自我照顾,如注意保暖,避免受凉感冒;尽量少去公共场所,防止交叉感染;避免外伤,以及防治出血的简单方法。

(3)避免接触各种电离辐射及化学毒物,如苯、农药、X 线、放射性物质等。

(4)坚持按医嘱用药,定期门诊复查血常规,有情况随诊。

第三节　溶血性贫血

溶血性贫血(HA)是指红细胞寿命缩短,其破坏速度超过骨髓造血代偿功能时所引起的一组贫血。若溶血发生而骨髓造血功能能够代偿时可以不出现贫血,称为溶血性疾病。临床上以贫血、黄疸、脾大、网织红细胞增高及骨髓幼红细胞增生为主要特征。我国溶血性贫血的发病率约占贫血的 10%～15%。

一、临床分类

溶血性贫血根据红细胞破坏的原因分为遗传性和获得性两大类;根据溶血发生的场所可分为血管内溶血和血管外溶血;根据发病机制可分为红细胞内在缺陷和红细胞外环境缺陷所致的溶血性贫血。

二、病因与发病机制

正常情况下,红细胞形态呈双凹圆盘形,具有很大的可塑性及变形能力,保证了红细胞通过狭小的微循环管道而不被破坏。红细胞的这种特性,依赖于红细胞膜、酶和血红蛋白的正常,三者中有一项异常均可使红细胞膜遭受破坏而溶血。此外,红细胞也可受到抗体、补体、物理、机械及化学毒物侵袭破坏而溶血。

三、临床表现

(一)急性溶血性贫血

可在短期内大量血管内溶血。如异型输血时起病急骤,可有严重的腰背及四肢酸痛,伴头痛、呕吐、黄疸、寒战,随后高热、面色苍白和血红蛋白尿,小便呈酱油色。严重者出现周围循环衰竭和急性肾衰竭。

(二)慢性溶血性贫血

以血管外溶血多见,有贫血、脾大、黄疸三大特征。长期高胆红素血症可并发胆石症和肝功能损害。婴幼儿期起病者可有骨骼改变。

四、辅助检查

通过实验室检查可以确定溶血的病因及溶血的部位。

五、诊断要点

根据临床表现,如贫血、黄疸、脾大或血红蛋白尿,辅助检查提示有红细胞破坏、红细胞代偿增生、红细胞寿命缩短的证据,即可明确溶血性贫血的诊断。

六、治疗要点

(一)去除病因

最合理的治疗方法。如药物引起的溶血性贫血,停药后病情很快缓解;感染引起的溶血应积极行抗感染治疗;因异型输血引起的溶血应立即停止输血。

(二)糖皮质激素及免疫抑制剂

主要治疗免疫性溶血性贫血,常用药物有泼尼松、氢化可的松,免疫抑制剂有环磷酰胺、硫唑嘌呤、环孢素等。

(三)输血

可改善患者的一般情况,但可能加重自身免疫性溶血性贫血的病情或诱发阵发性睡眠性血红蛋白尿发作,所以应严格掌握输血的指征。

(四)脾切除

对遗传性球形红细胞增多症最有价值,贫血可能永久改善。对于需较大剂量糖皮质激素维持治疗的自身免疫性溶血性贫血、丙酮酸激酶缺乏所致的贫血及部分海洋性贫血等,脾切除后红细胞寿命延长,贫血将有所减轻。

七、护理诊断/问题

(一)活动无耐力

与溶血性贫血引起全身组织缺氧有关。

(二)潜在并发症

休克、急性肾衰竭。

八、护理目标

溶血得到控制,活动耐力增强,无休克和急性肾衰竭的发生。

九、护理措施

(一)病情观察

注意患者贫血、黄疸、尿色的变化;观察糖皮质激素及免疫抑制剂使用后的不良反应;定期测量血压;观察有无便血、感染征象,发现异常情况及时报告医生。

(二)一般护理

急性溶血性贫血的患者应卧床休息,慢性溶血性贫血的患者可适当活动,但应避免劳累和感染。

(三)心理护理

向患者介绍有关溶血性贫血疾病的常识,特别是对拟行脾切除的患者,应耐心解释,消除其紧张心理,积极主动配合治疗。

(四)输血护理

对确实需要输血的患者,认真核对姓名、床号、血型等。输血后严密观察有无不良反应,如畏寒、发热、恶心、腹痛等,重者出现酱油色尿、休克、肾衰竭。一旦出现,立即停止输血,同时报告医生,配合抢救。

(五)健康指导

为患者讲解疾病常识:①如对 G6PD 缺血患者及家属介绍蚕豆病常识,嘱患者不吃蚕豆、豆制品及氧化性药物。②对脾功能亢进和白细胞减少者,应注意个人卫生和预防感冒,自身免疫性溶血应注意避免受凉。③阵发性睡眠性血红蛋白尿应忌食酸性食物和药物。④告诉患者应保持心情舒畅,避免精神紧张、感染、疲劳、输血等诱因。⑤教会患者及家属如何判断观察巩膜是否黄染和尿色的改变。⑥指导患者进食高蛋白、高维生素食物。⑦重视婚前检查,减少溶血性贫血的发生。

第四节 巨幼细胞性贫血

巨幼细胞性贫血(MA)是由于叶酸和(或)维生素 B_{12} 缺乏或某些影响核苷酸代谢药物的作用,导致细胞 DNA 合成障碍所致的贫血。在我国,巨幼细胞性贫血以叶酸缺乏为主,以山西、陕西、河南、山东等地区比较多见。欧美国家则以维生素 B_{12} 缺乏及内因子抗体所致的恶性贫血多见。

人体必须从食物中获得所需的叶酸,叶酸在空肠近端吸收,吸收时转变为四氢叶酸,在肝脏内贮存,人体内叶酸的贮存量约为 $5\sim10mg$,每日叶酸的需要量约为 $200\mu g$。维生素 B_{12} 是一种水溶性维生素,体内代谢所需维生素 B_{12} 完全靠食物供给。食物中的维生素 B_{12} 与壁细胞分泌的内因子结合后,被回肠黏膜吸收,大部分贮存在肝脏内。成人体内约有 $4\sim5mg$ 维生素 B_{12},每日的需要量仅为 $2\sim5\mu g$。

一、病因与发病机制

(一)病因

1.叶酸缺乏

(1)摄入不足:营养不良、偏食、食物烹煮过度是叶酸缺乏的主要原因。

(2)需要增加:妊娠、哺乳、婴幼儿或甲状腺功能亢进症、慢性感染、肿瘤等消耗性疾病。

(3)吸收不良:腹泻、小肠炎症、肿瘤、手术及某些药物(如抗癫痫药物、柳氮磺吡啶、乙醇等)影响叶酸的吸收。

(4)排出增加:血液透析、酗酒。

2.维生素 B_{12} 缺乏

(1)摄入减少:完全素食者因摄入减少导致维生素 B_{12} 缺乏,常需较长时间才出现。

(2)吸收障碍:是维生素 B_{12} 缺乏最常见的原因。通常可见于各种原因的内因子缺乏导致维生素 B_{12} 吸收障碍;回肠疾病,细菌、寄生虫感染繁殖可消耗维生素 B_{12};严重肝病可影响维生素 B_{12} 的贮备;麻醉药;氧化亚氮(N_2O)影响维生素 B_{12} 的血浆转运及细胞内的转换和运用。

(二)发病机制

四氢叶酸和维生素 B_{12} 是合成 DNA 过程的重要辅酶。当叶酸和维生素 B_{12} 缺乏到一定程度时,细胞核中的 DNA 合成速度减慢,细胞的分裂和增生时间延长,而胞浆内的 RNA 仍继续成熟,RNA 与 DNA 的比例失调,造成细胞核浆发育不平衡,细胞体积变大,而核发育较幼稚,形成巨幼细胞。这种巨幼变也可发生于粒系和巨核细胞系,巨幼变的细胞大部分在骨髓内未成熟就被破坏,又称无效造血。由于红细胞的生成速度变慢,进入血流中的成熟红细胞寿命缩短,故引起贫血,严重者可造成全血细胞减少。

二、临床表现

(一)贫血

起病缓慢,常有面色苍白、乏力、疲倦、头晕、头昏、心悸等贫血常见症状。重者全血细胞减少,反复感染和出血。少数患者可出现轻度黄疸。

(二)消化道症状

胃肠道黏膜萎缩可引起食欲缺乏、恶心、腹胀、腹泻或便秘。口腔黏膜、舌乳头萎缩,舌质绛红呈"牛肉舌",舌面光滑呈"镜面舌",可伴舌痛。

(三)神经、精神症状

对称性远端肢体麻木、深感觉障碍、共济失调,少数患者可有锥体束征。叶酸缺乏者有易怒、妄想等精神症状。维生素 B_{12} 缺乏者有抑郁、失眠、记忆力下降、谵妄、幻觉、妄想,甚至精神错乱等表现。

三、辅助检查

(一)血常规

呈大细胞性贫血,血涂片中可见红细胞大小不等、以大椭圆形红细胞为主,可有点彩红细胞等;中性粒细胞呈多分叶现象;重症者白细胞和血小板减少。

(二)骨髓象

骨髓增生活跃,以红系增生显著,呈现巨幼细胞形态,胞体大,胞浆较胞核成熟,呈"幼核老浆";粒系、巨核系也有巨幼变。骨髓铁染色常增多。

(三)血清维生素 B_{12}、叶酸浓度测定

这是诊断叶酸和维生素 B_{12} 缺乏的重要指标。血清维生素 B_{12} <74pmol/L,叶酸<6.8nmol/L,有诊断意义。

四、诊断要点

根据患者有营养缺乏的病因、贫血的表现、消化道、神经系统症状及体征，结合特征性血常规、骨髓象改变及血清维生素 B_{12}、叶酸水平等测定可做出诊断。

五、治疗要点

(一)原发病的治疗

原发病的治疗是巨幼细胞性贫血治疗的关键，应针对不同原因，采取相应措施，如加强营养，纠正偏食，改进烹煮方法，治疗原发病。

(二)补充叶酸和(或)维生素 B_{12}

1.叶酸缺乏

口服叶酸，每次 5～10mg，每日 2～3 次。直至贫血表现完全消失；如同时有维生素 B_{12} 缺乏，则需同时注射维生素 B_{12}，否则可加重神经系统症状。

2.维生素 B_{12} 缺乏

肌内注射维生素 B_{12} 每次 $500\mu g$，每周两次；无维生素 B_{12} 吸收障碍者，可口服维生素 B_{12} 片剂 $500\mu g$，每日 1 次；若有神经系统表现，治疗维持半年到 1 年；恶性贫血患者则需终身治疗。

六、护理诊断/问题

(一)营养失调(低于机体需要量)

其与叶酸和(或)维生素 B_{12} 缺乏有关。

(二)活动无耐力

其与贫血引起的组织缺氧有关。

(三)口腔黏膜受损

其与贫血引起舌炎、口腔溃疡有关。

(四)感知改变

其与维生素 B_{12} 缺乏引起神经系统损害有关。

七、护理目标

患者营养摄入合理；活动耐力增加；口腔黏膜恢复完整；感染障碍的症状消除。

八、护理措施

(一)一般护理

根据病情指导患者进行合理的休息与活动，向患者讲明平衡饮食的重要性。改变不良的饮食习惯，如叶酸缺乏者应多吃新鲜的绿叶蔬菜、水果、谷类和动物类等；维生素 B_{12} 缺乏者要多吃动物肉类、肝、肾、禽、蛋及海产品；婴幼儿和妊娠妇女要注意及时补充叶酸；同时避免蔬菜、瓜果烹煮过度。

(二)用药护理

遵医嘱正确用药，并注意观察药物疗效及预防不良反应。肌内注射维生素 B_{12} 偶有变态反应，表现为皮疹、药物疹，甚至休克，要善于观察并及时处理，注意补充含钾及铁高的食物。同时，还应观察用药后患者的自觉症状、外周血常规的变化，以了解药物的治疗效果。恶性贫血要终身肌内注射维生素 B_{12} 但不能无限加大维生素 B_{12} 用量。

（三）对症护理

对于胃肠道症状明显或吸收不良的患者，可建议少量多餐、细嚼慢咽，进温软、清淡的软食。对出现口腔炎或舌炎的患者，用朵贝尔溶液或生理盐水定期漱口，以减少感染的机会，口腔溃疡面可涂溃疡膜等。末梢神经炎、四肢麻木、无力者应给予肢体保暖，避免受伤；共济失调者走路要有人陪伴，协助好生活护理。

（四）健康指导

(1)使患者了解巨细胞性贫血的基本知识，坚持合理饮食及药物治疗，一般预后良好。但恶性贫血或全胃切除术者需维持终身治疗。

(2)指导患者纠正不良的饮食习惯，采取科学合理的烹饪方法；高危人群及服用核苷酸合成药物治疗的患者(如甲氨蝶呤、氨苯蝶啶和乙胺嘧啶等)，应注意补充叶酸和维生素 B_{12}。

(3)教会患者自我监测病情，包括贫血的一般症状、神经精神症状及皮肤黏膜情况。嘱患者应逐步恢复活动量，并保证休息和充足睡眠。注意口腔和皮肤的清洁，勤洗澡、更衣，预防损伤与感染。有神经系统症状者应注意安全。

第五节　特发性血小板减少性紫癜

特发性血小板减少性紫癜(ITP)又称自身免疫性血小板减少性紫癜，主要由于血小板受到免疫性破坏，导致外周血中血小板数目减少。临床上以自发性皮肤、黏膜及内脏出血，血小板计数减少、生存时间缩短和抗血小板自身抗体形成，骨髓巨核细胞发育、成熟障碍等为特征。

一、病因

特发性血小板减少性紫癜病因未明，可能与下列因素有关。

（一）感染

约80%的急性ITP患者，在发病前2周左右有上呼吸道感染史；慢性ITP患者常因感染而使病情加重；此外，病毒感染后发病的ITP患者，其血中可发现抗病毒抗体或免疫复合物，且抗体滴度及免疫复合物水平与血小板数目的多少及其寿命的长短呈负相关。这些均证明ITP与感染尤其是与病毒感染有关，特别是急性ITP。

（二）免疫因素

众多的临床研究及观察发现，ITP的发病与免疫因素密切相关。其依据：①正常人的血小板输入ITP的患者体内，其寿命明显缩短(仅为正常的1/8～1/16)，而ITP患者的血小板在正常血清或血浆中的存活时间正常。②绝大部分ITP患者体内可检测到血小板相关抗体或抗血小板抗体等自身抗体。③临床上应用糖皮质激素、大剂量丙种球蛋白静脉滴注和血浆置换等疗效确切。

目前多认为血小板有关抗体或抗血小板抗体等自身抗体的形成在ITP的发病中非常重要。这些抗体可通过各种途径导致出血的发生。其中最主要的原因是促使血小板破坏增多而导致血小板的数目减少，此外，还可引起血小板的功能异常，并可通过损害毛细血管内皮致通透性增加而引发出血。

(三)肝、脾与骨髓因素

肝、脾与骨髓不但是血小板相关抗体和抗血小板抗体产生的主要部位,也是血小板被破坏的主要场所。其中以脾脏最为重要。因为人体约 1/3 的血小板贮存于脾脏,且脾内相关抗体的水平最高。与抗体结合后的血小板因其表面性状发生改变,在通过血液较为缓慢的脾内血窦时,容易为其内单核-吞噬细胞系统的细胞所吞噬而大量遭受破坏。

(四)其他因素

慢性型 ITP 多见于成年女性,可能与体内雌激素水平较高有关。雌激素不但可增强自身免疫反应,促进相关免疫性疾病的发生与发展,还可抑制血小板生成及促进单核-吞噬细胞吞噬和破坏与抗体相结合的血小板。此外,有研究表明 1TP 的发生可能受基因的调控。

二、诊断要点

根据反复出现或首次出现程度不等的出血症状;血小板计数明显减少或多次检查血小板计数减少;脾无肿大或轻度增大;骨髓巨核细胞增多或正常,有成熟障碍;急性型还需排除继发性血小板减少症,慢性型还需具备下列 5 项中任何一项,即可做出诊断:①泼尼松治疗有效。②脾切除治疗有效。③PAIgG 阳性。④PAC_3 阳性。⑤血小板生成时间缩短。

三、鉴别要点

本病的确诊需排除继发性血小板减少症,如再生障碍性贫血、脾功能亢进、骨髓增生异常综合征(MDS)、白血病、系统性红斑狼疮(SLE)、药物性免疫性血小板减少等。本病与过敏性紫癜不难鉴别。

四、规范化治疗

(一)一般疗法

血小板明显减少、出血严重者应卧床休息,防止创伤。避免应用降低血小板数量及抑制血小板功能的药物。

(二)糖皮质激素

为首选药物,近期有效率为 80%。其作用是降低毛细血管通透性,减少 PAIgG 生成及减轻抗原抗体反应,抑制血小板与抗体结合并阻止单核-吞噬细胞破坏血小板,刺激骨髓造血及血小板向外周的释放。常用泼尼松 30~60mg/d,口服,待血小板接近正常,可逐渐减量,并以小剂量 5~10mg/d,维持 3~6 个月,症状严重者可静脉滴注地塞米松或甲泼尼龙。力求血小板计数能够达到大于 $(20\sim30)\times10^9/L$。

(三)脾切除

可减少血小板抗体产生及减轻血小板的破坏。实践证明,脾切除有效率为 70% 左右,无效者对糖皮质激素的用量亦可减少。主要适应证:糖皮质激素治疗 3~6 个月无效者;出血明显,危及生命者;泼尼松有效,但维持剂量必须大于 30mg/d 者;不宜用糖皮质激素者;^{51}Cr 扫描脾区放射指数增高者。禁忌证:妊娠期或因其他原因不能耐受手术者。近年来,有学者以脾动脉栓塞替代脾切除,但效果有待进一步研究。

(四)免疫抑制剂

一般不作首选。用于以上疗法无效或疗效差者,与糖皮质激素合用可提高疗效及减少糖皮质激素的用量。主要药物有长春新碱、环磷酰胺、硫唑嘌呤和环孢素等。其中最常用的是长春新碱,此药除具有免疫抑制作用外,还可能有促进血小板生成和释放的作用。具体用法:长春新碱每次 1mg,每周 1 次,静脉滴注,4～6 周为一个疗程。有报道缓慢静脉滴注效果更佳。环孢素主要用于难治性 ITP 患者。

(五)输血及血小板悬液

正用于危重出血或脾切除术。输新鲜血或浓缩血小板悬液有较好的止血效果,但反复多次输血易产生同种抗体,引起血小板破坏加速。

(六)其他

达那唑也可用于难治性 ITP,与糖皮质激素有协同作用,作用机制与免疫调节及抗雌激素有关。还可应用血管性止血药,如卡巴克络。中药也有一定疗效。

(七)急重症的处理

急重者主要包括:①血小板计数低于 $20×10^9/L$ 者。②出血严重而广泛者。③疑有或已发生颅内出血者。④近期将实施手术或分娩者。

1.血小板输注

紧急补充血小板,以暂时控制或预防严重出血。成人用量为每次 10～20U,可根据病情重复使用。

2.静脉滴注大剂量泼尼松

可有效抑制单核－吞噬细胞的吞噬效应,减少血小板的破坏。常用量为 1g/d,3～5 日为一个疗程。

3.静脉滴注大剂量丙种球蛋白

可竞争性抑制血小板与相关抗体的结合,减少单核－吞噬细胞系统对血小板的吞噬与破坏,是目前 ITP 紧急救治最有效的方法之一。剂量为 $400mg/(kg·d)$,5 日为一疗程。也可先静脉滴注丙种球蛋白 100mg/kg,后即输注血小板,次日再用相同剂量 1 次。为减少不良反应,如头痛、局部静脉炎等,除注意血管保护外,一般应同时应用糖皮质激素。

4.血浆置换

可有效清除血浆中的抗血小板抗体。方法为每日置换 3L,连续 3～5 日。

五、预后评估

本病急性型一般病程为 4～6 周,出血症状缓解,病愈后很少复发。临床统计约有 80％的病例未经治疗在半年内自愈,病死率为 1％,主要死因是颅内出血。慢性型常反复发作,迁延不愈可达数年甚至数十年不等。经治疗能长期缓解者仅 10％～15％,病死率为 3.9％～4.4％,经糖皮质激素治疗及脾切除后无效者,病死率可达 16.6％,主要死因仍是颅内出血。

六、护理

(一)护理诊断

1.有损伤的危险

出血与血管壁通透性和脆性增加有关。

2.疼痛

腹痛、关节痛,与腹型或关节型过敏性紫癜有关。

3.潜在并发症

肾功能损害。

4.知识缺乏

缺乏有关病因预防方面的知识。

(二)护理措施

(1)急性期应卧床休息,根据受累部位给予相应护理。①关节型注意观察局部肿、热、痛情况,应将受累的关节放在合适位置,少活动,以减轻疼痛。②腹型便血者应定时测量血压,脉搏,记录便血量,听肠鸣音,若肠鸣音消失并出现腹胀,注意有无肠梗阻或肠穿孔发生的可能。仅有肠鸣音活跃,应警惕再次便血。腹痛时遵医嘱皮下注射阿托品。③肾脏是否受累,注意尿色,定期做尿常规检查。

(2)用药护理:用糖皮质激素治疗,应向患者及家属讲明可能出现的不良反应,并预防感染的发生。用环磷酰胺时应嘱患者多饮水,注意尿量及尿的颜色。

(3)向患者介绍疾病常识,并帮助患者寻找致病因素。

(三)应急措施

(1)出现消化道出血时应将头偏向一侧,保持呼吸道通畅,有便血者应给予输血及止血药,注意血压变化,防止休克。

(2)出现惊厥者应立即给安定 10～20mg 静脉注射,昏迷者应给予吸氧、降颅压和保护脑细胞的治疗,密切观察神志变化。

(四)健康教育

(1)给患者讲述疾病的有关知识,说明本病为变态反应性疾病,常见因素为感染、食物、花粉及药物过敏等,应积极寻找变应原,发现可疑因素应避免再次接触。

(2)指导患者经常参加体育锻炼,增强体质,保持心情轻松愉快,预防上呼吸道感染。花粉季节,过敏体质者宜减少外出,外出时应戴口罩。不要滥用药物,用药前仔细阅读说明书,对有引起变态反应的药物应避免使用,最好遵医嘱用药。

(3)饮食指导:饮食宜清淡,主食以大米、面食、玉米面为主,多食瓜果蔬菜,注意营养和饮食卫生,避免食用不洁食物,饭前洗手,预防肠道寄生虫感染。对患者食用后曾发生过敏的食物,如鸡蛋、牛奶、鱼、虾、蟹及其他海产品等应绝对禁忌,过敏体质者应避免食用。不慎接触变应原时,应仔细观察反应,发现症状时及时就诊。

第六节　白血病

白血病是造血系统的恶性肿瘤。其特征为造血细胞(主要为白细胞)有数量和质量的异常增生,具有恶性肿瘤特征,故亦称"血癌"。病变主要累及骨髓、肝、脾、淋巴结,并浸润体内各脏器组织。疾病自然发展过程呈不可逆性,最终导致死亡。

我国白血病的发病率为 3/10 万～4/10 万,已被列为我国十大高发恶性肿瘤之一。白血病的发病率在不同年龄组有一定的差别,一般来说,年龄曲线呈两个高峰,婴幼儿至 4 岁阶段是第一个高峰,以后则渐渐下降,至 10 岁时下降至最低点,20~29 岁之间则又趋上升。第二个高峰出现在 45 岁以后,至 55 岁到达顶点。在我国,急性白血病发病率较高,尤其在年轻人与儿童中不但占肿瘤发病率中的首位,而且其病死率亦逐渐上升为该年龄组的前几位。

一、观察要点

(1)评估临床症状与体征,提供诊治依据,制订护理计划。

(2)观察生命体征变化,早期发现并发症,及时防治。

(3)观察化疗、放疗后反应,做好并发症的防护。

(4)定期观察血常规、骨髓象变化,了解疗效和预后。

(5)观察患者心理反应和行为变化,评估患者对疾病的认知程度,给予宣教。

二、一般护理

(一)病室环境要求

病室清洁,阳光充足,空气清新。每日用消毒液擦拭环境、物品、地面,紫外线消毒空气 1 次,定时开窗通风,室内空气细菌总数不超过 500 个/m²。病床间距符合要求,防止交叉感染。限制探视。

(二)休息

有发热、严重贫血及明显出血时应卧床休息,一级护理。

(三)饮食

给予高热量、高蛋白、高维生素、低脂肪、易消化饮食。化疗、放疗期给予清淡饮食。

三、发热护理

(1)观察 24 小时体温变化,热型特点。

(2)及时物理降温或药物降温,勿用酒精擦浴。

(3)协助多饮水,出汗多时用干毛巾擦干全身,及时更衣,注意保暖,防止感冒,加强口腔护理。

(4)体温升高至 39℃ 以上时,抽取血培养。

(5)合理、有效使用抗生素。

四、预防出血

(1)评估患者出血的症状和体征,制订护理措施。

(2)监测血小板计数,当血小板计数低于 $50×10^9$/L 时,实施全面预防措施。

(3)尽量避免肌肉、皮下注射,必须注射时,选择较细针头,注射完毕后延长压迫时间或局部冷敷 5min。

(4)嘱患者不搔抓皮肤,不用手抠鼻,不用牙签剔牙,不穿过紧的衣服,使用软毛牙刷。

(5)静脉穿刺时,止血带不宜过紧,时间不宜过长。测血压时,袖带不要过度充气。

(6)防止外伤,特别是当患者高热、神志不清和虚弱时,注意防护。

(7)保持大便通畅,养成按时排便的习惯。

(8)当有黏膜出血时,给予冷敷或使用吸收性明胶海绵、止血纤维、凝血酶等止血药物。

(9)多部位广泛出血时,应考虑弥散性血管内凝血的可能,尤其是急性早幼粒细胞白血病患者更易发生,应作相应临床与实验检测。

(10)静脉输注止血药物,必要时输注新鲜血小板悬液。

(11)避免使用影响血小板功能的药物,如阿司匹林或阿司匹林的制品、非甾醇类药物和抗凝药等。

(12)避免情绪过分激动和任何不良刺激。

(13)密切观察颅内出血,眼底出血是颅内出血的预兆,若患者有头痛、视力模糊,须警惕颅内出血的发生,注意瞳孔大小、有无颈项强直、意识障碍、偏瘫、昏迷等征象。此时多伴有血压升高,喷射性呕吐。一旦发生颅内出血,即予脱水、止血、肾上腺皮质激素、输注新鲜血小板悬液等措施。

五、预防感染

(1)评估患者感染的症状与体征,采取相应的预防护理措施。

(2)监测白细胞和中性粒细胞计数,当粒细胞绝对值低于 1.0×10^9/L 时,给予保护性隔离措施,预防外源性感染。

(3)遵医嘱,按时给予抗细菌、抗真菌、抗病毒药物,维持药物浓度,发挥其最大的药效。

(4)严格执行无菌技术操作,尤其加强留置静脉导管的护理。

(5)避免接触患有传染性疾病的人。

(6)指导患者保持个人卫生,如正确的洗手方法和良好的卫生习惯,经常温水洗浴,勤换内衣;早晚刷牙;饭后漱口;便后 1∶5 000 高锰酸钾或 1∶2 000 氯己定坐浴 20min,女患者会阴护理每日 2 次,注意经期卫生。

(7)有口腔溃疡、牙龈糜烂、出血时,加强口腔护理每日 3 次,0.05%洗必泰与 4%碳酸氢钠交替含漱每日 4 次,1%碘甘油涂口腔患处每日 4 次。

六、化疗期护理

(1)卧床休息为主,协助生活护理。

(2)观察化疗药物的不良反应,对症处理。

(3)积极预防感染、出血、静脉炎等。

(4)密切观察血常规,粒细胞绝对值低于 0.5×10^9/L 时,应住隔离病房。

(5)预防高尿酸血症,于化疗前、化疗期预防性应用别嘌呤醇减少尿酸的形成,监测肾功能变化,观察有无恶心、呕吐、嗜睡、肾绞痛、痛风等症状,嘱患者多饮水,每日液量不少于 3 000mL,碱化尿液,尿 pH7～8,准确记录 24 小时出入量。

(6)使用抗癌灵(三氧化二砷)时,须严防外渗,防过敏,并定期查肝肾功能。

七、心理护理

当患者得知身患白血病时,往往在情绪上受到极大打击而不能自持,但是如不告知诊断则会使其无从配合,后果更坏。因此,在适当的时候,采用适当的方式向患者说明诊断是必要的;同时,介绍白血病的现代治疗进展,使其对治疗抱乐观态度。当病情危重恶化时,应采取保护性医疗制度,不应将疾病的全部真相告诉患者。当患者有某些异常行为或精神症状时,预防重于治疗。要细致观察患者有无异常行为,因为在精神急症发生的前几日往往已有异常行为的蛛丝马迹。精神急症包括:自杀的意念或行为,暴力或攻击行为,拒绝治疗,甚至扬言自动出院,狂躁或极度激动,幻觉与精神错乱、反应迟钝等。诊断时要除外颅内器质性病变和某些药物引起的精神症状。

护士应作为患者的朋友,理解他们的悲痛,尊重他们的感受,与他们进行有效的沟通,在精神上给予支持,在生活上给予关心、照顾,使患者能够现实地面对生活,积极地配合治疗。

八、其他

(1)针对处于疾病不同时期的患者,直接或间接使患者对诊断、治疗计划和预后有所了解,教育患者正确对待疾病,接受各项治疗与护理。

(2)解释可能发生的并发症、出血和感染,使患者充分了解,积极配合。

(3)介绍治疗白血病的信息和治疗后长期缓解的病例,以建立治疗信心。

(4)宣教良好的生活、卫生、饮食习惯,指导预防感染、出血的方法,做好自我保护。

(5)教育患者必须按照治疗计划坚持治疗,定期随访。

第六章 普外科疾病

第一节 腹外疝

腹腔内脏器或组织离开原来的部位,经腹壁薄弱点或缺损向体表突出,称为腹外疝。常见的腹外疝有腹股沟疝(腹股沟斜疝和直疝)、股疝、脐疝、切口疝及腹白线疝,其中以腹股沟斜疝最为常见。

腹壁缺损(先天性和后天性)和腹内压增高是腹外疝发病的两个主要原因。其临床类型主要有易复性疝、难复性疝、嵌顿性疝及绞窄性疝四种。腹股沟疝的主要临床表现为腹股沟区肿块,伴下坠或轻度酸胀感;若发生嵌顿,块状物突出且不可回纳,伴下腹疼痛并进行性加重、恶心、呕吐、停止排气、排便等肠梗阻症状。婴幼儿、年老体弱者可用非手术治疗,即应用棉线束带法或医用疝带压住腹股沟深环,防止疝块突出。腹外疝最有效的治疗方法是手术修补(传统的疝修补术,无张力疝修补术,腹腔镜疝修补术);股疝极易发生嵌顿、绞窄,一旦确诊,应及时手术。

一、临床表现

有慢性咳嗽、经常呕吐、便秘、脱肛、尿道狭窄、包茎、膀胱结石、排尿困难、腹部手术、外伤等病史,既往有疝嵌顿史。注意腹部异常膨隆或凹陷、腹腔积液、肝脾大、站立时有肿块突出等。老年人应检查前列腺肥大。胸部一侧呼吸运动度受限、呼吸音减弱,肋间饱满,以及在胸部可听到肠鸣音或振水音等膈疝体征。腹股沟疝应注意疝的外形及疝环大小,站立或咳嗽时内容物降入阴囊。

二、辅助检查

(一)体格检查

1.用于初步判断病情,通常医生会让患者站起来咳嗽,观察体表是否有突出的肿块,还会检查肿块的大小位置、软硬程度,询问患者肿块是否疼痛等。

2.疝内容物未膨出时无明显阳性体征,可在疝环口触及腹壁薄弱点,按压薄弱点,增加腹压,可有冲击感。

疝内容物膨出时可见体表肿块,嵌顿时肿物则表现为不能完全还纳的肿物,局部触痛明显。

(二)影像学检查

1.CT 检查

一般作为常规检查,除可清楚地显示腹壁缺损的位置、大小疝内容物,及疝被盖与腹腔内器官之间的关系外,还可用于计算疝囊容积和腹腔容积、评价腹壁的强度与弹性,有助于临床治疗。

2.超声检查

该检查可发现肌层是否中断,可找到与腹腔相通的疝内容物,在体位变动或咳嗽时观察内容物是否可进出腹腔。另外,超声检查对辨别内容物是否为肠管也有一定帮助,于是一种简单无损伤的检查。

3.X线检查

相对于 CT 和超声检查不具优势,目前较少应用,诊断疝的存在主要依赖于在成像时疝囊内有肠管,且肠管内最好有对比物,如钡剂等,否则就比较难诊断。

4.钡剂造影检查

如考虑疝内容物为肠管,并有粘连时可行此项检查,能了解具体粘连位置及程度,为术做好备。目前已很少应用。尤其在怀疑存在嵌顿时有诱发梗阻的风险,不宜采用。

三、治疗要点

腹外疝除少数特殊情况外,一般应尽早施行手术治疗,手术是治愈成人疝的唯一有效手段。婴幼儿有自可能,只要没有发生嵌顿,可暂时保守治疗。另外,高龄或伴有其他严重疾病的患者,可佩戴疝带以缓解症状。

四、护理评估

(一)术前评估

1.健康史

(1)个人情况:患者的年龄、性别、职业、饮食习惯、生育史等。

(2)既往史:有无长期便秘、慢性咳嗽、腹腔积液等腹内压增高的情况;有无腹部外伤、手术、切口感染等病史。

2.身体状况

(1)腹股沟区疝块大小、部位、质地、能否回纳、有无压痛。

(2)腹部有无绞痛、恶心、呕吐、肛门停止排气排便等。

(3)是否有腹膜刺激征。

(4)是否有感染征象。

(5)是否有电解质紊乱征象。

(6)透光试验,实验室检查,影像学检查是否有异常。

3.心理—社会状况

(1)是否了解腹外疝的治疗方法。

(2)是否担心腹外疝的预后。

(3)患者和家属是否知晓腹外疝的预防方法。

(二)术后评估

1.手术方式、麻醉方式,术中情况。

2.术后伤口愈合情况,有无红肿等感染迹象。

3.是否存在腹内压升高的因素。

4.有无阴囊水肿、伤口感染、人工气腹并发症等并发症发生。

五、护理诊断

(一)疼痛

疼痛与疝块嵌顿、绞窄有关。

(二)潜在并发症

术后阴囊水肿、伤口感染、人工气腹并发症。

(三)知识缺乏

缺乏腹外疝发生的原因、预防腹内压升高的有关知识。

六、护理措施

(一)非手术治疗的护理

1.消除引起腹内压升高的因素

(1)积极治疗原发病:有长期便秘、排尿困难、慢性咳嗽、腹腔积液、妊娠等致腹内压升高的因素而暂不进行手术者,应当积极治疗原发病,控制症状。

(2)合理饮食:进食富含粗纤维的蔬菜、水果及食物,多饮水,保持排便通畅。

(3)保暖,预防呼吸道感染,指导患者戒烟。

2.嵌顿性/绞窄性疝患者的护理

(1)预防疝嵌顿:疝块较大者应多卧床休息,尽量减少活动。离床活动时使用疝带压住疝环口,以避免腹腔内容物脱出而造成疝嵌顿。

(2)病情观察:当患者出现腹部绞痛、恶心、呕吐、肛门排气排便停止、腹胀等肠梗阻表现时,应首先考虑疝嵌顿、绞窄的发生,即刻报告医生,并配合相应的处理。

(3)疝嵌顿的护理

1)禁食、胃肠减压,输液、纠正水电解质和酸碱失衡,必要时备血。

2)手法复位及护理

适应证:嵌顿时间在3～4小时内,腹痛与腹膜刺激征不明显者。

复位方法:让患者取头低足高卧位,注射吗啡等解痉止痛药物,松弛腹肌,然后托起阴囊,持续缓慢地将疝块还纳回腹腔。手法必须轻柔,切忌粗暴导致肠管损伤。

手法复位前:可遵医嘱注射吗啡或盐酸哌替啶注射液,以缓解疼痛、镇静并松弛腹肌,提高手法复位的成功率。

手法复位后:24小时内严密观察患者生命体征与腹部情况。若出现腹痛、腹胀、肛门排气/排便停止等腹膜炎或肠梗阻的表现,积极协助医生做好急诊手术探查的准备。

(二)手术治疗的护理

1.术前准备

(1)解释:向患者和家属解释手术相关护理问题及配合要求;指导患者术前1～2周戒烟,练习腹式呼吸和胸式咳嗽,练习床上使用便器,以降低术后腹内压升高的危险性;指导长期口服阿司匹林、华法林等抗凝药物者,术前应遵医嘱停药或使用拮抗药物。

(2)排空膀胱:进手术室前排空膀胱,必要时留置导尿。

(3)检查:协助做好术前检查,术前1日备皮。

2.术后护理

(1)病情观察:观察患者生命体征,切口有无红、肿、疼痛,阴囊有无出血、水肿。

(2)卧位:术后当日取仰卧位,膝下垫一软枕,使膝关节、髋关节微屈,以松弛腹股沟区切口的张力,减小腹腔内压力,有利于伤口愈合和减轻切口疼痛。次日可改为半卧位。

(3)活动:针对不同患者确定下床活动时间

1)行传统疝修补术者,术后 3～5 天可下床活动。

2)行无张力疝修补术者,次日即可下床活动。

3)行切口疝修补术者,术后 1～2 天卧床休息,第 3 天可下床活动。

4)卧床期间鼓励患者床上勤翻身,以促进肠功能恢复、预防压疮发生。年老体弱、巨大疝、疝术后复发再次手术者,可适当推迟下床活动时间。

(4)饮食:①因嵌顿疝/绞窄疝致肠管坏死行肠切除－肠吻合术者,术后应按肠切除术护理常规进食。②行疝修补术者,术后 6 小时若无恶心、呕吐等,即可进流质饮食,次日可进软食或普食。③指导患者术后多进食易消化、富含纤维素的新鲜蔬菜水果,保持大便通畅。

(5)预防切口出血:术后切口可放置沙袋(盐袋)压迫 6～8 小时,以防止切口出血而导致继发感染。

(6)防止腹内压升高:避免受凉感冒而引起咳嗽。如有剧烈咳嗽,指导患者在咳嗽时用手掌按压、保护切口,以减轻对切口的牵拉;保持排便通畅;因麻醉或手术引起尿潴留者,可留置尿管。

(三)术后并发症的观察与护理

1.切口感染

观察:若患者出现体温升高、脉搏频速、白细胞计数增高,切口局部有红、肿、热、痛等,应警惕切口感染。

护理:保持切口敷料清洁干燥,一旦被粪、尿污染或敷料脱落,应立即通知医生及时予以更换。绞窄性疝行肠切除、肠吻合术后,易发生切口感染,术后须合理应用抗菌药物。

2.阴囊水肿

观察:由于阴囊比较松弛且位置低,因此渗血、渗液易积聚于此。术后密切观察阴囊肿胀情况。

护理:术后使用棉垫托起阴囊,既可避免渗血、渗液的积聚,也可促进淋巴回流,起到预防阴囊水肿的作用。

3.人工气腹并发症

观察:行腹腔镜疝修补术者应注意观察:①皮下气肿:多发生于胸腹、阴囊等部位,触之局部有捻发感;②疼痛:残留的 CO_2 可引起患者背部、肩部、胸部、腹部等部位胀痛;③高碳酸血症:可由 CO_2 弥散入血而引发,患者可出现呼吸浅慢,血二氧化碳分压升高。

护理:一旦出现高碳酸血症,应及时遵医嘱给予低流量(1～2L/min)氧气吸入 3～4 小时,以提高血氧饱和度,促进腹腔内 CO_2 气体尽快排出;做好患者的心理护理,缓解疼痛;密切观察皮下气肿吸收消散情况并记录,若出现异常,及时报告医生进行处理。

七、健康教育指导

(一)日常保健

注意保暖,天气变化时及时增减衣物,预防呼吸道感染;指导患者戒烟;妊娠妇女在活动时可使用疝带压住疝环口。

(二)防止便秘

饮食规律,尽量避免辛辣刺激的食物;多饮水,进食富含纤维素的新鲜蔬菜水果,保持大便通畅;养成定时排便习惯,注意切勿用力排便。

(三)休息与活动

生活规律,注意休息,活动适当有度;术后 3 个月内,应避免剧烈运动、提举重物及参加重体力劳动等。

(四)切口的自我护理

保持切口周围皮肤清洁、干燥,术后 1 个月内尽量避免使用肥皂水擦洗切口。注意观察切口情况,若切口出现红、肿、热、痛,须及时联系医护人员。

(五)复查

定期复诊,若出现腹痛、腹胀、恶心、呕吐、排便异常等不适症状及时就诊。

第二节　急性化脓性腹膜炎

急性化脓性腹膜炎是由化脓性细菌引起的腹膜急性炎症,是常见的外科急腹症,分为原发性和继发性,继发性更为多见。主要病因为腹腔脏器穿孔引起的腹壁或内脏破裂,以急性阑尾炎坏疽穿孔最多见,胃、十二指肠溃疡急性穿孔次之。临床表现为腹痛、恶心、呕吐、体温升高、脉搏加速及感染中毒症状等。辅助检查包括实验室检查、影像学检查、诊断性腹腔穿刺或腹腔灌洗等。处理原则包括积极处理原发病灶、消除病因、控制炎症、清理或引流腹腔渗液,脓肿形成者给予脓腔引流。

一、临床表现

(一)症状

1.腹痛

腹痛是最主要的症状,其程度随炎症的程度而异,但一般都很剧烈,不能忍受,且呈持续性。深呼吸、咳嗽、转动身体时都可加剧疼痛,故患者不变动体位。疼痛多自原发灶开始,炎症扩散后蔓延及全腹,但仍以原发病变部位较为显著。

2.恶心、呕吐

此为早期出现的常见症状。开始时因腹膜受刺激引起反射性的恶心、呕吐,呕吐物为胃内容物;后期出现麻痹性肠梗阻时,呕吐物转为黄绿色内含胆汁液,甚至为棕褐色粪样肠内容物。由于呕吐频繁,可呈现严重脱水和电解质紊乱。

3.发热

开始时体温可以正常,之后逐渐升高。老年衰弱的患者,体温不一定随病情加重而升高。脉搏通常随体温的升高而加快。如果脉搏增快而体温反而下降,多为病情恶化的征象,必须及早采取有效措施。

4.感染中毒症状

当腹膜炎进入严重阶段时,常出现高热、大汗、口干、脉快、呼吸浅促等全身中毒表现。后期由于大量毒素吸收,患者则表现为表情淡漠、面容憔悴、眼窝凹陷、口唇发绀、肢体冰冷、舌黄干裂、皮肤干燥、呼吸急促、脉搏细弱、体温剧升或下降、血压下降、休克、酸中毒。若病情继续恶化,终因肝肾衰弱及呼吸循环衰竭而死亡。

(二)体征

(1)腹式呼吸减弱或消失,并伴有明显腹胀。腹胀加重常是判断病情发展的一个重要标志。

(2)肌紧张、压痛、反跳痛是腹膜炎的重要体征,始终存在,通常是遍及全腹而以原发病灶部位最为显著。腹肌紧张程度则随病因和患者全身状况的不同而有轻重不一。

(3)腹部叩诊可因胃肠胀气而呈鼓音。胃肠道穿孔时,叩诊时常发心肝浊音界缩小或消失。腹腔内积液过多时,可以叩出移动性浊音。

(4)听诊常发现肠鸣音减弱或消失。

(5)直肠指诊时,如直肠前窝饱满及触痛,则表示有盆腔感染存在。

二、辅助检查

(一)实验室检查

白细胞计数和中性粒细胞比例增多,或有中毒颗粒。

(二)X 线检查

小肠普遍胀气,并有多个小液平面的肠麻痹征象;胃肠穿孔时多数可见膈下游离气体。

(三)B 超检查

可显示腹内有积液,有助于原发病的诊断。

(四)诊断性腹腔穿刺或腹腔灌洗

腹腔穿刺可判断原发病变。明确病因,如胃十二指肠溃疡穿孔时穿刺液呈黄色、混浊、无臭味,有时可抽出食物残渣;急性重症胰腺炎时抽出液为血性,胰淀粉酶含量高。如果腹腔穿刺抽出不凝固血液,说明有腹腔内实质脏器损伤。腹腔内液体少于 100mL 时,腹腔穿刺往往抽不出液体,注入一定量的生理盐水后再行抽液检查。

三、治疗要点

治疗原则上是积极消除原发病因,改善全身状况,促进腹腔炎症局限、吸收或通过引流使炎症消除。

(一)非手术治疗

适用于原发性腹膜炎和继发性腹膜炎炎症比较局限或症状较轻、全身状况良好者,具体措施包括半卧位、禁食、持续胃肠减压、输液、输血、应用抗生素、镇静、给氧等。

(二)手术治疗

1.适应证

(1)腹腔内原发病灶严重者,如腹腔内脏器损伤破裂、绞窄性肠梗阻、炎症引起肠坏死、肠穿孔、胆囊坏疽穿孔、术后之胃肠吻合口瘘所致腹膜炎。

(2)弥散性腹膜炎较重而无局限趋势者。

(3)患者一般情况差,腹腔积液多,肠麻痹重,或中毒症状明显,尤其是有休克者。

(4)经非手术治疗6～8小时(一般不超过12小时),如腹膜炎症与体征均不见缓解,或反而加重者。

(5)原发病必须手术解决的,如阑尾炎穿孔、胃十二指肠穿孔等。

2.治疗方法

具体措施包括处理原发病因、清理腹腔、充分引流。

四、护理评估

(一)术前评估

1.健康史

(1)个人情况:患者的性别、年龄、职业及文化程度等。

(2)既往史:既往有无慢性阑尾炎,胃、十二指肠溃疡,腹部手术、外伤,泌尿道感染,营养不良或其他导致抵抗力下降的情况。

2.身体状况

(1)腹痛发生的时间、部位、性质、程度、范围及伴随症状。

(2)有无恶心、呕吐,呕吐持续时间、呕吐物性状。

(3)有无腹膜刺激征。

(4)有无肠鸣音减弱或消失、移动性浊音。

(5)有无寒战、高热、脉速、呼吸浅快、血压下降、面色苍白、肢端发凉、神志恍惚或不清等重度缺水、代谢性酸中毒及感染性休克表现。

(6)血常规、腹部X线、B超、CT、诊断性腹腔穿刺或腹腔灌洗等检查有无异常。

3.心理—社会状况

(1)患者对急性化脓性腹膜炎的认知程度。

(2)患者是否担心急性化脓性腹膜炎的预后。

(3)家属对患者的关心程度及经济承受能力。

(二)术后评估

1.麻醉方式、手术类型,术中出血、补液、输血情况。

2.原发病变类型。

3.患者的生命体征、意识、尿量、营养状况及皮肤情况。

4.引流情况,包括腹腔引流管的位置,引流液颜色、性质及量。

5.伤口敷料及切口愈合情况。

6.有无切口感染、盆腔脓肿、膈下脓肿等并发症发生。

五、护理诊断

(一)急性疼痛

急性疼痛与壁腹膜受炎症刺激有关。

(二)体温过高

体温过高与腹膜炎毒素吸收有关。

(三)体液不足

体液不足与腹腔内大量渗出、高热或体液丢失过多有关。

(四)潜在并发症

切口感染、盆腔脓肿、膈下脓肿。

六、护理措施

(一)非手术治疗的护理

1.病情观察

观察患者腹痛、恶心、呕吐、腹膜刺激征、肠鸣音等局部症状、体征的变化;观察患者的生命体征、中心静脉压、出入量、神志、面色等情况,及早发现有无感染性休克表现。

2.体位

协助患者取半卧位,休克患者给予平卧位或休克卧位(头、躯干和下肢均抬高约 20°)。尽量减少搬动,以减轻疼痛。

注意:半卧位能促使腹腔内渗出液流向盆腔,以利引流,促进炎症局限,减少毒素吸收,减轻中毒症状;同时促使腹内脏器下移、松弛腹肌、减轻因腹胀挤压膈肌影响呼吸和循环。平卧位或休克卧位能够促进血液回流,保证重要脏器的血液供应。

3.禁食、胃肠减压

胃肠道穿孔患者需禁食、持续胃肠减压,以减轻胃肠道积气,减少胃肠道内容物继续进入腹腔,改善胃肠壁血运,促进炎症局限和吸收,促进胃肠道蠕动恢复。

4.控制感染、体温

继发性腹膜炎多为混合感染,致病菌主要为大肠埃希菌、肠球菌及厌氧菌。选择抗菌药物时,应考虑致病菌的种类,或根据细菌培养及药敏结果合理选用抗菌药物。出现高热时,遵医嘱给予药物或物理降温。

5.纠正休克、电解质紊乱

由于禁食、胃肠减压、腹腔内大量渗液,患者易出现水和电解质紊乱、低蛋白血症,应积极给予纠正。

(1)根据患者的液体丢失量、生理需要量、心率、血压、中心静脉压、尿量、电解质、蛋白等监测指标,及时补充液体和电解质,必要时输注血浆或清蛋白。

(2)根据监测指标,及时调整各类液体的输注顺序及速度。

(3)出现休克时,遵医嘱应用血管活性药,维持患者的血压和有效组织灌注;必要时,遵医嘱应用激素减轻中毒症状。

6.营养支持

急性腹膜炎患者分解代谢增强,代谢率为正常人的 140%,热量补充不足时,体内大量蛋白首先被消耗,导致患者抵抗力和愈合能力下降。应尽早给予肠外营养,以提高机体的防御和修复能力。

7.镇静、镇痛

遵医嘱给予镇静药物,以减轻患者痛苦和恐惧心理。诊断明确者可使用止痛药物,否则禁用止痛药物,以免掩盖病情。

8.心理护理

向患者及其家属介绍腹膜炎相关知识,告知相关检查、治疗、护理的目的及配合方法。关心患者、加强交流,指导其正确认识疾病的发展过程,减轻焦虑和恐惧心理。

(二)手术治疗的护理

1.术前护理

协助做好术前检查,术前常规准备,必要时进行肠道清洁。

2.术后护理

(1)体位:全麻未清醒患者取平卧位并将头偏向一侧,注意呕吐情况,保持呼吸道通畅。全麻清醒或硬膜外麻醉患者术后平卧6小时,生命体征平稳后改为半卧位,鼓励患者早期活动。

(2)禁食、胃肠减压:术后继续禁食、胃肠减压。肠蠕动恢复后可拔除胃管,逐步恢复至经口进食。禁食期间做好口腔护理。

(3)观察病情变化:观察心率、血压、中心静脉压变化;观察肠蠕动恢复情况和腹部体征变化,及时发现患者有无膈下脓肿、盆腔脓肿等表现;观察引流、伤口愈合情况;观察尿量、肌酐、尿素氮、出入量变化。

(4)维持体液平衡和生命体征平稳:遵医嘱补充液体及电解质,必要时输注血浆、清蛋白或血管活性药物。

(5)控制感染及体温:抗菌药物应用及降温措施同非手术治疗的护理。术后留置中心静脉导管、尿管、气管插管、引流管的患者,做好相应导管的护理,预防导管相关性感染。

(6)营养支持:应根据患者的病情和肠蠕动恢复情况,尽早由肠外营养过渡至肠内营养,并逐步恢复经口进食。留置空肠营养管者,肠蠕动恢复后可实施肠内营养治疗。

(7)疼痛护理:每日进行疼痛评分,数字评分法≥4分时,及时通知医生给予处理,并观察处理效果、有无药物不良反应。应用自控镇痛泵的患者,指导其使用方法。

(8)腹腔引流管护理:术后常放置腹腔引流管,充分引流腹腔内的残留液体和继续产生的渗液。

要点:①妥善固定引流管。②预防感染。③保持引流管通畅,防止管路受压或打折,行负压引流者应根据引流液抽吸情况及时调整负压,维持有效引流。④观察记录引流液的颜色、性状及量,若发现引流液量突然减少,患者出现腹胀、发热时,及时检查管腔有无堵塞或引流管是否滑脱。⑤拔管:一般当引流量小于10mL/d、引流液非脓性,患者无发热、腹胀、白细胞计数正常时,可考虑拔除引流管。

(三)术后并发症的观察与护理

1.切口感染

观察:密切观察切口敷料是否清洁、干燥;观察缝线有无松脱;观察伤口愈合情况,有无红、肿、热、痛、积脓、积液、异味等切口感染征象;放置切口引流的患者,观察引流物有无移位。

护理:保持切口敷料清洁、干燥;有渗血、渗液时及时通知医生换药;发现切口感染征象及时通知医生处理;维持腹带包扎稳固,以保护手术切口。

2.盆腔脓肿

观察:观察盆腔引流液的颜色、性质及量;观察患者有无里急后重、大便频而量少、黏液便、尿频、排尿困难等直肠、膀胱刺激症状。

护理:协助患者取半卧位。遵医嘱静脉应用抗菌药物,进行腹部热敷、温热盐水灌肠、物理透热等治疗。经阴道或直肠放置盆腔引流者,协助患者床上翻身或活动时,注意防止引流管滑脱。

3.膈下脓肿

观察:观察患者有无脓肿部位持续性钝痛、患侧胸部下方呼吸音减弱或消失;有无呃逆等脓肿刺激膈肌表现;有无咳嗽、胸痛等膈下感染表现;有无发热、脉率增快、乏力、盗汗、厌食、消瘦等全身中毒症状。

护理:协助患者取半卧位。遵医嘱进行抗感染、补液、输血、营养等支持治疗。当膈下脓肿较大,经非手术治疗也不能被吸收时,需协助医生进行经皮穿刺置管引流术或切开引流术。

七、健康教育指导

(一)疾病知识指导

告知患者和家属有关急性化脓性腹膜炎及原发疾病的知识,使之能更好地配合术后长期治疗和自我管理。

(二)运动指导

指导患者出院后注意劳逸结合,避免过于疲劳。

(1)根据病情和体力恢复情况,逐渐参加散步等低强度运动。

(2)避免进行快跑、登山、打球等剧烈活动。

(3)术后1个月内避免提重物,以免发生切口疝。

(三)饮食指导

根据患者肠道功能恢复情况,指导患者少量多餐,由流质、半流质、软食逐渐过渡到普食。

(1)进食鸡肉、鱼肉、兔肉等高蛋白的食物,及新鲜蔬菜、水果等高维生素食物,促进机体恢复。

(2)避免进食油条、肥肉、炸鸡等油腻食物,防止引起消化不良。

(3)避免进食粗硬食物,以免加重吻合口水肿或炎症,导致肠梗阻。

(4)避免进食牛奶、豆浆或高糖等易产气的食物,防止发生腹胀。

(四)复查

指导患者术后2周至1个月于门诊复查,若出现腹痛、腹胀、恶心、呕吐、停止排气或排便等不适症状或原有消化系统症状加重,应及时就诊。

第三节　腹部损伤

腹部损伤是指由各种原因所致的腹壁和(或)腹腔内器官损伤。根据是否穿透腹壁、腹腔是否与外界相通,可分为开放性腹部损伤(常因刀刃、枪弹、弹片等利器引起)和闭合性腹部损伤(常因坠落、碰撞、冲击、挤压、拳打脚踢等钝性暴力引起);根据损伤腹内器官的性质,可分为实质性脏器损伤(肝、脾、胰、肾等或大血管损伤)和空腔脏器损伤(胃肠道、胆道、膀胱等损伤)。实质性脏器损伤以出血为主要表现,空腔脏器损伤以弥散性腹膜炎、感染性休克为主要表现。常用辅助检查包括血、尿常规,血、尿及腹腔积液淀粉酶,影像学检查,诊断性腹腔穿刺或腹腔灌洗等。主要处理原则包括急救处理、非手术治疗和手术治疗。

一、临床表现

(一)腹痛

怀疑腹部有损伤者,首先要检查腹部,有无压痛、反跳痛。

(二)休克

早期是由于疼痛和失血造成,晚期是感染中毒性休克。

(三)感染

患者可出现高烧、寒战、血中白细胞升高。

二、辅助检查

(一)实验室检查

腹内有实质性脏器破裂而出血时,红细胞、血红蛋白、血细胞比容等数值明显下降,白细胞计数可略有增高。空腔脏器破裂时,白细胞计数明显上升。胰腺损伤、胃或十二指肠损伤时,血、尿淀粉酶值多有升高。尿常规检查发现血尿、提示有泌尿器官的损伤。

(二)B超检查

B超检查在腹部损伤的诊断中倍受重视。可发现直径1~2cm的实质内血肿,并可发现脏器包膜连续性中断和实质破裂等情况。超声检查对腹腔积液的发现率很高。并可根据B超检查估计出腹腔积液的量,即每1cm液平段,腹腔积液约有500mL。由于气体对超声的反射强烈,其在声像图上表现为亮区。因此,B超检查也可发现腹腔内的积气,有助于空腔脏器破裂或穿孔的诊断。

(三)X线检查

有选择的X线检查对腹部损伤的诊断是有价值的。常用的有胸片、平卧位及左侧卧位腹部平片。立位腹部平片虽然更有意义,但不适用于重伤员。根据需要拍骨盆正、侧位片。

(四)CT检查

CT对软组织和实质性器官的分辨力较高。CT能清晰地显示肝、脾、肾的包膜是否完整、大小及形态结构是否正常,对实质性脏器损伤的诊断有价值。

(五)诊断性腹腔穿刺术和腹腔灌洗术

抽到液体后观察其性状,推断受损器官种类;必要时行显微镜和涂片检查。禁忌:严重腹内胀气、大月份妊娠、腹腔内广泛粘连和躁动不能合作者。

三、治疗要点

已确定腹腔内脏器破裂者,应及时进行手术治疗。对于非手术治疗者,经观察仍不能排除腹内脏器损伤,或在观察期间出现以下情况时,应终止观察,进行剖腹探查手术。

1.腹痛和腹膜刺激征有进行性加重或范围扩大者。

2.肠蠕动音逐渐减少、消失或出现明显腹胀者。

3.全身情况有恶化趋势,出现口渴、烦躁、脉率增快或体温及白细胞计数上升者。

4.膈下有游离气体表现者。

5.红细胞计数进行性下降者。

6.血压由稳定转为不稳定甚至休克者;或积极救治休克过程中,情况不见好转反而继续恶化者。

7.胃肠出血不易控制者。

可能会有少数伤者的探查结果为阴性,但腹内脏器损伤被漏诊,有导致死亡的。一旦决定手术,就应尽快完成手术前准备:建立通畅的输液通道、交叉配血、放置鼻胃管及尿管。如有休克,应快速输入平衡液补充血容量。

四、护理评估

(一)术前评估

1.健康史

(1)个人情况:患者的年龄、性别、婚姻、职业及饮食情况;女患者有无不规则阴道流血。

(2)受伤史:受伤的原因、时间、地点、致伤条件,暴力作用于腹部的强度、速度、着力部位和作用方向,伤情以及伤情变化,就诊前的急救处理及效果。伤者因意识障碍或其他情况不能回答问话时,应向现场目击者和护送者询问受伤史。

(3)既往史:既往有无腹部手术史、药物过敏史、贫血史。

2.身体状况

(1)有无腹壁伤口,其部位、大小、有无脏器自腹壁伤口脱出;有无腹部以外的伤口。

(2)有无腹痛,腹痛的特点、部位、持续时间、伴随症状,有无放射痛和进行性加重。

(3)有无腹膜刺激征,有无肠鸣音减弱或消失。

(4)有无面色苍白、脉搏细速、血压不稳、尿量减少等休克征象。

(5)有无全身中毒症状。

(6)血尿常规、血尿淀粉酶、影像学检查、诊断性腹穿等检查有无异常。

3.心理—社会状况

(1)是否了解腹部损伤的程度。

(2)是否能够承受突发腹部损伤,以及出血、内脏脱出等刺激;是否担心疾病的预后。

(3)家属对患者的关心程度及经济承受能力。

(二)术后评估

1.麻醉方式、手术类型,损伤脏器,术中出血、补液、输血情况。

2.生命体征情况。

3.引流管的放置部位,引流液的颜色、性质、量。

4.有无损伤器官再出血、腹腔脓肿等并发症发生。

五、护理诊断

(一)体液不足

体液不足与损伤致腹腔内出血、腹膜炎、呕吐、禁食等有关。

（二）疼痛

疼痛与腹腔内器官破裂及消化液刺激腹膜有关。

（三）潜在并发症

损伤器官再出血、腹腔脓肿。

六、护理措施

（一）现场急救

腹部损伤可合并多发性损伤，在急救时应分清轻重缓急，首先处理危及生命的情况。根据患者的具体情况，可行以下措施：

1.心肺复苏。

2.配合医生处理明显外出血、开放性气胸或张力性气胸。

3.紧急进行血常规、生化、交叉配血等检查。

4.迅速建立 2 条以上静脉通路，快速输血、输液补充血容量，使用止血药物。

5.开放性腹部损伤者，妥善处理伤口。

注意：腹内脏器或组织自腹壁伤口突出者，可用消毒碗覆盖保护，切忌强行还纳，以免加重腹腔感染。

6.密切观察病情变化。

（二）非手术治疗的护理

1.休息与体位

诊断未明确时应绝对卧床休息，观察期间不随便搬动患者，以免加重病情；待病情稳定，可根据受伤部位、程度采取不同卧位。

2."四禁"

诊断未明确之前应绝对禁食、禁饮、禁灌肠、禁止痛药，必要时持续胃肠减压。

注意：腹部损伤患者可能存在胃肠道穿孔，进食或灌肠可能导致肠内容物漏入腹腔，从而加重感染。因此，诊断未明确的患者应禁食、禁饮、禁灌肠。疑有空腔脏器破裂或明显腹胀时，应及早进行胃肠减压，减少胃肠内容物漏出，减轻腹痛。

3.病情观察

（1）每 15～30 分钟测量一次脉搏、呼吸、血压，必要时观察神志、瞳孔的变化。检查腹部体征及测量腹围，注意腹膜刺激征的程度和范围变化。

（2）动态了解红细胞计数、白细胞计数、血红蛋白、血细胞比容的变化，判断有无腹腔内活动性出血。

（3）监测中心静脉压、尿量，准确记录 24 小时出入量。

4.维持液体平衡和预防感染

遵医嘱补充液体、电解质，防治水、电解质及酸碱平衡失调，维持有效循环血量。对于空腔脏器破裂者，应遵医嘱使用足量抗菌药物。

5.镇静、镇痛

诊断明确者，可根据病情遵医嘱给予镇静、镇痛或解痉药物。可通过分散患者的注意力，改变体位等来缓解疼痛；空腔脏器损伤者可进行胃肠减压以缓解疼痛。

(三)手术治疗的护理

1.术前护理

一旦决定手术,应争取时间完善术前各项检查,尽快进行术前准备。

2.术后护理

(1)病情观察:严密监测患者的心率、血压、呼吸等变化,注意腹部体征的变化,及早发现腹腔脓肿等并发症。危重患者加强呼吸、循环及肾功能的监测和维护。

(2)体位与活动:按照麻醉要求安置体位;无特殊禁忌可予半卧位,以利于腹腔引流,减轻腹痛,改善呼吸循环功能。如病情许可,术后早期即可协助患者翻身、床上活动,鼓励患者尽早下床活动,促进肠蠕动恢复,防止肠道粘连。

(3)饮食与营养:术后早期禁食、胃肠减压,以减轻腹胀及腹痛。必要时给予肠外营养治疗,以满足机体高代谢及修复的需要,提高机体抵抗力;待肠蠕动恢复后,逐渐过渡到普食。

(4)腹腔/盆腔引流管护理:腹部损伤常留置腹腔引流管或盆腔引流管,护理要点见急性化脓性腹膜炎患者的护理的相关内容。

(四)术后并发症的观察与护理

1.受损器官再出血

观察:

(1)密切观察患者的生命体征、面色、神志、末梢循环及腹痛情况,有无腹痛缓解后又突然加重,同时出现烦躁、面色苍白、肢端温度下降、呼吸及脉搏增快、血压不稳或下降等休克表现。

(2)观察腹腔/盆腔引流,是否出现引流管间断或持续引流出鲜红色血液。

(3)观察血常规结果,是否出现血红蛋白或血细胞比容降低。

护理:

(1)禁止随意搬动患者,以免诱发或加重出血。

(2)若出现腹腔内活动性出血表现,立即通知医生,迅速建立静脉通路,遵医嘱快速输血、输液,必要时留置中心静脉导管,监测中心静脉压力,并输注血管活性药物。

(3)补液时注意观察尿量、肌酐、尿素氮、出入平衡的变化,注意肾功能的监测与维护。

(4)同时做好腹部急症手术准备,必要时在抗休克的同时进行手术止血。

2.腹腔脓肿

可发生膈下脓肿或盆腔脓肿。观察与护理要点见急性化脓性腹膜炎患者的护理的相关内容。

七、健康教育指导

(一)疾病知识指导

根据患者腹部损伤部位告知患者及家属相关知识,使之能更好地配合术后自我管理。加强对劳动保护、安全生产、安全行车、遵守交通规则知识的宣传,避免意外发生。讲解急救知识,指导患者在发生意外时能进行简单的急救或自救;指导患者在发生腹部外伤时,无论有无伤口或出血,都应及时就医,以免延误诊治。

(二)运动指导、饮食指导、复查

见急性化脓性腹膜炎患者的护理的相关内容。

第四节　肠梗阻

任何原因引起的肠内容物通过障碍统称肠梗阻,是常见的外科急腹症。以粘连性肠梗阻最为常见,多见于有腹部手术、损伤、炎症史以及嵌顿性或绞窄性疝的患者。新生儿多因肠道先天性畸形所致,2 岁以内小儿多为肠套叠,儿童可因蛔虫团所致,老年人则以肿瘤和粪块堵塞为常见原因。

肠梗阻除引起肠管壁在解剖和功能上的改变外,还可导致严重的全身性生理紊乱,其典型症状为腹痛、腹胀、呕吐及肛门停止排气排便。治疗原则为解除梗阻,纠正肠梗阻所致的内环境紊乱。治疗方法需根据肠梗阻的病因、性质、部位、全身情况及病情严重程度决定,包括基础疗法和解除梗阻。基础治疗主要包括禁食、胃肠减压、纠正水、电解质及酸碱失衡、防治感染和中毒、酌情使用解痉剂、镇静剂等。解除梗阻的主要方法包括手术治疗、口服或胃肠道灌注植物油、针刺疗法、腹部按摩等。

一、临床表现

(一)腹痛

单纯性机械性肠梗阻一般为阵发性剧烈绞痛。

(二)呕吐

呕吐在梗阻后很快即可发生,然后即进入一段静止期,再发呕吐时间视梗阻部位而定。

(三)腹胀

腹胀一般在梗阻发生一段时间以后开始出现。

(四)排便排气停止

在完全性梗阻发生后排便排气即停止。

(五)休克

早期单纯性肠梗阻病员,全身情况无明显变化,后可出现脉搏细速、血压下降、面色苍白、眼球凹陷、皮肤弹性减退,四肢发凉等征象。

二、辅助检查

(一)实验室检查

主要包括血常规、血气分析、血清电解质和肾功能检查。因肠梗阻可使患者丢失大量水、电解质、酸碱物质等,所以考虑诊断肠梗阻的患者常规需要抽血查上述项目,了解全身的生理状况,以进行相应的纠正。

所测血红蛋白值及血细胞比容可因缺水、血液浓缩而升高;白细胞计数和中性粒细胞明显增加多见于绞窄性肠梗阻。

除以上检查外,还常需进行呕吐物和粪便相关检查,主要为直观了解消化道的出血情况,若有大量红细胞或隐血阳性,应考虑肠管有血运障碍。

(二)影像学检查

1.X 线检查

一般在肠梗阻发生 4～6/小时后做该检查可见肠内的积气,立位或侧卧位 X 线片均可,若见较多胀气肠袢和气液平面,提示可能肠梗阻,若没有相应征象亦不能排除肠梗阻诊断。

2.CT 检查

适用于疑似肠梗阻的患者进一步评估,有助于协助明确肠梗阻原因和程度,如肠扭转或肠绞窄。

3.CT 小肠造影

指将造影剂(对比剂)通过口服或灌肠使全小肠充盈后再行 CT 扫描。该检查有助于诊断临床高度怀疑梗阻且症状相对稳定的患者。水溶性对比剂不仅对部分小肠梗阻具有诊断意义,而且有治疗价值。

4.超声检查

对严重肠梗阻的筛查敏感性较高(85％),同时常常是儿童肠套叠诊断的首选检查。

三、治疗要点

肠梗阻的治疗目标为矫正因肠梗阻所致的全身生理状况紊乱(如水、电解质、酸碱平衡紊乱等)以及解除梗阻。

治疗方法可大体分为手术治疗及非手术治疗两部分,医生会根据患者肠梗阻的原因、性质、部位以及全身情况和病情严重程度等决定具体治疗方案。

四、护理评估

(一)术前评估

1.健康史

(1)个人情况:患者年龄、发病前有无体位不当、饮食不当或饱餐后剧烈运动等诱因及个人卫生情况等。

(2)既往史:既往有无腹部手术、外伤史或炎症史,有无急慢性肠道疾病史。

2.身体状况

(1)腹痛、腹胀的程度、性质,有无进行性加重。

(2)肠鸣音情况。

(3)呕吐物、排泄物及胃肠减压液的量及性状。

(4)有无腹膜刺激征。

(5)有无水、电解质及酸碱失衡。

(6)X 线片、血常规、血生化检查有无异常。

3.心理—社会状况

(1)是否了解疾病相关知识。

(2)有无恐惧或焦虑等不良情绪反应。

(3)患者的家庭、社会支持情况。

(二)术后评估

1.麻醉、手术方式,术中出血、补液、输血情况。

2.生命体征是否稳定。

3.有无切口疼痛、腹胀、恶心呕吐等。

4.引流是否通畅有效,引流液的颜色、量及性状。

5.有无肠粘连、腹腔感染、肠瘘等并发症发生。

五、护理诊断

(一)疼痛

疼痛与肠壁缺血或肠蠕动增强有关。

(二)体液不足

体液不足与频繁呕吐、腹腔及肠腔积液和胃肠减压等有关。

(三)潜在并发症

术后肠粘连、腹腔感染、肠瘘。

六、护理措施

(一)非手术治疗的护理

1.缓解腹痛和腹胀

(1)胃肠减压:是治疗肠梗阻的主要措施之一,多采用鼻胃管置入并持续低负压吸引,将积聚于胃肠道内的气体和液体吸出,降低胃肠道内的压力和张力,改善胃肠壁血液循环,有利于局限炎症;并可改善因膈肌抬高所致的呼吸与循环障碍。胃肠减压期间应保持鼻胃管的通畅和减压装置的有效负压,观察并记录引流液的颜色、量及性质,以协助判断梗阻的部位、程度。

(2)体位:取半卧位,降低腹肌张力、减轻疼痛,以利呼吸。

(3)应用解痉剂:若无肠绞窄,可给予山莨菪碱、阿托品等抗胆碱类药物,以抑制胃肠道腺体分泌,解除胃肠道平滑肌痉挛,缓解腹痛。

(4)使用生长抑素,抑制胃肠道腺体分泌,减轻水肿,有利于肠功能恢复。

(5)低压灌肠:采用肥皂水灌肠,刺激肠道排出大便,使肠道减压。但应注意压力过大可引起肠穿孔。

2.腹痛的护理

遵医嘱使用解痉止痛药物,确定无肠绞窄或肠麻痹后,可使用阿托品类解痉药解除胃肠道平滑肌痉挛,以缓解腹痛。还可热敷腹部、针灸双侧足三里穴。

注意:禁用吗啡类止痛药物,以免掩盖病情而延误治疗。

3.呕吐的护理

患者呕吐时应将头转向一侧或坐起,以防呕吐物吸入气管,导致窒息或吸入性肺炎。呕吐后及时清除呕吐物,协助其漱口,保持口腔清洁。观察并记录呕吐物的颜色、性状、量及呕吐的时间、次数等。

4.维持体液与营养平衡

(1)输液、维持水电解质酸碱平衡:根据病情、年龄以及出量的多少、性状并结合血气分析和血清电解质的结果补充液体及电解质,以维持水、电解质及酸碱平衡。

(2)饮食:肠梗阻患者一般禁食,补液,待病情好转,梗阻缓解(患者恢复排气及排便,腹痛、腹胀消失)后方可试进少量流食,忌甜食和牛奶(以免引起肠胀气),逐步过渡到半流食和恢复正常饮食。

5.防治感染

遵医嘱正确、按时使用抗菌药物以防治细菌感染,减少毒素吸收,减轻中毒症状。

6.观察病情,及早发现绞窄性肠梗阻

(1)病情观察的内容

1)严密观察患者的生命体征及腹痛、腹胀、呕吐等变化,是否存在口渴、尿少等脱水表现以及有无呼吸急促、烦躁不安、面色苍白、脉率增快、脉压减小等休克前期症状。

2)密切观察并准确记录出入液量,包括胃肠减压量、呕吐物量、尿量以及输液总量。

3)监测血常规、血清电解质及血气分析结果。

4)观察患者腹部体征变化。

(2)及早发现绞窄性肠梗阻。病情观察期间如出现以下情况,应考虑绞窄性肠梗阻可能

1)腹痛发作急骤,开始即表现为持续性剧痛,或持续性疼痛伴阵发性加剧。

2)腹部有局限性隆起或触痛性肿块。

3)呕吐出现早、剧烈而频繁。

4)呕吐物、胃肠减压液、肛门排出液或腹腔穿刺均为血性液体。

5)有腹膜炎表现,肠鸣音可由亢进转弱甚至消失。

6)体温升高、脉率增快、白细胞计数升高。

7)病情发展迅速,早期即出现休克,抗休克治疗效果不明显。

8)经积极非手术治疗但症状体征无明显改善。

此类患者病情危重,应在抗休克、抗感染的同时,积极做好术前准备。

(二)手术治疗的护理

1.术前护理

(1)协助做好术前检查,行术前常规准备。慢性不完全性肠梗阻需行肠切除者,需遵医嘱做好肠道准备。肠道准备尽量不口服导泻剂,应予清洁灌肠。

(2)心理护理:加强护患沟通,关心、体贴患者,详细向患者和家属解释疾病发生、发展、治疗方法及预后等,消除其心理顾虑,树立战胜疾病的信心。

2.术后护理

(1)病情观察:监测生命体征,如有异常及时报告、处理。

(2)饮食:禁食期间予以静脉输液;肠蠕动恢复后可进少量流质饮食;进食后如无不适,逐渐过渡至半流质饮食。

(3)体位与活动:平卧位头偏向一侧;术后 6 小时后如血压、心率平稳,可取半卧位,如病情允许可鼓励早期下床活动。

(4)管道护理:妥善固定各引流管并保持通畅,防止管道受压、打折、扭曲或脱出;观察并记录引流液的颜色、性状及量;更换引流装置时注意无菌操作。

(三)术后并发症的观察与护理

1.肠梗阻

观察:观察有无腹痛、腹胀、呕吐、停止排气排便等。

护理：一旦发生，积极配合医生采取非手术治疗措施。鼓励患者术后早期活动，可有效促进胃肠蠕动和机体功能恢复，防止肠粘连。

2.切口和腹腔感染

观察：监测生命体征和切口情况。如术后3～5日出现体温升高、切口红肿、剧痛应考虑切口感染。如术后出现腹膜炎表现，需警惕腹腔内感染可能。

护理：根据医嘱进行积极的全身营养支持和抗感染治疗。

3.肠瘘

观察：腹腔引流管周围流出液体有粪臭味时，应考虑肠瘘。

护理：发生肠瘘后应温水擦净瘘口周围污物，涂氧化锌软膏保护局部皮肤，防止发生皮炎，并保持瘘口周围皮肤清洁干燥。遵医嘱进行全身营养支持和抗感染治疗，局部双套管负压冲洗引流，保持引流通畅。引流不畅或感染不能局限者需再次手术。

七、健康教育指导

(一)饮食指导

进食高蛋白、高维生素、易消化食物，少食辛辣食物；避免暴饮暴食；饱餐后勿剧烈活动，特别是弯腰、打滚、连续下蹲和起立等动作，防止发生肠扭转。

(二)保持大便通畅

老年便秘者可通过调整饮食、腹部按摩、适量活动等方法保持大便通畅，视情况适当给予缓泻剂；避免用力排便。

(三)自我观察

指导患者和家属监测病情，如出现腹痛、呕吐、腹胀及肛门停止排气排便等，应及时就诊。

第五节　阑尾炎

急性阑尾炎是外科最常见的急腹症，阑尾管腔阻塞为急性阑尾炎最常见的病因，此外，细菌入侵、阑尾先天畸形等也可导致阑尾炎发生。慢性阑尾炎多由急性阑尾炎转变而来，也可开始即呈慢性过程。急性阑尾炎根据其临床过程和病理解剖学变化，分为急性单纯性阑尾炎、急性化脓性阑尾炎、坏疽穿孔性阑尾炎及阑尾周围脓肿四种病理类型。典型表现为转移性右下腹痛，但部分患者发病初期即表现为右下腹痛。麦氏点压痛为急性阑尾炎最常见的重要体征，此外还可有腹肌紧张、压痛、反跳痛及肠鸣音减弱或消失等。阑尾炎一旦确诊，应早期手术治疗。有手术禁忌者选择有效的抗菌药物和补液治疗，并密切观察病情变化。

一、临床护理

(一)急性阑尾炎

1.腹痛

典型的急性阑尾炎初期有中上腹或脐周疼痛，数小时后腹痛转移并固定于右下腹。当炎症波及浆膜层和壁腹膜时，疼痛即固定于右下腹，原中上腹或脐周痛即减轻或消失。因此，无典型的转移性右下腹疼痛史并不能除外急性阑尾炎。

单纯性阑尾炎常呈阵发性或持续性胀痛和钝痛,持续性剧痛往往提示为化脓性或坏疽性阑尾炎。持续剧痛波及中下腹或两侧下腹,常为阑尾坏疽穿孔的征象。

2.胃肠道症状

单纯性阑尾炎的胃肠道症状并不突出。在早期可能由于反射性胃痉挛而有恶心、呕吐。盆腔位阑尾炎或阑尾坏疽穿孔可有排便次数增多。

3.发热

一般只有低热,无寒战,化脓性阑尾炎一般亦不超过 38℃。高热多见于阑尾坏疽、穿孔或已并发腹膜炎。

4.压痛和反跳痛

阑尾压痛点通常位于麦氏点,即右髂前上棘与脐连线的中、外 1/3 交界处。反跳痛也称 Blumberg 征,是壁腹膜受炎症刺激的表现。肥胖患者或盲肠后位阑尾炎的患者,压痛可能较轻,但有明显的反跳痛。

5.腹肌紧张

阑尾化脓即有此体征,坏疽穿孔并发腹膜炎时腹肌紧张尤为显著。但老年或肥胖患者腹肌较弱,须同时检查对侧腹肌进行对比。

6.皮肤感觉过敏

在早期,尤其在阑尾腔有梗阻时,可出现右下腹皮肤感觉过敏现象,范围相当于第 $10\sim12$ 胸髓节段神经支配区,位于右髂嵴最高点、右耻骨嵴及脐构成的三角区,也称 Sherren 三角,它并不因阑尾位置不同而改变,如阑尾坏疽穿孔则在此三角区的皮肤感觉过敏现象即消失。

(二)慢性阑尾炎

1.腹痛

右下腹部疼痛,其特点是间断性隐痛或胀痛,时重时轻,部位比较固定。多数患者在饱餐,运动,劳累,受凉和长期站立后,诱发腹痛发生。

2.胃肠道反应

患者常有轻重不等的消化不良、食欲下降。病程较长者可出现消瘦、体重下降。一般无恶心和呕吐,也无腹胀,但老年患者可伴有便秘。

3.腹部压痛

压痛是唯一的体征,主要位于右下腹部,一般范围较小,位置恒定,重压时才能出现。无肌紧张和反跳痛,一般无腹部包块。

4.体征

各种特定的压痛点如麦氏点、兰氏点及腰大肌征、罗氏征阳性。

二、辅助检查

(一)血常规

急性阑尾炎患者白细胞计数增多。一般在 $(10\sim15)\times10^9/L$。随着炎症加重,白细胞数随之增加,甚至可超过 $20\times10^9/L$。但年老体弱或免疫功能受抑制的患者,白细胞数不一定增多。与白细胞数增多的同时,中性粒细胞数也有增高。二者往往同时出现,但也有仅中性粒细胞明显增高,具有同样重要意义。

(二)尿常规

偶有阑尾远端炎症并与输尿管或膀胱相粘连,尿中也可出现少量红、白细胞。

(三)超声检查

可显示盲肠后阑尾炎,因为痉挛的盲肠作为透声窗而使阑尾显示。用以排除最易与慢性阑尾炎相混淆的慢性胆囊炎、慢性肠系膜淋巴结炎、女性的慢性附件炎及慢性泌尿系感染等。

(四)腹腔镜检查

该项检查是急性阑尾炎诊断手段中能得到最肯定结果的一种方法。因为通过下腹部插入腹腔镜可以直接观察阑尾有无炎症,也能分辨与阑尾炎有相似症状的邻近其他疾病,可同时进行治疗。

(五)X线钡剂灌肠

钡剂灌肠检查不仅可明确压痛点是否位于阑尾处,还在于排除可与慢性阑尾炎相混淆的其他疾病,如溃疡病、慢性结肠炎、盲肠结核或癌肿等。

三、治疗要点

(一)急性阑尾炎

1.非手术治疗

可用抗生素抗感染治疗。当急性阑尾炎诊断明确,有手术指征,但因患者周身情况或客观条件不允许,可先采取非手术治疗,延缓手术。若急性阑尾炎已合并局限性腹膜炎,形成炎性肿块,也应采用非手术治疗,使炎性肿块吸收,再考虑择期阑尾切除。患者应卧床休息、禁食,给予水、电解质和热量的静脉输入等。

2.手术治疗

原则上急性阑尾炎,除黏膜水肿型可以保守后痊愈外,都应采用阑尾切除手术治疗。

(二)慢性阑尾炎

手术治疗是唯一有效的方法,但在决定行阑尾切除术时应特别慎重。慢性阑尾炎确诊后,治疗原则上应手术,特别是有急性发作史的患者,更应及时手术。

四、护理评估

(一)术前评估

1.健康史

(1)个人情况:患者的年龄、性别、饮食习惯及有无不洁饮食史等。

(2)既往史:既往有无阑尾炎急性发作、胃十二指肠溃疡穿孔、右侧输尿管结石或妇科疾病病史,有无手术史等。

2.身体状况

(1)腹痛的部位、性质,是否有转移性右下腹痛。

(2)麦氏点有无固定压痛,有无腹膜刺激征。

(3)腰大肌试验、结肠充气试验、闭孔内肌试验是否为阳性。

(4)直肠指诊有无直肠前壁触痛或肿块。

(5)是否伴有发热、恶心呕吐、腹泻、里急后重等症状。

(6)血常规、X线及B超有无异常。

3.心理—社会状况

(1)患者和家属是否了解疾病相关知识。

(2)患者和家属对手术的认知程度及心理承受能力。

(3)患者的家庭、社会支持情况等。

(二)术后评估

1.麻醉及手术方式,术中情况。

2.术后体温变化、生命体征是否正常及腹部症状体征有无改善。

3.若留置有引流管,引流是否通畅有效,引流液的颜色、量及性。

4.有无腹腔脓肿、门静脉炎、出血、切口感染、粘连性肠梗阻等并发症发生。

五、护理诊断

(一)急性疼痛

急性疼痛与阑尾炎症刺激壁腹膜或手术创伤有关。

(二)潜在并发症

腹腔脓肿、门静脉炎、出血、切口感染、粘连性肠梗阻等。

六、护理措施

(一)非手术治疗的护理

1.病情观察

定时测量生命体征,密切观察腹痛与腹部体征变化。若出现发热、右下腹痛加剧、血白细胞计数和中性粒细胞比值上升,应做好急诊手术准备。

2.缓解疼痛

予舒适卧位,如半卧位,可放松腹肌、减轻腹部张力,缓解疼痛;已明确诊断或决定行手术治疗者,疼痛剧烈时可给予解痉止痛剂。

3.控制感染

遵医嘱应用抗菌药物。

4.避免肠内压力升高

禁食,必要时胃肠减压,禁食期间给予肠外营养。

注意:禁用泻药和灌肠,避免肠蠕动加快,增高肠内压力导致炎症扩散或阑尾穿孔。

5.并发症的观察与护理

(1)腹腔脓肿

观察:阑尾周围脓肿最常见。临床表现为压痛性肿块、腹胀、全身中毒症状等。

护理:在B超引导下穿刺抽出脓液、冲洗或放置引流管者,做好管道护理。必要时做好急诊手术前准备。

(2)门静脉炎

观察:少见。临床表现为寒战、高热、轻度黄疸、肝大、剑突下压痛等,如进一步加重可引起全身性感染。

护理:遵医嘱应用大剂量抗菌药物,做好急诊手术前准备。

(二)手术治疗的护理

1.术前护理

协助做好术前检查;术前常规准备。

2.术后护理

(1)病情观察:监测生命体征特别是体温变化;观察腹部体征的变化,如有异常及时报告、处理。

(2)体位与活动:平卧位头偏向一侧;术后6小时,若血压、心率平稳,可取半卧位以减轻腹壁张力、缓解疼痛,利于呼吸和引流,促进炎症局限,从而预防膈下脓肿形成。如病情允许尽早下床活动,以促进肠蠕动恢复,减少肠粘连发生。

(3)管道护理:阑尾切除术后较少留置引流管,仅在局部有脓肿或残端包埋不满意及处理困难时采用。如留置有引流管,按引流管常规护理措施进行护理。

(4)防治感染:应用有效抗菌药物控制感染、预防并发症。

(5)饮食:肠蠕动恢复前暂禁食,予以静脉补液;待肛门排气后,逐步恢复饮食,避免油腻食物。进食后注意有无腹痛、腹泻,尤其是化脓性及坏疽穿孔阑尾炎患者。

(三)术后并发症的观察与护理

1.出血

观察:患者出现腹痛、腹胀,严重者出现失血性休克。

护理:严密监测生命体征,如有出血及时通知医生,遵医嘱应用止血药物、补液及输血等。需紧急手术止血者做好术前常规准备。

2.切口感染

观察:阑尾切除术后最常见并发症,表现为术后2～3日体温升高,切口红肿、胀痛,有压痛,甚至出现波动感。

护理:穿刺抽出脓液,或在波动处拆除缝线敞开引流,排出脓液,定期换药。

3.粘连性肠梗阻

观察:出现腹痛、呕吐、腹胀及肛门停止排气排便。

护理:不完全梗阻者可采用禁食、胃肠减压、积极抗感染及全身支持治疗;完全性梗阻者需手术治疗,应做好术前常规准备。

4.阑尾残株炎

观察:临床表现类似阑尾炎。

护理:症状严重者,需手术切除阑尾残株。应安慰患者,做好术前常规准备。

5.粪瘘

观察:很少见,常见术后数日内切口排出粪臭味分泌物。

护理:一般经切口敞开引流、使用抗菌药物、积极换药等非手术治疗多可自行闭合,但应注意加强对患者的心理疏导。

七、健康教育指导

(一)饮食指导

注意饮食卫生,进食低脂、低糖、高纤维素饮食。积极治疗消化性溃疡、慢性结肠炎等疾病。

(二)疾病相关知识

告知患者阑尾炎治疗、护理相关知识及配合要点。

(三)自我观察

出院后如出现腹痛、腹胀等不适,应及时就诊。阑尾周围脓肿非手术治疗治愈后 3 个月左右择期行阑尾切除术。

第六节　大肠癌

大肠癌是结肠癌和直肠癌的总称,是常见的恶性肿瘤。发病原因可能与饮食习惯、结直肠的慢性炎症、遗传、癌前病变(如绒毛状腺癌及家族性肠息肉等)等有关。大肠癌按大体分型有隆起型、浸润型、溃疡型及胶样型四种,按组织学可分为腺癌和腺鳞癌。大肠癌可通过四种途径扩散和转移,即直接浸润、淋巴转移、血行转移及种植转移。

疾病早期多无明显表现,当进展到中、晚期会出现一系列的症状及体征。结肠癌常见表现为排便习惯和大便性状改变、腹痛、腹部肿块,晚期可有肠梗阻以及全身症状(如贫血、穿孔、恶病质等);直肠癌可有直肠刺激症状、黏液血便(最常见症状)、肠腔狭窄症状,肿瘤破溃还可出现感染和转移症状等。直肠指诊是诊断直肠癌的重要方法,其他重要辅助检查还包括内镜检查、影像学检查与实验室检查。手术切除是大肠癌的首选治疗方法,同时配合化疗、放疗等。

一、临床表现

大肠癌早期无症状,或症状不明显,仅感不适、消化不良、大便潜血等。随着癌肿发展,症状逐渐出现,表现为大便习惯改变、腹痛、便血、腹部包块、肠梗阻等,伴或不伴贫血、发热和消瘦等全身症状。肿瘤因转移、浸润可引起受累器官的改变。大肠癌因其发部位不同而表现出不同的临床症状及体征。

(一)右半结肠癌

右半结肠的主要临床症状为食欲缺乏、恶心、呕吐、贫血、疲劳、腹痛。右半结肠癌导致缺铁性贫血,表现疲劳、乏力、气短等症状。右半结肠因肠腔宽大,肿瘤生长至一定体积才会出现腹部症状,这也是肿瘤确诊时,分期较晚的主要原因之一。

(二)左半结肠癌

左半结肠肠腔较右半结肠肠腔窄,左半结肠癌更容易引起完全或部分性肠梗阻。肠阻塞导致大便习惯改变,出现便秘、便血、腹泻、腹痛、腹部痉挛、腹胀等。带有新鲜出血的大便表明肿瘤位于左半结肠末端或直肠。病期的确诊常早于右半结肠癌。

(三)直肠癌

直肠癌的主要临床症状为便血、排便习惯的改变及梗阻。癌肿部位较低、粪块较硬者,易受粪块摩擦引起出血,多为鲜红或暗红色,不与成形粪便混合或附于粪柱表面,被误诊为"痔"出血。病灶刺激和肿块溃疡的继发性感染,不断引起排便反射,易被误诊为"肠炎"或"菌痢"。癌肿环状生长者,导致肠腔缩窄,早期表现为粪柱变形、变细,晚期表现为不全性梗阻。

(四)肿瘤浸润及转移症

大肠癌最常见的浸润形式是局部侵犯,肿瘤侵及周围组织或器官,造成相应的临床症状。肛门失禁、下腹及腰骶部持续疼痛是直肠癌侵及骶神经丛所致。肿瘤细胞种植转移到腹盆腔,形成相应的症状和体征,直肠指检可在膀胱直肠窝或子宫直肠窝内扪及块物,肿瘤在腹盆腔内广泛种植转移,形成腹腔积液。大肠癌的远处转移主要有两种方式:淋巴转移和血行转移。肿瘤细胞通过淋巴管转移至淋巴结,也可通过血行转移至肝脏、肺部、骨等部位。

二、辅助检查

(一)内镜检查

根据内镜可检查的范围及部位不同分为:肛门镜、乙状结肠镜和结肠镜。

内镜检查可通过活检获得病理诊断,是制订治疗方案的重要依据。现在已成为大肠癌患者术前的常规检查。

内镜主要有以下几种:

1.电子内镜检查

中晚期大肠癌内镜下表现为结节状或菜花样肿物,或表现为深达肌层的溃疡,部分合并管腔狭窄。

2.色素内镜

将各种染料喷洒在大肠管腔上后,病灶可与正常黏膜形成鲜明对比,可以提高早期大肠癌的检出率。

3.超声内镜

超声内镜可以清楚显示大肠癌浸润深度及其与周围组织的关系,可用于术前分期。

(二)实验室检查

1.大便隐血试验

大便隐血试验是筛查大肠癌最为主要的检查方法。

2.肿瘤标志物检查

癌胚抗原(CEA)及CA19－9是大肠癌患者需要检测的重要肿瘤标志物,这两种肿瘤指标可以评估病情、检测复发。

3.免疫组化及基因监测

推荐检测错配修复蛋白(mLH1、MSH2、MSH6、PMS2)表达情况,肿瘤K－ras、N－ras、BRAF基因状态、错配修复缺陷(dMMR)情况以及肿瘤微卫星不稳定性(MSI),可以指导大肠癌患者的用药。

(三)影像学检查

1.气钡双重对比造影(钡餐 X 线)

目前诊断大肠癌最常用、最经济的检查手段,结肠气钡双重对比造影可发现早期黏膜表浅病变,以及中晚期大肠癌病变。

2.CT

术前判断大肠癌分期的重要方法,可清晰显示大肠癌外侵程度、淋巴结转移情况,以及判断肿瘤可切除性具有重要意义。

3.MRI

可以清晰地显示大肠癌病灶以及周围组织侵犯情况,多与 CT 检查联合,尤其是直肠癌的术前诊断及手术评估。但该检查相对费时、费用也较高。

4.PET－CT

主要用于大肠癌患者怀疑存在远处转移,但普通 CT 或 MRI 检查无阳性发现时,PET－CT 可同时显示全身情况,筛查肿瘤转移情况。

三、治疗要点

大肠癌的治疗应采取个体化治疗原则,根据患者的年龄、体质、肿瘤的病理类型、侵犯范围(分期),选用合适的治疗方法,以期最大幅度地根治肿瘤,提高治愈率。

大肠癌侵犯范围不同,治疗原则也相应不同:

1.原位癌可在内镜下治疗,效果较好,可达到根治的效果。

2.早期大肠癌,外科手术治疗可以达到根治的目的,部分也可采用内镜治疗达到根治。

3.中晚期大肠癌,多以手术为主的综合治疗,即术后辅助应用化疗及靶向治疗、放疗等方法。

4.对于不能做手术的中晚期大肠癌患者,可采用根据病情选用放疗化疗或靶向治疗,以改善患者生存。

5.复发或者伴远处转移性大肠癌的患者,可以采取化疗或者靶向治疗,部分患者也可采用手术来延长患者的生存,尤其是结肠癌患者。

6.复发或者转移的直肠癌,则以放化疗或靶向治疗为主,一般不做手术。

四、护理评估

(一)术前评估

1.健康史

(1)个人情况:患者的年龄、性别、职业、饮食习惯;拟行造口患者的视力、自理能力、沟通交流能力及手的灵活性。

(2)既往史:患者既往有无腺瘤病,克罗恩病、溃疡性结肠炎等;有无糖尿病、高血压等。

(3)家族史:家族中有无大肠癌、家族腺瘤性息肉病、遗传性非息肉病性结肠癌及其他类型肿瘤患者。

2.身体状况

(1)排便状况、粪便性状及量。

(2)营养状况,有无贫血、消瘦、腹腔积液等表现。

(3)腹部和直肠有无肿块及其大小、位置、活动度。

(4)肿瘤是否发生转移。

(5)影像学检查有哪些异常发现。

3.心理－社会状况

(1)是否了解大肠癌的治疗方法。

(2)是否担心疾病的预后。

(3)是否存在焦虑、紧张、抑郁等心理问题。

(4)拟行肠造口者是否了解造口相关知识。

(二)术后评估

1.手术及麻醉方式,术中出血、补液、输血情况。

2.生命体征情况:心率、血压(有创和无创)、呼吸、脉搏、体温等。

3.各管路引流情况。

4.营养状况和切口愈合情况。

5.有无出血、切口感染、吻合口瘘等并发症发生。

6.行造口者有无造口及造口周围皮肤并发症发生。

五、护理诊断

(一)焦虑、抑郁

焦虑、抑郁与害怕手术、担心癌症预后或造口影响生活等有关。

(二)营养失调

低于机体需要量与营养摄入不足、肿瘤长期消耗、手术及放、化疗等有关。

(三)自我形态紊乱

自我形态紊乱与肠造口后的排泄途径改变和造口日常护理有关。

(四)潜在并发症

切口出血、吻合口瘘、切口感染及造口相关并发症等。

(五)知识缺乏

缺乏大肠癌术后康复知识及肠造口护理知识。

六、护理措施

(一)术前护理

1.心理护理

(1)非造口患者:讲解疾病相关知识,耐心解答患者和家属的提问,主动关心和理解患者,多给予鼓励和心理安慰。

(2)拟行造口的患者:用图片或模具向患者及其家属讲解造口的形成过程、护理要点、造口袋的使用及并发症预防等知识;还可介绍造口术后恢复较好的患者与其沟通交流,以增强患者的治疗信心。

2.营养支持

(1)术前给予高热量、高蛋白、高维生素、易消化的少渣饮食。

(2)贫血和低蛋白血症患者,可少量多次输血或蛋白予以纠正。

（3）出现脱水或急性肠梗阻的患者，遵医嘱及时补液，防止水、电解质失衡。

（4）依据患者营养状况，遵医嘱给予肠内或肠外营养支持。

3.肠道准备

（1）饮食准备

1）传统饮食准备：术前3日进食少渣半流质食物，如鸡蛋羹，小米粥；术前2日进流质饮食；为避免麻醉插管时引起肺部误吸，手术前1日零点开始禁食。肠内营养支持者，常于术前3天口服肠内营养制剂，直至术前12小时。

2）快速康复外科理念的饮食准备：在快速康复外科中，术前不再长时间禁食，而鼓励术前口服含糖类的液体。很多国家的麻醉学会都推荐在麻醉前6小时允许进食固体饮食，麻醉开始前2小时仍允许进食清流质。

（2）药物应用：在传统肠道准备过程中，术前三天会口服肠道不吸收的抗菌药物，如甲硝唑、新霉素等。必要时肌内注射维生素K，以补充因饮食控制和肠道使用抗菌药物造成的维生素K不足。目前，临床肠道准备过程中，抗菌药物和肌内注射维生素K已较少使用。

（3）肠道清洁

1）传统肠道清洁：包括灌肠法和导泻法。

A.灌肠法：一般于术前1日进行，清洁灌肠至粪便为清水样且肉眼没有粪渣为止。可选用肥皂水、甘油灌肠剂或磷酸钠灌肠剂等进行灌肠。肠腔狭窄者，应在直肠指诊引导或直肠镜直视下进行灌肠，并选用管径适合的肛管，动作尽量轻柔。

注意：为防止癌细胞扩散，高位直肠癌患者忌用高压灌肠法。

B.导泻法：临床常用有等渗性导泻、高渗性导泻及中药辅助导泻三种方式。等渗性导泻常用制剂为复方聚乙二醇电解质散，因其可以与肠腔内的水分子充分结合，增加灌洗液浓度和粪便含水量，刺激肠道蠕动，从而加速肠道内物质排出。高渗性导泻常用制剂有甘露醇、硫酸钠盐、硫酸镁等，该类物质肠道几乎不吸收，服用后使肠腔内渗透压升高，肠壁水分被吸收致使肠内容物迅速增多，肠蠕动增强，促使肠内容物排出。中药辅助导泻主要是在控制饮食前提下使用番泻叶代茶饮或口服蓖麻油，以减少和软化粪便。

2）高渗性导泻的注意事项

A.甘露醇在低温环境下会产生结晶，应使用温水使其充分溶解后使用；另外，肠道中的细菌可酵解甘露醇，如果冲洗不净，可因术中电刀使用而引发爆炸。

B.肠梗阻患者采用高渗性导泻可引发急性穿孔，如发现患者有腹痛、腹胀、恶心、呕吐等表现，应立即停止服用导泻药物，通知医生并协助处理。

C.硫酸镁导泻液服用量较多，其味道苦涩，易引起呕吐，应注意做好相应护理。

快速康复外科理念的肠道清洁：按快速康复外科理念，术前已不再常规进行肠道准备。因其认为机械性灌肠准备不仅是一个应激反应，而且会导致患者（特别是老年患者）脱水和水、电解质失衡。该理念认为术前肠道准备非但不能降低术后腹腔内感染和吻合口瘘等并发症的发生率，还可引起不良反应，如患者术前处于脱水状态，会增加麻醉中低血压的危险；如患者肠管水肿，会增加术后肠麻痹的发生概率等。但是快速康复外科理念的临床应用，需要多学科合作，且对医护人员素质也有较高要求，未来会逐步实现。

4.肠造口术前定位

(1)标准造口位置应满足四个特点:患者自己能看清楚造口;造口的周围皮肤平整;开口位于脐与髂前上棘连线中上 1/3 的腹直肌内;尽量不影响患者的生活习惯。另外,定位应由医生或造口治疗师进行。

(2)定位后处理:选用耐擦、耐水的油性记号笔在造口处做好标记,然后用透明薄膜覆盖。

5.其他术前准备

(1)女性患者存在直肠阴道瘘者,手术前 3 日每晚 1 次阴道灌洗。

(2)存在梗阻症状者应尽早留置胃管,行胃肠减压,以缓解腹胀。

(二)术后护理

1.病情观察

密切观察患者意识、体温、呼吸、脉搏、血压等生命体征的变化情况。

2.体位

全麻清醒后可取半卧位,以促进腹腔及会阴部引流,利于会阴部伤口愈合。

3.活动

(1)术后早期鼓励患者在床上多活动,如翻身、四肢运动等。

(2)术后 2～3 日可依据其具体情况,协助其床边适当活动,以促进肠道蠕动,预防肠粘连的发生。

(3)在快速康复外科理念中,术后早期下床活动有利于促进肌肉合成代谢,避免长期卧床引起的肌肉群丢失,有利于减少血栓形成、肺部感染等并发症。但是,早期下床活动的前提条件是加强术后止痛,不使用或减少使用腹腔引流管、导尿管等。

注意:行腹会阴联合直肠癌根治术(即 Miles 手术)者,由于手术创面较大,盆底组织空虚,应适当延长卧床时间。

4.饮食

(1)传统术后饮食:①多数患者术后早期禁食、胃肠减压,给予全肠外营养支持,以后按照患者肠道恢复状况及进食情况,逐渐过渡到肠内营养支持。②术后 2～3 天肛门排气或经造口排出粪性物质后,若患者未出现腹胀、恶心、呕吐等症状,即可拔除胃管,进食少量流质饮食。③手术后 1 周,可进食半流质或少渣食物,2 周后可酌情改为普食,注意补充高热量、高蛋白、低脂、维生素丰富的食品,如蛋、鱼类等。④造口患者应避免摄入豆制品等易胀气类食物,以减少腹胀的发生。

(2)快速康复外科理念的术后饮食:快速康复外科中术后早期鼓励少量进食,可以促进肠功能的快速康复。大量研究也表明,早期肠内营养,可有效促进肠道功能恢复,减少肠屏障功能损伤及术后并发症的发生。当然,对于肠麻痹的控制及术后早期恢复进食的问题,主要是通过综合治疗的模式来解决,包括使用硬膜外麻醉与止痛、术中微创操作、控制恶心呕吐、尽量减少阿片类止痛药、术前加强对患者与家属的教育以取得全过程的治疗配合等。

5.管道护理

(1)固定:妥善固定并标记各引流管。

(2)保证引流通畅:及时检查各管路,防止堵塞、打折或扭曲等,保持引流通畅。

（3）观察：仔细观察引流情况，准确及时记录引流液的颜色、性质及量。

（4）更换：按要求定时更换引流袋（或瓶）或倾倒引流液。

（5）皮肤护理：及时更换引流管周围敷料，保持皮肤清洁、干燥。

（6）拔管：一般 5～7 天后，待引流量少，颜色变清时，即可拔除引流管。

（三）造口护理

1.肠造口观察

（1）外形：结肠造口一般位于左下腹，腹直肌内，呈圆形或椭圆形（形状可随体位而发生改变），直径为 3～5cm，略高出皮肤表面 1.5～2cm 或与皮肤表面同一水平，这样可便于粘贴造口袋并使排泄物能顺利流入袋内。

（2）颜色：正常肠造口黏膜颜色应为粉红色或红色，类似新鲜牛肉颜色，表面湿润光滑。如果颜色变为紫红或暗红色，提示可能出现造口缺血；如出现局部或全部颜色变黑，提示缺血坏死，应及时告知医生对症治疗。

（3）水肿：术后早期肠造口黏膜出现轻度水肿现象，水肿可于一周内自行消退，一般不需要处理。造口水肿患者可选用一件式造口袋，底盘应稍大于水肿造口，以防止黏膜损伤造成出血。如水肿无明显消退，应告知医生，及时查明原因并处理。

（4）排泄物：造口术后 2 天内一般有少量血性分泌物流出。当造口有气体排出，说明肠道功能已基本恢复，要仔细观察排出物的颜色、性质及量。

2.造口用品使用

（1）一件式造口袋：一件式造口袋其底盘与便袋是一体的，不可分开。使用时将纸盘剪到合适大小，揭去胶纸，直接粘于皮肤即可。由于一件式造口袋更换时需整体揭除，清洁较不方便，从而增加了周围皮肤损伤的风险。

（2）两件式造口袋：两件式造口袋底盘与便袋分开。使用时，先安装底盘，再将便袋装于底盘上即可。

（3）为进一步做好造口的护理，还可选用防漏膏、造口粉、皮肤保护膜、碳片、除臭剂等用品。

注意：术后早期应使用透明两件式造口袋，以利于观察造口情况，且更换方便，便于清洁。

3.造口患者的饮食

（1）多吃高蛋白、富含维生素且易消化的熟食，注意饮食卫生。

（2）多饮水，适量摄入粗纤维，保持排便通畅，但要避免摄入过多，以防形成粪块，堵塞造口，造成粪便排出困难。

（3）避免摄入不易消化、辛辣刺激及产气较多的食物。

（4）就餐时，应细嚼慢咽，新种类食物不可随意尝试，应逐样添加，以预防腹泻发生。

4.造口并发症的护理

（1）并发症种类：包括造口并发症和造口周围皮肤并发症两大类。造口并发症常见的有造口缺血或坏死、造口出血、造口狭窄、造口皮肤黏膜分离、造口回缩、造口旁疝及造口脱垂等；造口周围皮肤并发症常见的有粪水性皮炎、过敏性皮炎等。

（2）并发症处理：对于症状轻微的并发症可适当加以处理，如造口少量出血可用棉签、棉球或纱布压迫止血;造口轻度回缩、狭窄可使用防漏膏、凸面底盘配合造口特殊腰带,促进造口突出皮肤表面,然后再改为平面底盘;对于小而无症状的造口旁疝,可采用特制腹带或弹性腹带,以减轻脱垂症状,改善生活质量。如出现其他并发症或上述并发症较严重时,应由造口治疗师或医生进行处理。

(四)术后并发症的观察与护理

1.切口感染

观察:腹部切口敷料的渗血、渗液情况及切口恢复情况;切口有无水肿、充血及激烈疼痛;是否出现发热等生命体征变化。

护理:

(1)渗液较多时应及时更换敷料,渗血较多应警惕切口出血。

(2)造口患者应采取有效措施将造口与手术切口隔离,取造口侧卧位,及时更换渗湿敷料,避免排泄物污染腹壁切口。

(3)会阴部有切口患者,应及时更换敷料,保持会阴部清洁及引流通畅,术后 4～7 日以 1:5000 高锰酸钾溶液温水坐浴,每日 2～3 次。

(4)遵医嘱使用抗菌药物,合理安排换药顺序,先腹部伤口后会阴部伤口,若发生感染,则开放伤口,彻底引流,并应用抗菌药物。

2.吻合口瘘

观察:患者是否突起腹痛或腹痛加重;部分患者可有明显腹膜炎体征,甚至能触及腹部包块;引流管是否引流出混浊液体。

护理:术后 7～10 日切忌灌肠。一旦发生吻合口瘘,应禁食、胃肠减压,行盆腔持续滴注、负压吸引,同时给予肠外营养支持。必要时做好急诊手术的准备。

七、健康教育指导

(一)早期发现

定期到医院进行粪便潜血试验、肠道内镜检查,以早期发现和治疗肠道疾病。

(二)活动

适当参加活动锻炼,但造口患者要避免举重或进行重体力劳动,减少咳嗽等增加腹压的因素,以预防造口旁疝等并发症。

(三)饮食

注意饮食均衡和卫生,保肛手术患者可多摄入新鲜水果和蔬菜,多饮水,避免不易消化及辛辣刺激等食物摄入,造口患者按要求规避特殊饮食。

(四)造口自我护理

1.预防造口狭窄

定时扩张造口,预防造口狭窄。扩张手法:戴乳胶手套或指套,用液状石蜡润滑后将示指缓慢插入造口 2～3cm,停留 2～3 分钟。术后 3 个月内,每日 1～2 次;3 个月后改每周 1 次扩张肠造口。

2.自我观察

造口患者如出现排便困难或造口出现异常,要及时到医院诊治。

3.沐浴或游泳

尽量采用淋浴,不可进行盆浴,以防浸泡时间过长损伤造口周围皮肤。结肠造口者可取下造口袋直接沐浴,但要注意控制好水温,以防黏膜烫伤。游泳时可使用造口栓等用品,但需注意控制游泳时间。

4.服装选择

不可选择过紧的服装,以防压迫造口部位。尽量选择纯棉宽松的服装,使用腰带不宜过紧且应在造口位置以下。

5.旅行

造口患者外出旅行尽量选择离洗手间较近的位置,以方便更换造口袋或处理排泄物;造口袋及相应用品最好不要随行李托运,以免旅途中造成不便。

(五)复查

坚持定期复查,一般2年内,每3个月到门诊复查一次;第3~5年内每半年复查一次。

第七节　门静脉高压症

门静脉高压症是指门静脉血流受阻、血液瘀滞所致门静脉压力增高引起的症候群。多由肝硬化引起,临床主要表现为脾大、脾功能亢进、食管胃底静脉曲张、呕血及腹腔积液等。按阻力增加部位,可将门静脉高压症分为肝前、肝内及肝后三型。肝静脉压力梯度(门静脉与肝静脉的压力差)超过12mmHg可能导致食管胃底静脉曲张破裂出血。辅助检查包括实验室检查(血常规、肝功能)、影像学检查(食管吞钡X线检查、胃镜、腹部B超)。

外科治疗主要目的是预防和控制食管、胃底曲张静脉破裂出血,解除或改善脾大、脾功能亢进,治疗顽固性腹腔积液。非手术治疗主要包括扩充血容量、药物止血、内镜治疗、三腔管压迫止血、介入治疗(经颈静脉肝内门体静脉分流术);手术治疗中,分流手术较少用,主要为断流手术;包括脾切除、贲门周围血管离断术。

一、临床表现

门静脉高压症主要由各种肝硬化引起,在我国绝大多数是由肝炎后肝硬化所致,其次是血吸虫性肝硬化和酒精性肝硬化。本病多见于中年男性,病情发展缓慢,主要临床表现有:脾大、腹腔积液、门体侧支循环的形成及门脉高压性胃肠病,以门体侧支循环的形成最具特征性。这些临床表现常伴有相应的并发症,如脾功能亢进、原发性腹膜炎、消化道出血、肝性脑病及低蛋白血症等。

(一)脾大、脾功能亢进

充血性脾大是本病的主要临床表现之一,也是临床最早发现的体征。

脾大伴脾功能亢进时患者白细胞计数减少、增生性贫血和血小板减低。易并发贫血、发热、感染及出血倾向。有脾周围炎时脾脏可有触痛。门静脉高压症往往伴有脾大、脾功能亢进。脾脏的大小、活动度、质地与病程病因相关,如大结节性肝硬化者比小结节性肝硬化者脾大明显,血吸虫性肝硬化比酒精性肝硬化者脾大更为突出。

(二)腹腔积液

肝硬化晚期出现门静脉压力增高时,常伴发腹腔积液,其量往往超过500mL,多在1~4L,有时达5~6L以上,最多时可达30L。腹腔积液可突然或逐渐发生,前者常有诱因,如上消化道大出血、感染、酗酒等,致肝功能迅速恶化,血浆清蛋白明显下降,去除诱因后,腹腔积液较易消除;后者常无明显诱因,先有间歇性腹胀,数月后腹腔积液持续增加,不易消除。腹腔积液量少时仅有轻度腹胀感,随着量的增多,腹胀加重,并有食欲缺乏、尿少,甚至因过度腹胀引起腹肌疼痛或呼吸困难、心功能障碍及活动受限。

体征方面:直立时下腹饱满,仰卧时蛙状腹,脐至剑突距离增大,脐至耻骨联合距离缩短;腹壁可有妊娠样白纹,甚或紫纹;腹壁、下肢或全身性凹陷性水肿,甚或阴囊水肿;胸膝卧位叩诊可发现300mL腹腔积液,如有移动浊音或波动感,腹腔积液已超过1000mL,大量腹腔积液时腹壁变薄,血管显露或怒张,可并发脐疝、股疝、切口疝、膈疝甚或胸腔积液。

(三)门体侧支循环的形成

门体侧支循环的建立和开放是门静脉高压症的独特表现,不仅是诊断门静脉高压症的重要依据,而且具有重要的临床意义。

1.出血

出血是门体侧支循环形成静脉曲张后破裂引起的,是严重的并发症。

2.门体分流性脑病

有10%~20%的肝硬化患者,肝细胞代偿功能尚佳,但肠道产生的毒性物质未经肝脏代谢,经肝外门体侧支循环分流直接进入体循环,引起自发性门体分流性脑病,是肝性脑病的一种类型,患者多在摄入大量蛋白质后出现神经精神症状,限制蛋白质摄入病情常可自行缓解。

3.腹壁和脐周静脉曲张

腹壁静脉曲张显著者可呈海蛇头状称水母头征。沿静脉可触及震颤或闻及杂音,称之为克—鲍综合征。

(四)门静脉高压性胃肠血管病

门静脉高压性胃肠血管病是指长期门静脉压力增高所导致的胃肠黏膜血管病变,其发病部位依次为胃、小肠、大肠和直肠。根据其发病部位分为:

1.门静脉高压性胃病

患者常发生胃黏膜炎症、糜烂和溃疡,总发生率约为90%,也是本症患者并发上消化道出血的重要原因之一。目前被公认为门静脉高压性胃病(PHG)。患者不思饮食、腹胀和嗳气,上腹部不适或疼痛,溃疡形成后也不出现典型的消化性溃疡症状,诊断依靠内镜检查。

2.门静脉高压性肠病(PHC)

临床有门静脉压力增高的表现,常伴有下消化道急、慢性出血的潜在因素。弥散性樱桃红斑点可能因门静脉压力升高引起,而血管扩张和直肠静脉曲张与门静脉压力升高无关。长期药物治疗可减轻肝硬化患者直肠黏膜弥散性樱桃红斑点,同时降低门静脉压力。

二、辅助检查

(一)实验室检查

血常规、尿液、粪便、肝功能、免疫学检查及其肝纤维化的血清标志物检查等。

（二）腹腔穿刺

腹腔穿刺抽取腹腔积液，对腹腔积液行常规、生化、培养及瘤细胞检查。

（三）超声显像

可行实时成像、二维超声和彩色多普勒血流成像相结合进行检查。

1.腹部 B 型实时超声。

2.内镜超声检查。

3.脉冲超声多普勒。

4.彩色超声多普勒。其超声征象具有显著的特征性，二维超声检查显示曲张静脉呈蜂窝状、网络状或葡萄状无回声结构，而在曲张静脉的异常结构中检测到红蓝相间的彩色血流信号及连续性低流速带状门脉样血流频谱。

（四）X 线钡餐造影

是临床首选 X 线检查方法，可显示主动脉弓以下食管黏膜呈虫蚀样或串珠样充盈缺损，在食管蠕动时上述现象消失，以区别食管癌。对疑似患者，检查时做 Valsalva 动作或注射 654-2可提高检出率。

（五）计算机断层扫描（CT）

CT 扫描对肝内性及肝外性门静脉高压的诊断均有十分重要的意义。CT 扫描不仅可清晰显示肝脏的外形及其轮廓变化，还显示实质及肝内血管变化，并可准确测定肝脏容积。CT 扫描图像可明确提示门静脉系有无扩张及各侧支血管的形态变化，注入造影剂之后可显示有无离肝血流。

（六）磁共振成像（MRI）

磁共振成像可清晰显示门静脉及其属支的开放情况，对门－体侧支循环的检出率与动脉－门静脉造影符合率高。磁共振显像可以比较清晰地显示门静脉及其属支的血栓及门静脉的海绵状变形，对肝外门静脉高压的诊断具有重要意义。

（七）核素扫描

核素扫描不仅可以确定有无分流，而且还可以区分是肝内分流还是肝外分流，并可进行定量，区别肝硬化性与非肝硬化性门静脉高压。

（八）血管造影

能了解肝动脉、肝静脉、门静脉和下腔静脉形态、分支及病变。肝固有动脉及左、右肝动脉造影可以避免与其他血管重叠，使病变显影更清晰。因为有创伤，限制了其日常应用。

（九）内镜检查

胃镜检查；腹腔镜检查。

（十）压力测定

门静脉压力测定；食管曲张静脉压力测定（EVP）。

（十一）血流量测定

全肝血流量测定；肝动脉和门静脉血流分数的测定。

（十二）肝组织活检

肝脏组织变化依然是诊断肝硬化的"金标准"，对于每例肝硬化的患者均应尽可能通过细针穿刺或腹腔镜直视下活检、剖腹探查或经静脉活检等获得活检标本,进行组织学诊断。

三、治疗要点

1.急性期主要是急性食管胃静脉曲张破裂出血的治疗。

2.药物治疗包括降低门静脉压力的药物、对病因的治疗,如抗病毒治疗抗心衰治疗等,以及对症治疗,如减轻消化道症状的治疗,减少腹腔积液的治疗等。

3.病情重、保守治疗效果差者,还可行手术治疗。

四、护理评估

(一)术前评估

1.健康史

(1)个人情况:患者的年龄、性别、长期大量饮酒史等。

(2)既往史:有无慢性肝炎、肝硬化、肝大、黄疸史、血吸虫病史;有无血液病、消化道溃疡病、食管异物等病史。

(3)其他:有无服用激素和非甾体抗感染药;有无发病的诱因(是否进食粗硬、刺激性食物,是否有腹腔内压力骤升的因素)。

2.身体状况

(1)有无呕血、黑便,呕吐物及排泄物的颜色、量及性状。

(2)有无腹壁静脉曲张。

(3)肝、脾大小和质地。

(4)有无腹腔积液及其程度,腹围大小,有无移动性浊音。

(5)全身:判断有无出血性休克和肝性脑病先兆;有无黄疸、肝掌、蜘蛛痣及皮下出血点;营养状况如何。

(6)实验室检查与影像学检查有无异常。

3.心理—社会状况

(1)患者和家属对门脉高压症的治疗、预防再出血知识的了解程度。

(2)是否因时间长、反复发病,工作和生活受到影响而感到焦虑不安和悲观失望。

(3)家庭社会支持度如何。

(二)术后评估

1.了解麻醉、手术方式,术中出血量、补液量及引流管安置情况。

2.评估患者生命体征、意识状态、尿量、肝功能等

3.有无出血、肝性脑病、感染等并发症的发生。

五、护理诊断

(一)体液不足

体液不足与食管胃底曲张静脉破裂出血有关。

(二)体液过多

腹腔积液与肝功能损害致低蛋白血症、门静脉压增高、血浆胶体渗透压降低及醛固酮分泌增多有关。

(三)营养失调

低于机体需要量与肝功能损害、营养素摄入不足及消化吸收障碍等有关。

(四)潜在并发症

出血、肝性脑病、感染及门静脉血栓。

六、护理措施

(一)非手术治疗的护理

1.控制出血,维持体液平衡

(1)恢复血容量:建立有效的静脉通道,按出血量调节输液种类和速度,尽快备血、输血。肝硬化宜用新鲜血,因新鲜血含氨量低,有凝血因子,有利于止血和预防肝性脑病。

注意:避免过量扩容,防止门静脉压力反跳性增加而引起再出血。

(2)纠正水电解质紊乱,及时补钾、控制钠的摄入量。

(3)冰盐水洗胃止血:冰盐水或冰盐水加血管收缩剂行胃内灌洗,灌洗至回抽液清澈。低温灌洗液可使胃黏膜血管收缩,降低胃分泌及运动而达到止血作用。

(4)遵医嘱应用止血药:首选血管收缩药或与血管扩张药硝酸酯类合用。

1)血管升压素:可使内脏小动脉收缩、减少门静脉回血量,降低门静脉压力,使曲张静脉破裂处形成血栓而达到止血作用。不适用于高血压和冠心病患者,必要时加用硝酸甘油以减轻不良反应。

2)生长抑素:能选择性减少内脏血流量,尤其是门静脉系的血流量,从而降低门静脉压力,有效控制出血。

注意:高血压和冠心病者,谨慎选择止血药物。

2.病情观察

定时测量血压、脉搏、呼吸,中心静脉压及尿量。准确观察和记录出血的特点,如呕血前有无上腹部不适、恶心,并注意呕血和黑便的颜色、性状及量。

3.三腔二囊管压迫止血

利用充气的气囊分别压迫胃底和食管下段的曲张静脉,以达止血目的,是治疗食管胃底静脉曲张破裂出血简单而有效的方法。通常用于对血管升压素或内镜治疗无效者。

4.控制腹腔积液,保护肝脏

(1)休息与活动:尽量取平卧位,以增加肝、肾血流灌注;肝功能较差者以卧床休息为主,安排少量活动。

(2)改善营养状况:给予高能量、适量蛋白、丰富维生素饮食,输全血和清蛋白纠正贫血和低蛋白血症;每日钠摄入量限制在 500~800mg(氯化钠 1.2~2.0g),少食咸肉、酱菜、罐头等含钠高的食物。

(3)合理用药:给予保肝药物,避免使用损伤肝功能药物,如吗啡、巴比妥类、盐酸氯丙嗪等;遵医嘱合理使用利尿剂,记出入量;每日测量腹围,每周测量体重。

注意:测腹围时,标记腹围测量部位,每次在同一时间、同一部位测量。

(4)纠正体液失衡,积极预防和控制上消化道出血;及时处理严重的呕吐和腹泻。

(5)保持肠道通畅:及时清除肠道内积血;防止便秘,口服硫酸镁溶液导泻或酸性液(禁忌肥皂水等碱性液)灌肠。

(6)其他:常规吸氧,防止感染。

5.心理护理

稳定患者的情绪,减轻患者的焦虑,使其配合治疗。避免床边议论病情,帮助患者树立战胜疾病的信心。

(二)手术治疗的护理

1.术前护理

(1)肠道准备:分流术前 1 日口服肠道杀菌剂,术前晚清洁灌肠,以减少肠道氨的产生,预防术后肝性脑病。

分流术前 1 日口服肠道杀菌剂,术前晚清洁灌肠,以减少肠道氨的产生,预防术后肝性脑病。

(2)输血:有贫血者术前可输全血,补充维生素 K 和凝血因子。

(3)留置胃管:选择细软胃管谨慎插入。

2.术后护理

(1)病情观察:观察并记录生命体征、神志、面色及尿量。分流术取自体静脉者,观察局部有无静脉回流障碍;取颈内静脉者观察有无头痛、呕吐等颅内压增高表现。

(2)体位与活动:断流术和脾切除术后,麻醉作用消失、生命体征平稳后取半卧位;分流术者,取平卧或低坡半卧位(<15°),1 周后可逐步下床活动,避免过早活动引起血管吻合口破裂出血。

(3)引流管护理:膈下置引流管者应保持引流的通畅,观察和记录引流液的性状与量。引流液逐日减少、色清淡、每日引流量少于 10mL 可拔管。

(4)饮食:术后早期禁食,禁食期间给予肠外营养。术后 24~48 小时肠蠕动恢复后可进流食,以后逐步改为半流质饮食和软食。

注意:分流术后患者应限制蛋白质摄入,忌食粗糙和过热食物。据血氨水平逐渐增加蛋白质摄入,必要时口服乳果糖。

(三)术后并发症的观察与护理

1.出血

观察:严密监测生命体征、意识状态、伤口敷料渗血量或消化道出血情况;膈下置引流管者应注意记录引流液的颜色、性状和量。

护理:

(1)如引流管在 1~2 小时内吸出 200mL 以上血性液体应告知医生,及时妥善处理。

(2)遵医嘱用止血药物。

(3)补充血容量,抗休克:原则上先盐后糖,先晶后胶,先快后慢,根据失血情况适当输血,根据血压使用扩容药和升压药。

2.肝性脑病

门体静脉分流后,来自肠道的毒性产物未被肝解毒和清除而直接进入体循环,透过血-脑屏障而至脑部导致大脑功能紊乱。

观察:分流术后患者须定时测定肝功能并监测血氨浓度,观察患者有无轻微的性格异常、定向力减退、嗜睡与躁动交替,黄疸是否加深,有无发热、厌食、肝臭等肝衰竭表现。

预防与护理:

(1)去除和避免诱发因素。

(2)限制蛋白质的摄入,减少血氨的产生;清除胃肠道内积血,可用生理盐水或弱酸性溶液灌肠,减少血氨的吸收。

(3)避免快速利尿和大量放腹腔积液,以防止有效循环血量减少、大量蛋白质丢失及低钾血症,从而加重病情。

(4)避免应用催眠镇静药、麻醉药等。

(5)保持排便通畅,防止便秘,便秘使含氨、胺类和其他有毒物质的粪便与结肠黏膜接触时间延长,促进毒物吸收。

3.感染

感染的常见部位为腹腔、呼吸系统及泌尿系统。

观察:患者有无发热、腹痛;咳嗽、咳痰;尿液的颜色、性质和量。

预防与护理:

(1)遵医嘱及时使用有效抗菌药物。

(2)加强管道护理。

(3)加强基础护理:有黄疸者加强皮肤护理,卧床期间防止压疮发生;注意会阴护理;禁食期间注意口腔护理;鼓励深呼吸、咳嗽、咳痰,予以超声雾化吸入,防止肺部并发症。

4.门静脉血栓

观察:如血栓局限可无临床症状,如发生门静脉血栓急性完全性梗阻,表现为腹胀、剧烈腹痛、呕血、便血、休克,腹腔积液加速形成,且常诱发肝性脑病。B超检查可明确有无血栓形成。

护理:分流术后如无严重凝血功能障碍建议抗凝治疗,注意监测凝血功能变化。如术后血小板上升达$600\times10^9/L$,应观察有无血栓形成迹象,必要时遵医嘱给予阿司匹林、双嘧达莫等抗凝治疗。

七、健康教育指导

(一)饮食

进食高热量、丰富维生素饮食,维持足够能量的摄入;可酌情摄取优质高蛋白饮食(50~70g/d),有腹腔积液者限制水和钠的摄入。少量多餐,养成规律进食习惯。进食无渣软食,避免粗糙、干硬及刺激性食物,以免诱发出血。患者戒烟、酒。

(二)活动

避免劳累和过度活动,保证充分的休息。一旦出现头晕、心慌、出汗等症状,应卧床休息,逐步增加活动量。

(三)避免引起腹内压增高的因素

如咳嗽、打喷嚏,用力大便,提举重物等,以免诱发曲张静脉破裂出血。

（四）防止出血

用软毛牙刷刷牙，避免牙龈出血，防止外伤。

（五）定时复查

指导患者和家属掌握出血先兆、基本观察方法和主要急救措施，熟悉紧急就诊的途径和方法。

第八节　胆石症

胆石症包括发生在胆囊和胆管内结石。胆囊结石与胆汁中胆固醇呈过饱和状态、继而沉淀析出有关，如肥胖、高脂肪饮食、糖尿病等因素。典型症状为胆绞痛，常发生于饱餐、进食油腻食物或睡眠中体位改变时，表现为右上腹或上腹部阵发性疼痛或持续性疼痛阵发性加剧，向右肩背部放射。

胆管结石为发生在肝内、外胆管的结石，与胆囊结石排入胆总管、胆汁瘀滞、胆道感染、胆道异物等有关。临床表现常不明显，或仅有上腹部不适；当胆管结石阻塞胆道并继发感染时，则表现为典型的 Charcot 三联征（腹痛、寒战高热、黄疸）。B 超为诊断胆石症的首选检查。主要处理原则包括非手术治疗（抗感染、解痉止痛、护肝营养等）与手术治疗（胆囊切除、胆总管切开取石、T 管引流、胆肠吻合等）。

一、临床表现

（一）胆囊结石

其症状取决于结石的大小和部位，以及有无阻塞和炎症等。部分胆囊结石患者终身无症状，即所谓隐性结石。较大的胆囊结石可引起中上腹或右上腹闷胀不适，嗳气和厌食油腻食物等消化不良症状。较小的结石每于饱餐、进食油腻食物后，或夜间平卧后结石阻塞胆囊管而引起胆绞痛和急性胆囊炎。由于胆囊的收缩，较小的结石有可能通过胆囊管进入胆总管而发生梗阻性黄疸，然后部分结石又可由胆道排入十二指肠，部分结石则停留在胆管内成为继发性胆管结石。结石亦可长期梗阻胆囊管而不发生感染，仅形成胆囊积水，此时便可触及无明显压痛的肿大胆囊。胆囊结石在无感染时，一般无特殊体征或仅有右上腹轻度压痛。但当有急性感染时，可出现中上腹及右上腹压痛、肌紧张，有时还可扪及肿大而压痛明显的胆囊。

（二）肝胆管结石

肝胆管结石是指肝内胆管系统产生结石，所以，又称肝内胆管结石。常与肝外胆管结石合并存在，但也有单纯的肝内胆管结石，又称真性肝内结石症。近年来，肝内胆管结石的病例越来越多，结石的分类多属胆红素结石。肝胆管结石多有黄绿色块状或"泥沙样"结石的成分，多为胆红素钙。结石中心常可找到蛔虫卵，所以有人认为肝胆管结石系由胆道蛔虫、细菌感染致胆管阻塞所致。

肝胆管结石以左叶肝管居多，肝左外叶上、下段肝胆管汇合处的胆管略为膨大、结石多停留在该处，右侧肝胆管结石多见于右后叶胆管内。

临床特点多表现为：

(1)患者年龄较胆囊结石患者为轻，部分患者与肝内胆管先天的异常有关。患者常自幼年即有腹痛、发冷、发热、黄疸反复发作的病史。

(2)肝功能有损害，而胆囊功能可能正常。反复发作期可出现多种肝功能异常，间歇期碱性磷酸酶上升；久病不愈可致肝叶分段发生萎缩和肝纤维化。

(3)腹痛、黄疸、发热是主症，但很少发生典型的剧烈的绞痛。

(4)并发症多且较严重。较常见的有化脓性肝内胆管炎、肝脓肿、胆道出血等。

(5)胆造影可显示肝内胆管扩张而无肝外胆管扩张，肝管内有小透亮。

二、辅助检查

(一)实验室检查

一般的胆绞痛，无血液学和化学方面的改变。急性胆囊炎常见白细胞增多和核左移。间歇性的胰管梗阻造成血清淀粉酶的增高。胆囊的炎症和水肿可压迫胆总管造成氨基转移酶和碱性磷酸酶的增高。总肝管和胆总管炎症时常伴有胆红素的。

(二)影像学检查

1.腹部平片

价值不大，只有 13%～17% 的胆结石含有足够的钙使射线无法透过。

2.超声检查

特异性和敏感性均很高。超声下结石表现为高振幅回声及声后阴影。超声检查未能发现结石并不能排除胆石症的诊断。

3.内镜超声

诊断胆总管结石的敏感性和特异性很高。因其不能依赖结石的大小和胆管的直径，因此对于无扩张的胆总管内的小结石的诊断尤其有价值。

4.CT 检查

和超声检查相比，CT 对于胆结石的诊断并不具优势。CT 可显示胆管的扩张、结石和肿块。另外若高度怀疑肿瘤造成的胆总管梗阻，可行 CT 检查。

5.胆管造影

若需要更精确地显示胆道系统，则应行内镜逆行胆胰管造影(ERCP)或经皮肝穿刺胆管造影(PTC)。ERCP 更适用于显示较低部位，而 PTC 显示较高部位或近端梗阻。

6.磁共振胆管造影(MRCP)

MRCP 诊断胆管内疾病、胆管扩张和胆道狭窄的特异性和敏感性均 >95%，是诊断肝内胆管结石较有价值的方法。MRCP 为非侵入性检查，避免了 ERCP 和 PTC 所带来的风险。

三、治疗要点

胆结石治疗分为两部分：

(一)无症状患者

需要改善生活方式，定期复查。中，规律饮食、清淡饮食、坚持锻炼尤其重要。

(二)有症状患者

症状反复发作者，应尽快手术治疗，术是唯一可解决结石的方法，首选微创手术方式。

四、护理评估

(一)术前评估

1.健康史

(1)个人情况:患者的年龄、性别、居住地、劳动强度、饮食习惯等。

(2)既往史:既往有无胆绞痛、上腹隐痛;有无急性或慢性胆囊炎、胆囊结石;有无肥胖、高脂肪饮食、糖尿病、高脂血症等;有无反酸、嗳气、餐后饱胀等消化道症状。

2.身体状况

(1)腹痛的发作情况,有无右肩背部放射痛。

(2)有无饱胀不适、嗳气、呃逆等消化道症状。

(3)是否有寒战、发热及热型。

(4)黄疸的程度,是否有尿色变黄、大便颜色变浅、皮肤瘙痒等症状。

(5)B超和其他影像学检查是否提示有胆囊、胆道结石;实验室检查白细胞计数和中性粒细胞比例是否升高。

3.心理—社会状况

(1)患者及家属对胆石症和治疗措施的了解程度。

(2)是否担心胆石症的预后。

(3)患者的社会支持情况、家庭经济状况如何等。

(4)患者是否知晓胆石症的预防方法。

(二)术后评估

1.麻醉、手术方式及术中出血、补液、输血情况。

2.结石排出情况。

3.引流管的位置,引流液的情况。

4.行腹腔镜胆囊切除者,术后是否出现呼吸抑制。

5.有无出血、胆瘘、高碳酸血症等并发症发生。

五、护理诊断

(一)急性疼痛

急性疼痛与胆囊强烈收缩、胆总管平滑肌或 Oddi 括约肌痉挛有关。

(二)体温过高

体温过高与胆管梗阻继发感染导致胆管炎有关。

(三)有皮肤完整性受损的危险

皮肤完整性受损与胆汁酸盐淤积于皮下,刺激感觉神经末梢导致皮肤瘙痒有关。

(四)潜在并发症

出血、胆瘘、高碳酸血症等。

六、护理措施

(一)非手术治疗的护理

1.病情观察

观察患者生命体征,是否出现恶心、呕吐、寒战、腹痛、黄疸等急性胆囊炎或胆管炎症状。

2.合理饮食

急性期暂禁食;少食多餐,进食低脂、高蛋白、高糖类、高维生素、富含膳食纤维的饮食,如绿色蔬菜、胡萝卜、西红柿、白菜、水果、瘦肉、鱼等;少食富含胆固醇和脂肪的食物,如动物内脏、肥肉、花生、核桃、芝麻等。

3.缓解疼痛

嘱患者卧床休息,指导患者做深呼吸、放松以减轻疼痛。对诊断明确且剧烈疼痛者,可遵医嘱给予消炎利胆、解痉镇痛药物。

注意:胆管结石患者禁用吗啡,以免引起 Oddi 括约肌痉挛。

4.保护皮肤完整性

黄疸患者应着柔软的棉质衣裤;温水擦浴,保持皮肤清洁;修剪指甲,不可用手抓挠皮肤;剧烈瘙痒者,遵医嘱给予药物治疗。

(二)手术治疗的护理

1.术前护理

协助做好术前检查,术前常规准备;指导患者进行深呼吸及有效咳嗽练习。

2.术后护理

(1)病情观察:观察生命体征、腹部体征及引流液情况;术前有黄疸者,观察并记录大便颜色和血清胆红素变化。

(2)T 管护理:胆总管切开取石术后常规放置 T 管,目的是引流残余结石和胆汁,降低胆总管内压,支撑胆道。

要点:

1)妥善固定:将 T 管妥善固定于腹壁,防止翻身、活动时牵拉造成管道脱出。平卧时,引流管应低于腋中线;坐位或立位时,应低于腹部手术切口,防胆汁逆流引起感染。

2)密切观察:观察并记录胆汁的颜色、量及性状。

3)保持通畅:T 管一般不作冲洗;防止扭曲、折叠或受压。

4)预防感染:定期更换引流袋,更换时应夹闭 T 管,严格执行无菌操作。

5)皮肤护理:定期对 T 管周围皮肤进行消毒,如有胆汁渗漏应涂抹氧化锌软膏,防止胆汁损伤皮肤。

6)拔管:若 T 管引流胆汁色泽正常,引流量逐渐减少,患者体温正常,黄疸消退,可在术后 10～14 日,试行夹管 1～2 日。夹管期间若无发热、腹痛、黄疸等,经 T 管行胆道造影,造影后持续开放 T 管 24 小时以上,以充分引流出造影剂。若造影显示胆道通畅无结石或其他病变,再次夹闭 T 管 24～48 小时,患者无不适可予以拔管。若胆道造影发现有结石残留,需保留 T 管 6 周以上,再做取石或其他处理。

注意:如 T 管引流胆汁混浊,应考虑结石残留或胆管炎症;如胆汁过多,常提示胆道下端梗阻;如 T 管无胆汁引出,应检查管道有无脱出或扭曲。

(三)术后并发症的观察与护理

1.出血

观察:

(1)腹腔内出血:多发生于术后 24～48 小时内,若腹腔引流管引流出大量血性液体,超过

100mL/h、持续 3 小时以上，或出血量超过 200mL/h，并伴有心率增快、血压波动等，应警惕腹腔内出血。

(2)胆管内出血：可发生在术后早期或后期，表现为 T 管引流出血性胆汁或鲜血，粪便呈柏油样，可伴心率增快、血压下降等休克表现。

护理：安慰患者，缓解其焦虑情绪；维持管道引流通畅；嘱患者卧床休息；监测血压、脉搏，观察腹部体征变化；及时报告医生，遵医嘱应用止血药、补充血容量、抗感染等，避免发生低血容量性休克，必要时开腹探查；切口出血时，及时更换敷料。

2.胆瘘

观察：如患者出现较剧烈的腹痛或腹腔引流液呈黄绿色胆汁样，常提示胆瘘。

护理：将漏出的胆汁充分引流至体外；维持水、电解质平衡；保护皮肤；及时更换敷料，防止胆汁刺激和损伤皮肤，给予氧化锌软膏涂抹局部皮肤。

3.高碳酸血症

观察：腹腔镜胆囊切除术后，若患者出现呼吸浅慢，$PaCO_2$ 升高，须警惕高碳酸血症。

护理：术后常规予低流量吸氧，鼓励患者深呼吸、有效咳嗽，促进 CO_2 排出。

4.肩背部酸痛护理

与腹腔镜下胆囊切除术后，CO_2 聚集膈下产生碳酸，刺激膈肌和胆囊创面有关。一般可自行缓解，不需要特殊处理。

5.恶心、呕吐

由麻醉药物刺激或气腹所致，可自行缓解，必要时遵医嘱药物治疗。

七、健康教育指导

(一)合理饮食

(1)注意饮食卫生，多饮水。

(2)少食多餐，定时定量，忌暴饮暴食，餐后不宜过量运动。

(3)术后 1 个月内宜低脂、清淡饮食，菜肴应以清蒸、炖煮、凉拌为主，待肠道功能恢复后，可逐步过渡到正常饮食，但应注意避免油腻、煎炸类食物。

(4)加强营养，术后多吃瘦肉、鱼、豆类等高蛋白食物。

(5)醋能增强胃消化能力，调节肠道酸碱度，促进脂肪类食物消化，烹调时可多食用。

(6)戒烟、戒酒，忌浓茶、咖啡，避免辛辣、刺激性食物，如：辣椒、芥末等。

(二)合理作息

嘱患者出院后规律作息，保证充足的休息和睡眠。避免劳累，术后近期避免提举重物。

(三)切口自我护理

保持切口干燥；避免腹压增加，如剧烈咳嗽、便秘等，以免引起切口裂开；拆线后，如切口愈合良好，可淋浴，勿用力揉搓切口。

(四)T 管的自我护理与观察

1.自我护理

(1)穿宽松柔软的衣服，防止 T 管受压或扭曲。

(2)妥善固定管道，避免提举重物或过度活动。

(3)保持引流通畅。

(4)预防感染。

(5)禁止盆浴,淋浴时可用塑料薄膜覆盖引流管处,以免感染。

2.自我观察

若出现腹痛、发热、黄疸、引流液异常或管道脱出等情况,随时就诊。

(五)定期复查

1.带 T 管出院者

遵医嘱按时回院复查,一般为 4~6 周。若 T 管造影正常可拔管;若造影发现结石残留,再次取石或其他处理;注意:一般术后 10~14 天夹闭 T 管,耐受差者可间断夹闭。若患者在院外出现腹痛、腹胀、发热、黄疸等不适,可自行开放 T 管,引流胆汁,必要时回院复诊。

2.胆囊切除、T 管引流拔管者

遵医嘱定期行 B 超检查,若出现发热、腹痛、黄疸、陶土样大便等表现,应随时复诊。

3.非手术治疗者

无症状的胆石症一般不需手术治疗,应定期观察、随访,必要时行手术治疗。

参考文献

[1]张继娜.护理学基础实践技能[M].北京:北京科学技术出版社,2022.

[2]杨银兰.实用临床护理学[M].昆明:云南科技出版社,2022.

[3]刘梅梅,等.临床护理学实践指导[M].天津:天津科技翻译出版有限公司,2022.

[4]王珊珊,孙佩佩,田淑娟,等.临床基础护理技术与操作[M].长春:吉林科学技术出版社,2022.

[5]陈晓琳,刘莉,李明娥.临床护理实践技能[M].北京:人民卫生出版社,2022.

[6]杨芮,林燕珍,黄海婵,等.临床护理思维及综合应用[M].沈阳:辽宁科学技术出版社,2022.

[7]黄丽,金海燕,陈丽莎,等.临床护理实践与研究[M].天津:天津科学技术出版社,2022.

[8]王岩.护理基础与临床实践[M].北京:化学工业出版社,2021.

[9]张敏,等.新编临床护理基础与操作[M].郑州:河南大学出版社,2021.

[10]陈丽,等.护理学理论基础与临床[M].哈尔滨:黑龙江科学技术出版社,2021.

[11]刘爱杰,张芙蓉,景莉,等.实用常见疾病护理[M].青岛:中国海洋大学出版社,2020.

[12]黄方.新编临床护理学[M].北京:科学技术文献出版社,2021.

[13]赵云,等.现代护理学精要[M].西安:陕西科学技术出版社,2021.

[14]刘晓艳,等.临床常见疾病护理[M].北京:科学技术文献出版社,2020.

[15]李文彩,等.[M].北京:科学技术文献出版社,2020.

[16]朱新红,等.综合护理临床实践[M].哈尔滨:黑龙江科学技术出版社,2020.

参 考 文 献